金世元学术思想与用药经验

原　著　金世元
主　编　翟华强　王燕平　张华敏

"十三五"国家重点图书　国医大师文丛

人民卫生出版社

图书在版编目（CIP）数据

金世元学术思想与用药经验 / 翟华强，王燕平，张华敏主编 .—北京：人民卫生出版社，2019
（国医大师文丛）
ISBN 978-7-117-28820-0

Ⅰ.①金… Ⅱ.①翟… ②王… ③张… Ⅲ.①中医学 - 临床医学 - 经验 - 中国 - 现代 Ⅳ.①R249.7

中国版本图书馆 CIP 数据核字（2019）第 178132 号

| 人卫智网 | www.ipmph.com | 医学教育、学术、考试、健康，购书智慧智能综合服务平台 |
| 人卫官网 | www.pmph.com | 人卫官方资讯发布平台 |

版权所有，侵权必究！

国医大师文丛——金世元学术思想与用药经验

主　　编：翟华强　王燕平　张华敏
出版发行：人民卫生出版社（中继线 010-59780011）
地　　址：北京市朝阳区潘家园南里 19 号
邮　　编：100021
E - mail：pmph @ pmph.com
购书热线：010-59787592　010-59787584　010-65264830
印　　刷：北京建宏印刷有限公司
经　　销：新华书店
开　　本：710×1000　1/16　印张：24　插页：8
字　　数：334 千字
版　　次：2019 年 9 月第 1 版　2025 年 5 月第 1 版第 2 次印刷
标准书号：ISBN 978-7-117-28820-0
定　　价：69.00 元

打击盗版举报电话：010-59787491　E-mail：WQ @ pmph.com
（凡属印装质量问题请与本社市场营销中心联系退换）

国医大师文丛

金世元学术思想与用药经验

原　著　金世元

主　审　王永炎　黄璐琦　翟胜利

主　编　翟华强　王燕平　张华敏

副主编　吴剑坤　孔祥文　金　艳　刘　芳　李晓东　许保海

编　委（排名不分先后）

苏庆民	王燕平	商洪才	杨洪军	张占军	张华敏
张志强	翟华强	金　艳	翟胜利	李京生	赵京春
王志举	王春生	赵学敏	吴剑坤	单晓松	崔国静
孙启玉	苏桂云	耿福能	崔庆利	王秀娟	郭桂明
赵奎君	于葆墀	华国栋	孔祥文	林晓兰	李培红
林　华	马　春	张　萍	赵惠萍	商国懋	罗　容
李卫东	鞠　海	覃　军	庄　洁	杨素君	何　婷
梅全喜	葛永潮	李长萍	金　敏	钟　萌	张　颖
许保海	李晓东	高希梅	原文鹏	马晓莉	李文红
刘　芳	马　瑛	隋　斌	谈瑄忠	蒋爱品	桑　伟
陈　丹	肖　薇	孙　鸿	宋　玉	严桂林	张明珠
马传江	张慧卿	杨光义	张　苍	马　琳	冯传有
李红燕	陈井太	王　维	吴金昱		

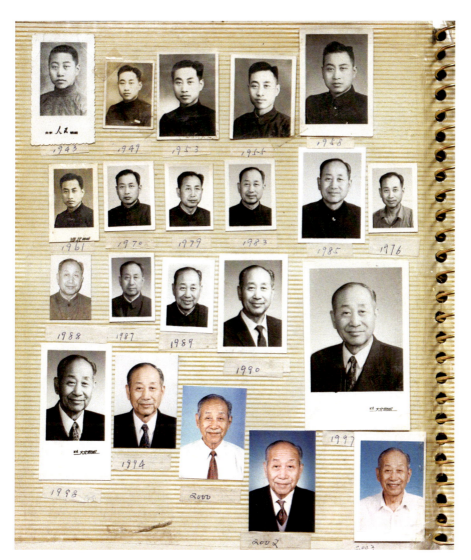

金世元历年生活留影

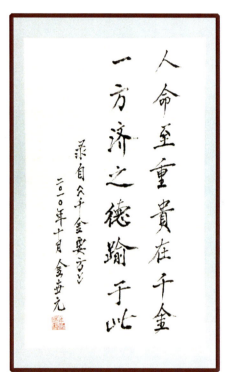
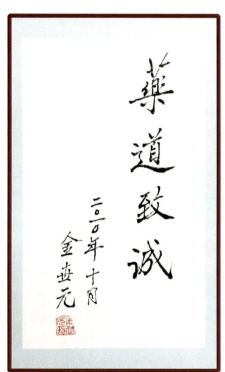

金老座右铭

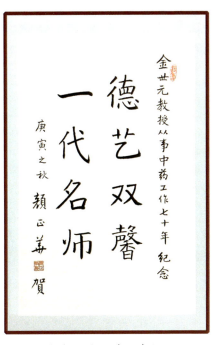

北京中医药大学终身教授、
国医大师颜正华贺词

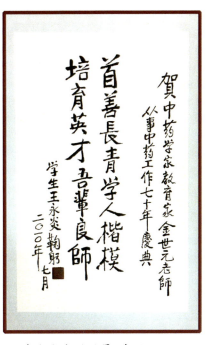

中央文史馆馆员、中国工程院
院士王永炎贺词

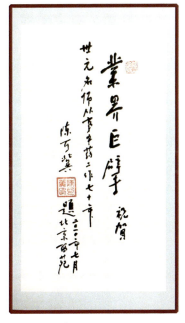

中国科学院院士、国医大师
陈可冀贺词

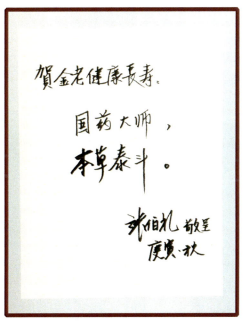

中国工程院院士
张伯礼贺词

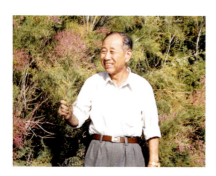

1993年在新疆精河考察红柳群

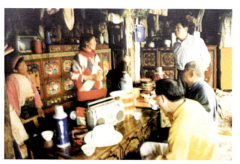

1998年调查药材资源时
在藏民家中做客（右中）

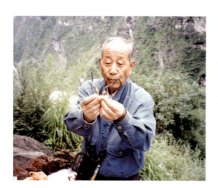

2000年在云南宁蒗
观察凉山虫草

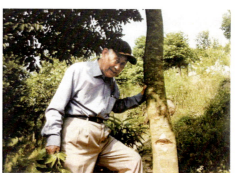

2005年在广东茂名地区
电白县观珠山考察沉香

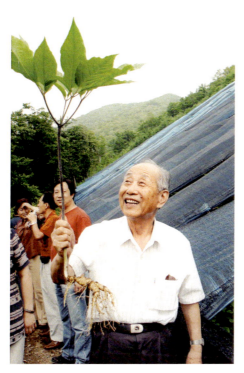

2004年在吉林集安市新开河人参
种植基地观察人参原植物

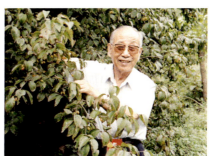

2001年在河南西峡县
伏牛山考察山茱萸

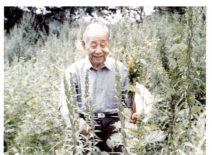

2004年在长白山观察
药用植物月见草

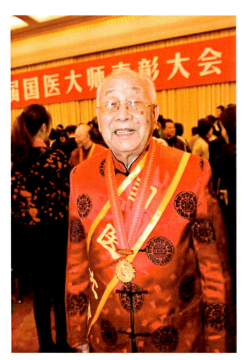

金老在国医大师表彰大会

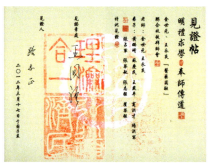

医药圆融团队拜师见证贴

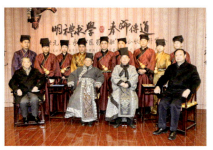

医药圆融团队与恩师、见证人合影

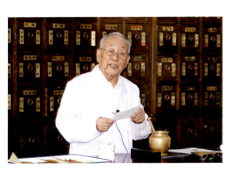
金老授课中药调剂学

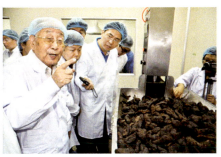
金老指导医药圆融团队弟子切制饮片

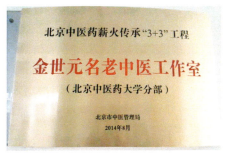
金世元名老中医工作室分部

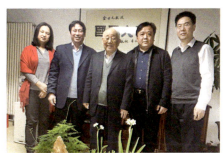
金老与工作室成员及医药圆融团队部分弟子合影

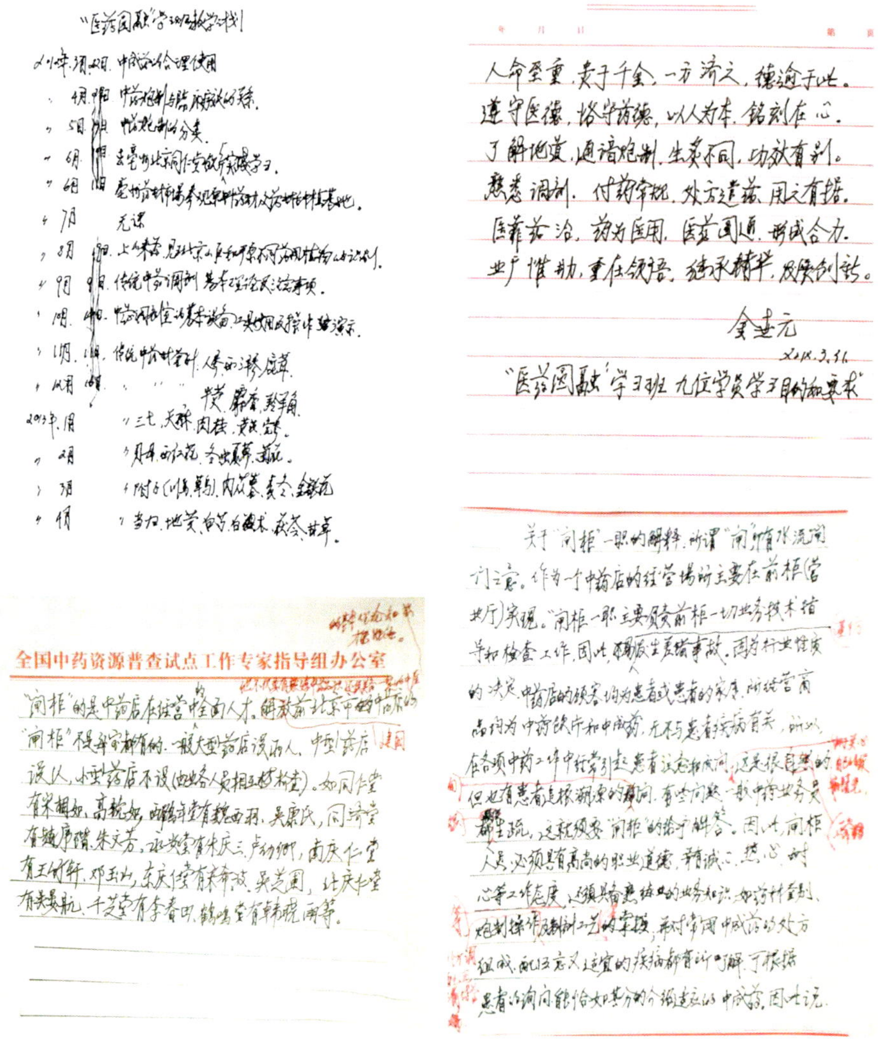
人命至重，贵于千金，一方济之，德逾于此。
遵守医德，恪守药德，以人为本，铭刻在心。
了解地道，通谙炮制，生熟不同，功效有别。
慈悲调剂，付药审核，处方遣药，用之有据。
医靠药治，药为医用，医药圆通，形成合力。
业广惟勤，重在领悟，继承精华，发展创新。
金世元
2018.3.31
"医药圆融"学习班 九位学员学习目的和要求

金老手稿

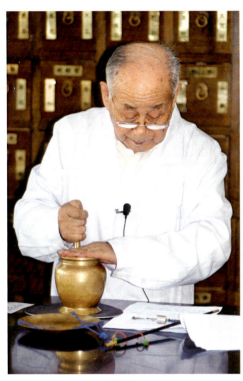

捣药

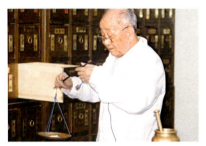

调配

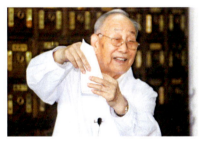

单包

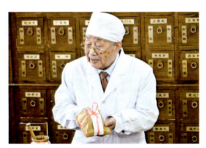

一口印

金老示范传统中药调剂技术

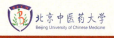

中药调剂学的基础理论知识和实际操作

授课教师：国医大师金世元
授课时间：2016年10月14日8:00-10:00
授课地点：东校区9教室
教师简介：

　　金世元，男，北京人，国医大师、首都"国医名师"、主任中药师。科技部国家秘密技术中医中药审查专家、文化部国家非物质文化遗产"中药炮制技术"代表性传承人、国家食品药品监督管理总局国家基本药物评审专家、国家中医药管理局全国首批500名中医中药带徒导师之一、中华中医药学会终身理事、北京市有突出贡献专家、北京市中医药界首批享受国务院特殊津贴、北京中医药大学客座教授。

北京中医药大学中药学院
金世元名老中医工作室（北京中医药大学分部）

授课内容：论道地药材
授课教师：国医大师金世元
授课时间：2016年12月11日15:00
授课地点：东区第十教室

　　金世元，男，北京人，国医大师、首都"国医名师"、主任中药师。科技部国家秘密技术中医中药审查专家、文化部国家非物质文化遗产"中药炮制技术"代表性传承人、国家食品药品监督管理总局国家基本药物评审专家、国家中医药管理局全国首批500名中医中药带徒导师之一、中华中医药学会终身理事、北京市有突出贡献专家、北京市中医药界首批享受国务院特殊津贴、北京中医药大学客座教授。

北京中医药大学中药学院
金世元名老中医工作室（北京中医药大学分部）

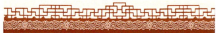

金老亲自给本科生授课

热爱中药事业

恪守职业道德

继承传统文化

发扬优秀精华

金岳元嘱言

壬辰年初秋

王院士序

随着我国医药卫生行业的改革和发展,医院药学和社会药学工作的任务正在发生重大改变,主要表现在从面向药品向面向病人转变,从以药品供应为主向以合理用药为主导转变。临床药学(clinical pharmacy)是药学与临床相结合,直接面向患者、以患者为中心,研究与实践临床药物治疗,提高药物治疗水平的综合性应用学科。作为中医药学与临床实践相互沟通与交流的纽带和桥梁,加强中医临床药学的学科建设和科学研究具有重要的现实意义和学术价值。

中医药学科的突出特点是中医理论和中药应用水乳交融,医药结合、互为一体。继承和发展中医药学,需要做到"医药圆融"。"医药圆融"是优秀中医药人才具有的传统特色和优势,历史上孙思邈、李时珍皆是既精岐黄医术、又熟谙本草药性的"医药圆融大家"。国医大师金世元一直倡导"医靠药治、药为医用,医药结合、形成合力"的学术思想。在"医药圆融"特色学术思想指导下,金教授在中药鉴别、调剂、炮制、中成药使用等领域,多有"医药有机融合"的独到见解。

金世元教授是我们敬仰的中药学大家,传承金教授学术思想具有迫切的现实意义和重要的学术价值。翟华强、王燕平、张华敏等人总结金世元教授经验,利用学科交叉优势,紧抓学科发展前沿,历经数载、合撰本书,有利于传承中医药技艺。在《国医大师文丛——金世元学术思想与用药经验》即将付梓之际,感谢作者群体对我的信任与鼓励,斯是好书,喜观厥成,谨志数语,乐为之荐。

中国工程院院士
中央文史馆馆员
中国中医科学院名誉院长
王永炎
己亥孟秋

编写说明

《中医药创新发展规划纲要（2006—2020年）》提出"收集整理名老中医的学术思想、临床经验和用药方法并进行系统研究，建立高效的传承方法和个体化诊疗体系；对传统制药技术和老药工经验进行深入研究，使之成为规范化的工艺技术"。传承名老中医药专家的学术思想，建立名老中医药专家的学术经验继承、保护和利用平台，具有重大的现实意义和学术价值。

国医大师金世元教授治学严谨、实事求是，一直倡导"医靠药治、药为医用，医药结合、形成合力"的学术思想。在"医药圆融"特色学术思想的指导下，金老在中药鉴别、中药炮制、中药调剂、中成药使用等领域，多有"医药有机融合"的独到见解。不仅对中药生产加工环节的每一个步骤了如指掌，更能站在临床治疗的角度，分析这些步骤有益于临证使用的实际意义。

传承国医大师金世元教授学术思想和用药经验具有迫切和重要的现实意义和学术价值。本书在编写过程中，全程得到金老的悉心指导，先生在九秩辛寿，仍七审其稿，其深厚的理论功底与渊博的实践基础永远是我辈楷模和学习典范！金世元名老中医工作室各位老师大力帮助，在此表示诚挚感谢。

本书编写过程中，得到了国家中医药管理局科技项目（No.GZY-KJS-2018-016-02）、北京中医药科技发展资金项目（No.JJ2018-38）以及

编写说明

北京市中医药薪火传承"3+3"工程金世元名老中医工作室（北京中医药大学分部）立项资助。虽然在编写过程中殚精竭虑，充分尊重及吸收原著的思考，但能力有限，难尽如人意之处在所难免。敬祈广大读者提出宝贵意见，以便进一步修订和提高。

编者于北京中医药大学

2019年6月

目 录

上篇　金世元学术思想概览　1

第一节　金世元人生成长史　3
小小学徒立大志，胸怀济世终成器　3
一、学徒岁月艰辛难，刻苦励志方成才　3
二、艺精于勤多努力，弃医从药一辈子　6
三、深入实践为质量，中年再上一层楼　8
四、心系教育种桃李，硕果累累育英才　9
五、服务人民不忘本，国医大师终成器　12
六、老骥伏枥志千里，不待扬鞭自奋蹄　16

第二节　金世元学术思想之中药鉴别　19
道地药材定药效，传统鉴别来把关　19
一、跋山涉水赴产地，倾心道地中药情　19
二、功专传统鉴别技，真伪优劣细分清　24

第三节　金世元学术思想之中药炮制　29
蒸炒煮煅加火候，品种规格有规范　29
一、继承中药炮制技艺　30
二、炮制与临床疗效　40

第四节　金世元学术思想之中药调剂　42
审方抓药做闸柜，包装发药做规程　42
一、中药调剂学的起源与发展　44
二、中药调剂的基本操作　48
三、中药调剂相关设备　53

四、中药调剂相关用具 ………………………………… 55
　　附：闸柜的工作职责及概况 …………………………… 56
第五节　金世元学术思想之中药合理用药 ……………… 57
　　解析成药谈组方，医药圆融大道传 …………………… 57
　　一、中成药的发展简史 ………………………………… 58
　　二、中成药的命名和分类 ……………………………… 62
　　三、中成药的配伍与禁忌 ……………………………… 63
　　四、中成药的方剂组成和变化 ………………………… 66
　　五、中成药的常用剂型 ………………………………… 68
　　六、合理使用中成药 …………………………………… 76
　　七、医药圆融育新才 …………………………………… 82

下篇　金世元用药经验浅析 ……………………………… 87
　　一、麻黄 ………………………………………………… 89
　　二、防风 ………………………………………………… 96
　　三、白芷 ………………………………………………… 102
　　四、薄荷 ………………………………………………… 106
　　五、柴胡 ………………………………………………… 111
　　六、知母 ………………………………………………… 118
　　七、黄芩 ………………………………………………… 123
　　八、黄连 ………………………………………………… 129
　　九、黄柏 ………………………………………………… 137
　　十、金银花 ……………………………………………… 143
　　十一、连翘 ……………………………………………… 149
　　十二、板蓝根 …………………………………………… 155
　　十三、生地黄 …………………………………………… 160
　　十四、牡丹皮 …………………………………………… 167
　　十五、大黄 ……………………………………………… 172
　　十六、独活 ……………………………………………… 180

十七、秦艽	186
十八、苍术	190
十九、厚朴	196
二十、茯苓	200
二十一、附子	207
二十二、干姜	213
二十三、肉桂	218
二十四、吴茱萸	225
二十五、陈皮	230
二十六、山楂	235
二十七、三七	241
二十八、蒲黄	246
二十九、川芎	249
三十、丹参	256
三十一、牛膝	261
三十二、半夏	266
三十三、川贝母	273
三十四、苦杏仁	278
三十五、酸枣仁	282
三十六、天麻	287
三十七、麝香	292
三十八、人参	297
三十九、黄芪	309
四十、白术	315
四十一、甘草	322
四十二、鹿茸	327
四十三、补骨脂	333
四十四、当归	338
四十五、白芍	343

四十六、北沙参 …………………………………… 348

四十七、麦冬 ……………………………………… 352

四十八、枸杞子 …………………………………… 356

四十九、五味子 …………………………………… 361

五十、山茱萸 ……………………………………… 366

主要参考文献 ………………………………………… 371

上 篇

金世元学术思想概览

第一节 金世元人生成长史

小小学徒立大志，胸怀济世终成器

历代医药大家从业之路有家传有师承，或多或少都有传承的训练过程。当前培养中医药人才的主流模式为学院式教育。鉴于中医药学术的特点和学院式培养中医药人才遇到的困境，中医药的传承研究成为近年来学术思想传承的研究热点之一。中药是中医药体系中不可或缺的一部分，医靠药治，药为医用，二者必须紧密结合方能形成战胜疾病的有机整体。中药的学术传承既有符合中医药学术传承共有规律的方面，也有其自身的特点。国医大师金世元学有渊源，幼年时师从汪逢春、赵树屏、瞿文楼、杨叔澄四位名师，后又与王永炎院士共同收徒并逐渐形成了医药圆融学术团队，目前基于著名中医专家学术传承探讨中医药学术思想传承的研究具有重要意义。

一、学徒岁月艰辛难，刻苦励志方成才

（一）复有药庄学徒三年

1926 年冬天，金世元出生于北京市朝阳区落田洼村一个普通的农民家庭。1940 年 2 月，少年金世元以优异的成绩进入一家中药饮片批发兼零售企业——北京复有药庄当学徒。学徒的生活很艰苦，每天的工作除了要照顾好师傅的生活起居，还要到前柜学认斗子、包药包、使铜缸子砸药、使药戳子称药，每天要干活 12 个小时。白天工作结束后，晚上要自学药书，背《汤头歌诀》《药性赋》等书。

学徒的当年，幼年金世元开始学习"炒药"，"炒药"不仅技术要求高，而且劳动强度大。一口大铁锅放到灶上，底下柴火一烧，烟熏得眼睛不停地流泪，药材倒进去后，要拿着大药铲不停地搅拌，稍不留神就会烫手。药炒得好坏，关键要看火候。火要烧得适度，不同的药材有不同的

火候要求。同时搅拌要均匀,因为搅匀了,药的色泽才好看,这样才能符合药用要求。在药庄,师傅考徒弟技术也往往要考"炒药"。

"世上无难事,只要肯攀登"。虽然学徒生活艰苦,但能锻炼人,磨炼人的意志。白天师傅抓药时,幼小的金世元便仔细将步骤默默记在心里,对于炮制饮片(蒸、炒、炙、煅)的各种操作,都不漏过任何细节。比如炼蜜,炼到什么程度才是火候,师傅不是一一讲解,而全凭幼年金世元自己观察和实践,看师傅怎么做。蜜一开锅,上面起泡。如果起白泡,水分没出尽。如果起黄泡,蜜老了。在学习过程中金世元仔细琢磨,反复实践,终于掌握了炼蜜的火候。

3年的学徒生涯既辛苦又充实,少年金世元由此了解了中药是一个传统的行业,而且有很高的技术要求,要真正掌握一门制药技术不下苦功夫是不行的。经过3年学徒,不仅了解了中药制药的全过程,比如饮片炮制(蒸、炒、炙、煅),成药制作(丸、散、膏、丹),而且掌握了一些中药制药的特殊技巧和方法,这为他之后的人生道路奠定了基础,学徒生涯的结束只是他药学人生的开始。

(二)中药讲习所学习两年

1940年6月,少年金世元当学徒的当年,我国第一所官办的培养中药技术人才的"北京市中药讲习所"开始招生。该讲习所是由当时的北京市公共卫生局和药行公会合办的,聘请了北京"四大名医"之一的汪逢春任所长。任课教师都是京都的中医名宿,如教务主任赵树屏(清太医院医官赵云卿之子)、瞿文楼(清代御医)、杨叔澄、安斡青等。课程设置有中医学、中药学、处方学、制药学等,学制为两年,上课时间为每天晚上六点到九点,毕业后即为"药剂生"。

当时要求每家中药企业至少选派一名青年药工参加,讲习所的学费全部由单位承担。药庄的经理们一致认为,金世元工作勤勤恳恳,踏实肯干,且聪颖好学,有培养前途,故决定派他参加这次学习。这对于这个当时学徒的小药工来说,可谓是千载难逢的好机会,因此,金世元下定决心一定要加倍努力学习,争取以最优异的成绩完成学业,不辜负药庄的培养。那时到讲习所学习要克服许多困难,一是每天晚上学习,白天还要干活;二是那时没有交通工具,每天要徒步往返十几公里。

然而在两年的学习时间里,无论酷暑严寒,还是刮风下雨,少年金世元都风雨无阻地准时到讲习所上课。在课上专心听老师讲课,认真做笔记,并刻苦攻读中医典籍。中医基础理论的四部经典不好理解,怎么办?就靠狠练、狠背。没有人帮助怎么办?就借助字典查询,遇到不懂的问题就虚心请教,有问题就问。那两年里,为了不影响师傅们休息,幼小的金世元每晚都在店铺灯熄之后,借着灶膛里的火苗看书。由于勤奋和努力,终于以优异的成绩毕业,获得了毕业证书及"药剂生"的资格。

两年讲习所的学习,对金世元的一生都产生了重要影响,为以后从事中药工作、钻研中药学术奠定了理论基础。出徒的第二年,1944年,也是金世元在复有药庄的第四个年头。四年间从学徒到出徒,他经历了中药炮制、中药制剂、中药鉴定、中药调剂等各个工种,既有实践经验,又熟练掌握了不同工种的操作程序和技术要点。加上讲习所的两年学习,理论水平也有了一定的提高,于是便升为"斗子头"(炮制饮片的负责人)。

(三)益元堂药店从事中药调剂

虽然出徒能够每月拿工钱,但生活依然艰苦。于是金世元告别了师傅,到通州较大的一家药店益元堂专门从事中药调剂工作。这项工作对青年金世元来讲可以说是轻车熟路,工钱也较以前多了一些。但此时正值日本侵华后期,物价飞涨,民不聊生,为了生计,金世元又被迫再谋新事。

(四)益成药行做"大外柜"

1945年,青年金世元经人介绍到了当时北京(当时称北平)四家大药行之一的益成药行。益成药行的经营性质是"代客买卖",专为本市各大中型药店代卖原料药材,相应的也为本市和外埠原料药材批发商代卖药材（实际是经纪人）。年轻的金世元专门从事外勤，又称跑外、外柜。北平分东、南、西、北四个城区，药材行里南城的业务量最大。由于学徒时曾见过所有的原料药材，而且对中药店的饮片加工程序也非常清楚，比纯代客买卖的药行出身的人要懂得多，药材也看得准。加之为人和善，热心助人，工作中认真负责，坚持诚信为本，时间不长，便被全南城的药店称为信得过的"南城金大外柜"。通过多年的业务积累，青年金世元在道地药材与非道地药材的产地、性状鉴别、规格质量等方面掌握了一套娴熟的鉴别本领，并对本市各大药店习惯应用的药材规格也了如指掌。

1949年，由于经济大萧条，益成药行被迫关闭。失业的金世元回想起学徒生涯的艰辛，回想起曾经的勤奋努力，决心绝对不改变中药本行。于是金世元白手起家，搞起了原料药材批发，主要经营的是大品种，而且尽量深入产地购货，以便薄利快销。由于在经营中坚持"以诚信为本"，而且货优价廉，因而赢得了同行的信任，生意日渐起色。

二、艺精于勤多努力，弃医从药一辈子

（一）再次深造中医，不断充实提高

1954年，不到30岁的金世元接到了北京中医学会举办"中医预备会员学习班"的通知，学制为一年半，每周一、三、五下午半天上课，地址在西单北西斜街。课程主要为中医经典选读及老专家临床诊治经验。授课老师皆为当时京都的名家，如卢冶忱讲《黄帝内经》，方鸣谦讲《伤寒论》，宗维新讲《金匮要略》，申芝塘讲《温病条辨》，赵炳南讲《皮外科学》，赵心波讲《儿科学》，刘奉五讲《妇科学》，单玉堂讲《针灸学》等。老师们将自己多年的临床经验，结合中医药理论进行讲解，深入浅出，使人豁然开朗。成年金世元为自己制订学习计划，将中医的经典著作中的重点章节反复精读，加强背诵。如《黄帝内经》《伤寒论》《温病条辨》《本草纲目》等的重点章节深深刻在金世元脑海中，至今仍清晰不忘。尽管工作忙，学习任务重，且深受神经衰弱等疾病的困扰，但金世元始终坚

信"有志者,事竟成","世上无难事,只要肯登攀"。通过一年半的努力,金世元取得了很好的学习成绩,中医理论知识更加全面,并掌握了不同疾病的辨证施治要点和遣药处方原则,在中医药的大道上更往前迈进了一步。

(二)取得医师资格,未能弃药从医

1. 参加中医师资格考试　1957年夏,正值盛年的金世元接到北京市卫生局关于举办"中医师资格考试"的通知。参加本次考试的人员还有北京市中医医院吉良辰,北大医院李鸿祥,北京中医药大学马雨人、许志明等。考试结果于当年冬季公布,金世元顺利地通过考试,获得了中医师开业执照。参加这次考试的有1 900多人,及格的仅160多人。领取中医师资格证书和开业执照不久,金世元接到北京市卫生局的通知,若想行医,最好参加政府开办的医疗机构。当时北京宣武医院、北京铁路医院刚刚成立,都需要中医大夫,如想去的话,卫生局出面介绍。

2. 弃医从药　当时医药均通的金世元站在中医和中药的交叉路口上一时难以做出选择。他将通知交给了北京市药材公司总经理焦景成,想听听领导的意见。焦景成经理看完通知后说:"中医缺人,中药也缺人呀,像你这样既懂医又懂药的人就更缺了。搞医与搞药固然有很大区别,搞医是大夫,搞药是一般从业人员,而且工资待遇也有很大差异。但是为了事业需要,我建议你把名利放在第二位。再者,你在中药行业将来肯定会有很大发展的。如果你真想当大夫,公司可以专门为你成立一个医务室,为公司内部职工看病……"焦经理的一番话使金世元深受感动,毅然放弃开业行医,而选择留在药材公司继续干老本行。中药也是一门历史悠久、文化底蕴深厚的学问,发展前景广阔,需要探索的东西很多。金世元多年来在与中医、中药人员的接触中发现,懂医的人不识药,懂药的不知医,基本上是两条道上跑的车,自己既懂医又懂药,对于今后发展有很大优势。

三、深入实践为质量,中年再上一层楼

(一)主管原料药材,深入实地考察

1957年末,北京市药材公司成立了中药研究室,成年金世元被任命为主任,主管原料药材和炮制饮片的质量,以及整理全市中成药配方与考证。主管原料药材是一项很辛苦的工作,经常要到药材产地进行考察。中药材历史悠久,品种繁多,来源广泛,产区分散,又分为"道地药材"和"非道地药材"。要想组织优质药材货源,提供采购依据,就必须深入药材产区进行实地考察。虽然已在中药行业干了近20年,也曾做过药材代客买卖及经营药材批发,且在药材鉴别方面有一定经验,但深入产地考察则很少。为了掌握药源的第一手资料,他走遍了大江南北,先后深入川、粤、桂、云、陕、甘、宁、内蒙等药材产地进行实地调研。

(二)负责饮片质量,整理成药配本

饮片炮制的质量也由中药研究室负责。因为原料药材在配制成药和调配汤剂之前,均需经过不同方法的炮制才能药用,所以中药炮制是各种药物入药之前必须经过的程序。

公私合营前北京地区的中药店都是前店后厂,各家均自制自售中成药。这就造成同一名称的中成药其配方用药有所不同。即使用药相同,在单味药的用量上也有所差异。同时,各家均相互保密,绝不透露任何信息。公私合营后,国家规定各家中药店不准私自生产中成药,均由北京市药材公司统一配方、统一生产、统一供应,生产厂家名称统改为"北京市药材公司"。为此就需要统一配本(配方),即一种中成药用一个配方,不能有同名异方现象。北京市卫生局要求,各中药企业(药店)将自己的成药配方全部集中上报给市药材公司,由市药材公司中药研究室负责整理。这是一项艰巨而又繁重的任务。北京地区大小中药店有几百家,报上来的各种配方有上千种,工作量大,责任重。金世元及同事们要将报上来的配方进行归类,将有历史依据、配方合理、疗效确切的配方选

出来,然后送给专家进行审评。他跟研究室全体人员一道,不分白天黑夜,加班加点地工作,夜以继日地整理配方。

这项工作要求的业务知识也非常高,仅有中药知识还不够,还要懂得中医理论,掌握一定的方剂学知识。经过专家的严格审核,最后确定的配方有同仁堂的虎骨酒、牛黄清心丸、安宫牛黄丸、局方至宝丹、紫雪散、乌鸡白凤丸等,德爱堂沈家的小儿七珍丹,雅观斋薛家的保赤散,长春堂的无极丹、避瘟散,万锦堂的回生救急散,以及溥安堂段家的坎离砂等。未纳入保留品种的中成药一概停用,坚决不予保留。

四、心系教育种桃李,硕果累累育英才

(一)选调北京卫校,创建中药专业

1961年,继北京中医医院成立后,北京地区的四个城区也相继成立了中医院,各大综合性医院及专科医院都增设了中医科,且建立了中药房。一时间,中药人员奇缺。为了解决中药人才短缺的情况,北京市卫生局与北京市药材公司商定,在北京卫生学校创建中药专业,系统培养中药人员。学生毕业后,卫生系统和药材公司各要一半。当时北京卫生学校只能提供教学设备,无法解决专业教员问题(当时北京中医学院中药系刚刚成立),只能由市药材公司选调业务精干人员来承担。

由于中药人员自古以来都是通过学徒培养的,历史上也没有一所正规的中药学校,因此这次中药教员也只能从技术工人中优选。北京中医学院(现北京中医药大学)1958年成立中药系时,也是从北京市药材公司选派的人才,如徐仙洲、王佩珊、马雨人、许志明。这次北京卫生学校成立中药专业便选了金世元、田善之、马瑞书和吴敏富四人。天津中药学校成立时选派的有曾玉昆、王介夫等。虽然这些人都没有经过正规院校的专业学习,但也都是身怀绝技,实践经验丰富,各有特长,为行内的佼佼者。他们不仅组建了中药专业,在课程设置、教材编写及授课等方面也做了大量工作。如第1版全国高等教育统编教材《中药炮制学》就是成都中医学院(现成都中医药大学)徐楚江教授主编的。协编的有辽

宁中医学院（现辽宁中医药大学）的付宝庆，北京中医学院的许志明，湖北中医学院（现湖北中医药大学）的陈绪伦。金世元是第一个调到北京卫生学校创建中药专业的教员，任教研组组长，主要任务是考虑如何创建中药专业。

（二）亲自选编教材，主讲中药课程

要新建一个专业难度是很大的。设置课程、编写教材、实验设计等方方面面都要考虑。在校领导的支持和鼓励下，在有关老师的大力支持下，中药专业很快成立了并开始招生上课。

中药专业除开设"中药鉴定学""中药炮制学"外，还设有基础课如"药用植物学"等。经过自己的努力，金世元逐渐掌握了教学规律及中药教学方法，教学技巧也得到了提高，并逐渐形成了自己的教学风格。为了把枯燥的药学知识讲活讲透，他注重理论联系实际，尽量用通俗易懂、形象生动的语言进行讲解，并将自己多年积累的药材鉴别经验讲给学生。比如讲到药材性状时，为了方便学生理解和记忆，会辅助一些挂图及药材样品，还会采用比喻的方法进行讲解。比如讲到"天麻"，打比方说长着"鹦哥嘴"，梳着"红小辫"；讲到"松贝母"，会形容这是一个大鳞片紧抱着一个小鳞片，就像"怀中抱月"；讲到"羚羊角"中自然的轮生环节，角内有一细孔，直通尖部，对着光看很明显，就说"通天眼"等。这些形象的比喻，既有利于学生记忆，又活跃了课堂气氛，收到了意想不到的教学效果。

（三）加强实践教学，带领学生采药

中药学最能体现实践课教学效果的就数采药了。由于多年的药学实践，金世元对各种药用植物的形态特征及不同药物的生长特性了如指掌，每年至少两次带学生上山辨药、采药。五、六月，他会带学生上山看药用植物的形态和开花情况，八、九月则带学生去看果实成熟情况，以及药用部位性状。上山采药表面看好像很惬意，实际上也很辛苦。一些常用药材，比如柴胡、黄芩、苍术、丹参等还比较好找，但一些"道地药材"

就要到不同的山上去采,有的时候还要带学生到外省去。

一堂堂生动的实践课,既提高了学生的学习兴趣,又拓展了学生的知识面,加深了记忆,为培养合格的中药人才打下了基础。在北京卫生学校,金世元讲授了"中药鉴定学""中药炮制学""中药调剂学""中成药学"和"中医学基础"等多门课程,获得了同学们的好评,也得到了领导和同行的肯定。

(四)进入细料库,认识珍贵药材

要培养高质量的中药人才,实习是非常重要的一环。金世元除了带学生到全国各地的药材市场实习外,还带学生到北京同仁堂集团公司细料库进行实习。在药材市场学生见到的多为一般药材,稀有的贵重药材很少见到。即使见到,也难以保证货真价实。要想真正见到珍贵药材,只有到大的药品生产基地的细料库才行。在细料库,学生们见到了许多以往学习过但没见过的名贵药材,如进口天然牛黄,天然毛壳麝香,羚羊角,野山参,进口落水沉香,珍珠,进口人头牌、象牌的藏红花,进口加拿大的西洋参等。利用这个难得的机会,他为学生讲解每种药材的性状特征,通过眼看、鼻闻、手摸等以强化记忆。实习使学生开阔了眼界,扩大了知识面。正如学生自己所说:"听过不如见过,见过不如干过"。

为了让学生系统掌握鹿茸的生长、采收、加工全过程,以及鹿茸不同生长时期的形状特征和规格质量等,金世元老师亲自组织、设计,并参加了《鹿茸》教学录像片的拍摄。先后多次往返北京市药材公司昌平龙山养鹿场、北京市东风养鹿场、北京动物园鹿苑和河北承德行宫养鹿场实地拍摄鹿茸不同季节生长的茸形、规格、质量,并带领学生将锯茸、烫茸、切片等操作录制下来。为了让学生了解不同鹿科动物的生长茸形特征,金老师及工作人员拍摄了梅花鹿、马鹿、麋鹿、驼鹿、驯鹿、小麂及狍子的外形及茸形特征。该教学录像片历经3年得以完成,教学效果良好,被全国中医药院校及有关中药生产单位普遍采用,并于1989年获北京市教学成果二等奖。

（五）教学硕果累累，遍地桃李芬芳

金世元自1961年调入北京卫生学校创建中药专业以来，40年间共培养中药专业人才1 200余人，可谓桃李满天下，为中药的传承，以及中药人员的培养做出了自己应有的贡献，也为将来担任师承导师、培养学术带头人打下了基础。

毕业生调查显示，这些中药专业人才均得到了用人单位（医疗单位和中药经营生产单位）的好评。早期的毕业生早已成为中药行业的业务骨干，可谓桃李满天下，硕果结四方。由于金世元教学成绩突出，1980年，北京市卫生局在中华人民共和国成立后组织的第一次医疗单位中级职称考试中，被聘为中药专业的命题人和主考官。同年被中国药学会中药和天然药物分会聘为常务理事，被北京药学会聘为中药专业委员会副主任委员。1984年，北京卫生学校正式成立中药学科，金世元任学科主任。同年，金世元被北京市高教局评为中专教育系列副教授（北京卫生学校唯一一名副教授），并光荣地加入了中国共产党。1986，被北京市人民政府聘为卫生技术系列中医中药高级职称评审委员。1987年，被北京市人民政府聘为中专教育系列高级讲师评审委员。多年来，中药学科的标本室已成为学校对外交流的窗口，先后接待全国中医药院校及美国、俄罗斯、澳大利亚等国际友人前来参观、学习。在北京卫生学校工作的50年中，金世元兢兢业业，为了中药专业的建立和中药学科的发展贡献出自己全部的聪明才智。

五、服务人民不忘本，国医大师终成器

（一）研制"老慢支"药，创乌鸡白凤液

科研能力是衡量一个学科发展的标准，1985至1990年间，针对老年人健康有较大危害的慢性支气管炎（哮喘），金世元将自己多年临床应用的有效处方无条件地献给了北京卫生学校，并促成学校与北京东风制

药厂协作,成功研发出"射麻口服液",后经卫生部指定全国三家重点中医院临床上验证,疗效肯定。又经卫生部审核正式批准生产供应,效果良好。

不久之后,又与北京同仁堂制药厂合作,将著名中成药"乌鸡白凤丸"以新工艺研制成口服液剂型,经卫生部审核批准投产供应市场。这两项科研成果取得了显著的社会效益和经济效益,也为北京卫生学校赢得了声誉。此后不断有厂家邀请金世元指导工作。经金世元指导的单位北京地区有北京医院中药房、朝阳医院中药房、宣武医院中药房、同仁堂制药厂、同仁堂药店、金象复兴地安门药店、卫仁饮片厂、人卫饮片厂、四方饮片厂、燕京饮片厂等。其他省市的有天津天士力制药集团有限公司(生产复方丹参滴丸)、山东东阿阿胶集团公司(生产东阿阿胶)、河北以岭药业公司(生产通心络胶囊)、陕西省咸阳市步长制药公司(生产步长脑心通胶囊)、河南省西峡宛西制药公司(生产六味地黄丸系列成药)、河北省承德市颈复康制药公司(生产颈复康胶囊)、福建省漳州市片仔癀制药有限公司(生产片仔癀)、广东省潮州市宏兴制药公司、福建省厦门市厦门制药公司等。

(二)选为带徒老师,传承鉴别技术

1990年,为了继承老中医药专家学术经验和技术专长,人事部、卫生部和国家中医药管理局决定,在全国范围内遴选500名老中药专家作为指导老师,金世元是被遴选的唯一的中药学指导老师。带徒的重点是传授药材鉴别技术。为了让学生尽快掌握中药鉴别技术,金世元自己制订教学计划,亲自给学生上课,带徒弟到各地药材市场考察、学习,从职业道德和专业技术传授两方面严格要求学生。从学徒到带徒,这50年充满了坎坷,也收获了成就。

金世元认为,中药带徒与中医不同,中医带徒主要跟师临床看病,学习老师的诊断、辨证、立法、处方遣药等经验,通过揣摩和领悟学习老师的学术经验和技术专长。一般情况下,在诊室即可完成。而学习中药鉴别则难度很大。因此,要在规定的时间内完成带徒任务,就必须在教学方法和内容上进行优化。金世元带徒分面授和实践两个方面,面授重点讲授历代本草书籍的相关论述,如药材产地、采收加工、显微鉴别、理化鉴定等,但大部分时间是实践。实践包括全国重点药材市场、药材种植基地的考察,上山采药,参观养鹿场和中药饮片厂,以及道地药材与非道地药材、真优品种与伪劣品种的经验鉴别等。近年来,金世元带领学生到过的大型中药材专业市场有河北安国中药材市场,安徽亳州中药材市场,四川成都荷花池中药材市场,江西樟树中药材市场,湖北蕲春中药材市场,云南昆明菊花园中药材市场,广西玉林中药材市场,广东清平中药材市场、普宁中药材市场和甘肃黄河中药材市场等,很好地完成了带徒任务。金世元的工作得到了领导和同行的肯定,1994年获得由国家中医药管理局颁发的"全国老中医药专家学术经验继承工作优秀指导老师"光荣称号。金世元认为党和国家提出继承老中医药专家的学术经验和技术专长乃英明之举,只有认真做好传承工作培养出更多的优秀中药人才,才无愧于党和国家对自己的信任和委托。

(三)配合相关部门,规范中药市场

1. 配合《北京市公费医疗和劳保医疗用药报销范围》政策的制定 1995—1998年,北京市卫生局和劳动局针对北京地区所用中西成药有几千种,在医药流通领域和医疗单位形成无序竞争,致使医药货源造成极大浪费的情况,决定对北京地区的中成药品种进行审核,并在此基础上规定北京市公费医疗和劳保医疗用药报销范围。在充分调查的基础上,金世元提出了选定中成药的原则:"配方必须符合中医基础理论,具有中医特色,安全有效,工艺先进,剂型新颖,便于使用。在同类的成药中,凡处方类似、工艺相仿、疗效雷同的品种,哪种价格优惠,选哪种"。这一原则得到了有关领导的认同并采纳,在1997—1998年,北京市卫生局先后两次公布了《北京市公费医疗和劳保医疗用药报销范围》。实践证明,所选定的中成药品种基本适应各科临床辨证用药要求。

2. 配合国家相关部门,整顿中药材市场 自20世纪80年代,国有企业逐步由原来的计划经济体制转向市场经济体制。中国药材公司所

属全国各省、市药材公司以及下属二级公司逐步改为自主经营,自行买卖。许多地区蜂拥而上,纷纷建立药材市场。短短几年的时间,全国的中药材专业市场就由原来的5个发展到117个。

百业经药一方面促进了中药材市场的繁荣,但另一方面也带来诸多负面影响,如贿赂推销、药盲办厂、伪劣药材层出不穷、药材市场过多过滥等。为此,国务院于1995年下发了53号文件《整顿全国中药材专业市场的通知》,以摸清全国中药材市场的底,规范经营的予以保留,不规范的药材市场一律坚决取缔。为了贯彻国务院的通知精神,卫生部、国家中医药管理局和国家药品监督管理局联合组成了专门检查组,赴全国各地的中药材专业市场进行全面的大检查。

在这次检查中,被特聘为中药鉴别专家的金世元已年近古稀,但仍跟随检查团深入各药材市场进行明察暗访。经过摸底检查,最后决定全国的117个药材市场仅保留17个,取消100个。最后保留的药材市场有河北安国药材市场、安徽亳州药材市场、河南禹州药材市场、江西樟树药材市场、成都荷花池药材市场、广东清平和普宁药材市场、广西玉林药材市场、湖南廉桥和岳阳花板桥药材市场、重庆解放路药材市场、西安万寿路药材市场、昆明菊花园药材市场、甘肃黄河药材市场、山东鄄城药材市场、黑龙江三棵树药材市场、湖北蕲春药材市场,共17个。在这次大检查中,金世元以自己熟练的鉴别技能和丰富的炮制经验对制售伪劣药材和违反炮制规程的行为予以当面揭穿,为净化中药材市场、百姓用药安全做出了自己应有的贡献。

(四)考察种植基地,探究野生药源

1. 考察中药材种植基地 为了保证药品质量和货源供应,根据国家食品药品监督管理局的要求,某些中药生产、经营单位纷纷建立了药材种植基地。为了确保引种的品种准确,许多单位特邀金世元亲临基地给予鉴定。多年来,金世元的足迹遍及祖国大江南北,几乎走遍了全国主要的中药材基地。

2. 探究野生药材资源 野生药材大都为"道地药材"。为了探究野生药材资源,几十年来,从我国最南端的海南省到最北端的黑龙江省,从敦煌戈壁的沙漠到陕西的黄土高坡,从西双版纳到西藏拉萨到处都留下了金世元的足迹。通过考察,金世元基本掌握了全国野生中药材资源的分布情况,对中药材资源的可持续发展提供了很好的基础材料。

(五)坚持弘扬正气,彻底抵制邪气

通过几十年的中药工作实践和不断的潜心钻研,金世元积累了丰富的经验,并将中医药理论融会贯通,运用于实践,先后主编了《金世元中药材传统鉴别经验集粹》《中成药的合理使用》《中药炮制学》《中药饮片炮制与临床应用研究》等,并任《中药炮制规范》(修订版)常务主编,共参编专业著作30余部。此外,还担任全国中专统编教材《中药炮制学》《国家执业药师考试应试指南(中药学综合知识与技能)》的主审,任《中华人民共和国药典(2010版)·临床用药须知(中药卷)》名誉主任委员;任《中华本草》编委;先后发表《中药处方常用名词解释》《介绍中药调剂的基本操作》《谈谈中药炮制与临床疗效的关系》《人参健脾丸与人参归脾丸的功效区别》等学术论文60多篇。所发表的论文均是有感而发,而且具有针对性。在金世元看来,凡是不符合中医药理论的,对人们身体有害的,只要发现就会及时撰写文章进行抨击。金世元所发表的论文都是有针对性的,且每篇论文均为独立撰写。现在虽已是耄耋之年,但金世元仍笔耕不辍,坚持学习,以跟上时代的步伐,跟上中医药现代化发展的步伐。

六、老骥伏枥志千里,不待扬鞭自奋蹄

1. 主讲药学知识 为了提携后学,金世元应国家中医药管理局之邀,参加了"全国名老中医专家临床经验高级讲习班"。该讲习班由国家中医药管理局主办,每年1次,由专家轮流主讲。2001—2006年金世元先后主讲了4次:2001年,在北京主讲了"中药炮制与临床应用"。2004年,在中国香港主讲了"中成药的合理使用"。2005年,在银川主讲了

"论地道药材"。2006年,在云南大理主讲了"中药在处方中常用名称术语的解释"。此外,金世元还多次应邀出席药学方面的学术会议,并在大会上进行主题演讲。1988年,在中国药学会召开的"纪念李时珍诞辰47周年"大会上,做了题为"李时珍在祖国药学方面的贡献举隅"的演讲。1989年9月,在中国药学会于黄山召开的年会上,做了题为"中药临床药学的问题探讨"的演讲。1992年,在中国保健食品协会于北京召开的学术会议上,做了题为"药膳的起源及发展"的演讲。此外,在北京药学会每年举办的学术会议上,金世元均有主题演讲。

2. 传播药学文化 为了传播中医药文化,从1994年到2007年,金世元先后十次做客中央电视台,并接受了香港凤凰卫视的专访。例如1994年,在中央电视台综合频道"夕阳红"栏目讲了"从清代吴师机《理瀹骈文》的理论谈'偏瘫康复衣'的疗效"。1998年,在中央电视台综合频道"名医鉴药"栏目讲了"从性状上鉴别真假阿胶"。2000年在中央电视台国际频道"中华医药"栏目谈了北京同仁堂名药"牛黄清心丸、安宫牛黄丸、紫雪丹、大活络丸、乌鸡白凤丸"各药的历史、组方药物、配伍意义、疗效特点及适应证。2001年,在中央电视国际频道"中华医药"栏目谈了福建漳州"片仔癀"的历史、药物组成及功效特点,以及"六味地黄丸"的处方组成、历史沿革及选料地道、剂型新颖等特点。2002年,在中央电视台综合频道"夕阳红"栏目,介绍了东汉张仲景《伤寒论》中"炙甘草汤"与"稳心颗粒"的处方配伍、功效及适应证的区别。2005年,接受了中央电视台国际频道"中华医药"栏目的专访。2006年,中央电视台科教频道"走近科学"栏目就"驴宝"问题对金世元进行了专访。2007年,中央电视台科教频道"走近科学"栏目就"辽宁省一农民发现驴身上生有一赘状物问是不是麝香"对金世元进行了专访。同年,香港凤凰卫视就"福建漳州片仔癀的历史、药物组成及功效"对金世元进行了专访,他从中医理论和组方药物特点方面给予了解答。

3. 人退心不退,身离心不离 2007年,81岁的金世元正式从北京卫生学校退休,离开了伴随半个多世纪的讲台,但金世元身离心不离,即使退休,也仍然在家坚持"上班",为北京市中医管理局的科研课题整理自己的多年心得与学术经验,时常还有经营、生产、科研、教学等单位和医院中药房的人登门求教,对此金世元都热情接待,有求必应。《金世元中药材传统鉴别经验》一书每一个字都凝聚了金世元的心血,他要把自己几十年来的经验毫无保留地传给后人,不辜负党和国家长期以来的培养。

4. 淡泊名利,踏实做人 到2010年,金世元已经从事中药工作70年了。在此期间受到了党和国家及有关部门的多次表彰。如1985年被评为北京市"自学成材标兵";1989年被评为北京市"有突出贡献的专家";1990年,北京电视台以"北京市卫生系统先进人物"为题,对金世元进行了专题采访,并拍摄成录像片,定名为《五十年的足迹》。1991年,开始享受国务院政府特殊津贴。2003年,被中华中医药学会聘为"终身理事",并获得终身成就奖。2007年,被文化部、国务院确定为国家非物质文化遗产"中药炮制技术"代表性传承人。2007年,北京市中医管理局根据《北京市中医药薪火传承"3+3"工程实施方案》确定了20位名老中医建设工作室。其中,金世元工作室设在首都医科大学中医药学院。2008年12月30日,北京市卫生局、人事局、中医管理局授予金世元"首都国医名师"荣誉称号。2013年11月12日,国家中医药管理局在局机关新闻发布厅召开"第二届国医大师评选启动"新闻发布会。经人力资源和社会保障部、国家卫生和计划生育委员会、国家中医药管理局的共同组织,授予金世元"国医大师"的荣誉称号,享受省部级先进工作者和劳动模范待遇。

清代大医叶天士在《临证指南医案·华序》中曾说:"良医处世,不矜名,不计利,此其立德也;挽回造化,立起沉疴,此其立功也;阐发蕴奥,聿著方书,此其立言也。"70年的药学生涯,金世元从一个不谙世事的小学徒工,到今天的"国药大师",一路走来,完全凭着对中药事业纯朴而真挚的情感,以及满腔热忱的执着追求,无论自我学习还是刻苦钻研,无论教书育人还是著书立说,始终奉行的是先立德,再立功,再立言。先生十分欣赏曹操《龟虽寿》中的那句话:"老骥伏枥,志在千里。"也十分欣赏臧克家的那首《老黄牛》中的诗句："老牛亦解韶光贵,不待扬鞭自奋蹄。"面对党和国家的荣誉,先生始终保持一种平和心态,谦虚谨慎,平等待人,争取为国家的中医药事业做出更多的贡献。

第二节 金世元学术思想之中药鉴别

道地药材定药效,传统鉴别来把关

中医中药是一个理论体系,有着不可分割的关系。中医治病通过"四诊""八纲"等正确辨证后就要立法处方,最后的"药"就是克病疗疾的有力武器。"医靠药治,药为医用",二者只有紧密结合,才能形成战胜疾病的有机整体。如果误用了质量低劣或假冒药材,即使医生辨证再准确,用药再精确,也难达到理想的治疗目的,甚至贻误病情,严重者可危及生命。所以历代医家对药材质量都非常重视。正如明代李时珍所说:"一物有谬,便生命及之。"因此中药鉴别是中药工作的基础,直接关乎药材、饮片的质量和临床的安全及疗效。

一、跋山涉水赴产地,倾心道地中药情

中药材历史悠久,品种繁多,炮制复杂,来源广泛,产区分散,分为"道地药材"和"非道地药材"。近年来,有些药材在质量方面出现下降情况,也有少数药材相继出现伪冒品种,究其原因是多方面的,根本原因是药材本身的种植缺乏"道地药材"意识,随意引种,不能遵循道地药材生长的规律和特点。最直接因素还是中药人员业务素质不高,对药材的真伪优劣鉴别技术掌握欠佳,没能在临床使用的关口进行有效把控。此外,炮制不当、储藏不善、采收或加工方法不合理均可导致药材质量低劣。熟悉道地药材的质量和特点,掌握中药材及饮片的鉴别方法是提高中药质量的重要手段,承载着中医中药特色优势的使命。因此,了解"道地药材"和传承中药鉴别技术意义深远。

要想了解"道地药材"的真实情况,并熟悉真、伪、优、劣药材的鉴别特点,就必须深入药材产区进行实地考察。为此,金老走遍了大江南北,先后深入川、粤、桂、云、陕、甘、宁、内蒙古等药材产地进行实地调研。金老登高山,跨峻岭,穿峡谷,踏平原,几乎走遍了北京地区的最高山峰,如平谷的梨树沟、大华山,密云的雾灵山、云蒙山,怀柔的汤河口、喇叭沟门,延庆的海坨山、松山,昌平的黑山寨、上口村、下口村,海淀的阳台山、鹫峰,门头沟的东灵山、百花山,房山的上方山、霞云岭;走过全国各地的许多中药材种植基地,如安徽亳州的黄芩、桔梗、天南星、牡丹皮、白芍基地,重庆石柱县的黄连基地,湖北宜昌县的穿山龙基地,吉林集安市新开河的边条人参基地,靖宇县的西洋参、普通红参基地,陕西商洛地区引种的丹参基地,河南西峡县伏牛山、二郎坪的千亩山茱萸基地,广东茂名地区电白县观珠镇、锦盖山的沉香基地,河北安国市引种的北沙参、天花粉、板蓝根、黄芩等基地,浙江盘安县白术、玄参、白芷、杭白芍、浙贝母的栽培基地,宁夏中卫市的千亩枸杞子栽培基地;也考察了许多大型中药材专业市场,如河北安国中药材市场,安徽亳州中药材市场,四川成都荷花池中药材市场,江西樟树中药材市场,湖北蕲春中药材市场,云南昆明菊花园中药材市场,广西玉林中药材市场,广东清平中药材市场、普宁中药材市场和甘肃黄河中药材市场等。金先生不辞辛劳,跋山涉水,基本摸清了北京地区的药材资源品种,掌握了不同植物药材的喜生环境和分布情况,也熟悉了全国各地区"道地药材"及药材市场的情况,为药材和饮片的真伪优劣鉴别积累了宝贵经验。

(一)"道地药材"的含义

"道地药材",是指名优正品而又生长在适宜条件和特定产区的药材。因其质量优良,功效显著,故被全国医药界同仁所公认。所谓"正品",首先与生物"种"有直接关系。它是形成地道药材的重要内在因素,这一点绝不可忽视。如果生物"种"不同,即使有同样的生长条件,也永远成不了"道地药材"。道地药材的生长与自然条件也是密切相关的,否则,即使生物"种"相同,没有适宜生长条件,其质量也会低劣。由于我国幅员辽阔,气候地势十分复杂,从北部寒冷的黑龙江到南部的海南岛,从西部的青藏高原到东部的沿海平原及大小岛屿都盛产不同的药材,其生长无不与气候、土壤、阳光、水分、环境、栽培技术及产地加工有关。

(二)"道地药材"的内容

1."道地药材"的形成　一种"道地药材"的形成,并不是某个时期、某一个人命名的。它是我国历代医家从用药经验中总结出来的。

如我国第一部药学专著《神农本草经》在序录中就强调"土地所出",即指出道地药材的重要意义。到晋代,陶弘景亦云:"江东以来大大小小杂药,多出近道,气力性理不及邦……"也指出产地的重要性。明代伟大的医药学家李时珍,根据自己对实物的调查,结合用药经验,对某些优质药材论述更加具体。如地黄,其云:"今人唯以怀庆为上。"怀庆,即现在河南省沁阳县,其毗邻的孟县、温县一带均为地黄主产区,具有悠久历史,产品质量优良,被誉为"四大怀药"(地黄、山药、牛膝、菊花)之一,一向被国内外称为"道地药材"。又如麦冬,李时珍说:"浙中来者甚良。"今用之麦冬,其主流品种分为两大类:一是杭麦冬,主产浙江慈溪、余姚等地;二是川麦冬,主产四川绵阳、三台等地,但以杭麦冬质量为优。其特点是块根肥壮盈寸,味甜质柔,为上乘优品,被誉为"浙八味"(麦冬、杭白芍、杭白菊、白术、延胡索、浙贝母、郁金、玄参)之一。再如五味子,李时珍说:"五味子今有南北之分,南产者色红,北产者色黑。入滋补药必用北产者乃良。"现用五味子仍分南北两类,南五味子(华中五味子)肉薄,干燥不油润,酸味较差,质次;北五味子(又称辽五味子)肉厚,油润,质柔,味酸较重,质优。后者为东北特色药材之一,并为医药学家视为佳品。由此可知,"道地药材"是历代医家公认的。

2."道地药材"的品质　不仅不同产区药材品质有所不同,即使同一产区、不同县的产品,其品质亦有差异。以当归为例进行分析:当归主产于甘肃武都专区的岷县、宕昌、武都、文县、漳县及天水专区的西和、两当等县。另外,云南、陕西、四川等地亦有少量出产,但以甘肃产量大,质量亦佳,行销全国并出口。虽然武都专区一些县均有栽培当归的历史,但由于各县的气候、土壤、光照、水分等有所不同,其质量仍有区别。因当归喜生气候凉爽、土壤肥沃的山地,按武都专区的地势来讲,位于甘肃南部岷山山脉东支,山后面沿洮河流域的岷县、宕县多为黑钙土,腐质肥厚,土层深厚,全年最高气温为23℃,很适合当归生长。尤其岷县的南川、梅川、西寨等乡,当地药农具有栽培当归的丰富经验,故岷县产品质量最优。其性状特点是:主根肥大而长,支根少而粗壮,内外质地油润,气清香,其为当归中的佳品。山前面沿白龙江流域中的武都、文县一带,土层较薄,腐质土少,气温较高,所产当归一般主根较短,支根多面细,油性较差。故有"前山腿子,后山王"之说。当归规格过去分为首归、10支王、15支王、原来头、筐王归、常行归等。凡高档当归,多取岷县产品加工,主销大城市及出口。

3. 道地药材的栽培技术与采收加工 道地药材不仅靠产地的自然条件,而且也与药材的生长年限、栽培技术、采收季节和产地加工有着密切关系。关于采收季节和产地加工方面,古人非常重视,早在《神农本草经》序录中,就有"阴干暴干,采造时月"的记载,唐代孙思邈在《千金翼方》中论述更详。他说:"夫药采取不知时节,不知阴干暴干,虽有药名,终无药实,故不以时采收,与朽木不殊,虚费人功,卒无神益。"这阐明了药材采收加工的重要意义。经近代科学证明,这种论断是十分正确的。凡各种植物都有它的生长、发育成熟的过程,必须在它有效成分含量最高时采收,才为适宜。如不适时采收,会降低质量,影响疗效,即使是道地药材,也会变成次劣药品,甚至无药用价值。

如白芍其主流品种分为杭芍(主产浙江东阳、盘安)、川芍(主产四川中江、渠县)、亳芍(主产安徽亳州、涡阳)三类。其中以杭芍质量为优,亳芍产量最大。这三类白芍的生长年限、栽培技术与产地加工,确有区别。杭芍栽培后至少需四年采收,川芍、亳芍多在栽后三年采收。杭芍栽培后,除第一年外,每年开穴修根一次(摘除小根,仅留粗壮的5~10根),集中养分,促使根条肥大,杭芍、亳芍每年在清明节前后,花蕾形成时,即需摘去,可提高产量,但川芍习惯不摘蕾。在产地加工方面:杭芍起土后,先用沙土刨去外皮(故表面棕红色),再放水中煮透,然后每支捆在竹片上晒干,以防弯曲;川芍则先刮去外皮,立即放在"种子水"(即白芍须根捣碎,加入玉米粉、豌豆粉混合液)中浸泡(保持色泽鲜艳,质坚明亮)再行煮透;亳芍先煮透,后刮皮。由于上述白芍的栽培技术、生长年限和产地加工方法不同,故杭芍根条粗大,挺直,表面棕红色;川芍较细短,表面粉白色,质坚,明亮;亳芍类似川芍而表面显粗糙。

4. 引种道地药材的注意事项 引种道地药材应注意质量。道地药材有栽培也有野生,近年来,由于药用量增加,某些药材主产区的产量不能满足需要,采取引种或变野生为家种的方式,这是扩大药源的重要途径,但要注意凡引种地区的气候、土壤、阳光、湿度等,必须考虑与道地药材的原产地相接近,才能种出符合药用要求的药材。不能只顾经济收入,一哄而起,不考虑自然条件,无计划地盲目引种,造成药材质量低劣,影响治疗效果。

如黄芪,其主流品种(膜荚黄芪与蒙古黄芪),主产山西浑源、应县、繁峙、代县,内蒙古的武川、兴和、锡盟及哲盟的西部,黑龙江、吉林等地。各地产品各有不同特点,但论栽培黄芪,当首推山西浑源、应县。黄芪喜生干燥向阳山坡,土层深厚的沙质土壤中,山西浑源、应县的地势、土壤最适宜黄芪生长,其种植黄芪历史迄今已有300多年,一般为半野生半家种的栽培方法,但需种植后5~6年采挖。按黄芪的产量和质量该地区均居于全国首位。其根性状特征为:圆柱形,头粗尾细,支根多已剪去,一般长约50~90cm,直径2~3.5cm。质地绵韧,纤维性强,显粉性,味微甜,嚼之有豆腥味。凡高档黄芪,如春正芪、炮台芪、红蓝芪等出口规格,多采取该地产加工。近年来,由于黄芪货源一时紧缺,某些地区进行引种,但由于自然条件所限,生长期短,其药材性状有较大差异。一般长约50cm,直径最粗约1cm,主根短,支根多,质坚如木棍,粉性极少,味较淡,质劣次。

总而言之,道地药材的形成是多方面的,如果某一环节失误,都会造成药材质量次劣,甚至没有药用价值。

二、功专传统鉴别技，真伪优劣细分清

早在《神农本草经》时期，就明确提出了真伪药材的差别，其中88种药物项下所载内容与鉴别有关，如人参"如人形有神生上党"的性状鉴别。经唐代《新修本草》的完善和发展，再到明代时期的《本草纲目》和《本草品汇精要》，将中药鉴别带入系统的理论化阶段。中药鉴别发展至今，内容和技术逐渐完善成熟，形成现代的中药鉴定学科。中药的创新一定是在传承前人经验的基础上进行的，没有继承就等于无源之水。然而目前传统中药鉴别技术越来越受到忽视，有的鉴别技术甚至处于濒临失传的境地。金先生极为重视性状鉴别经验的传承，认为中药材经验鉴别主要通过眼看、手摸、鼻闻、口尝、水试、火试等方法来区分真、伪、优、劣。此方法具有简单、易行、迅速、准确的特点，是中药工作者必须具备的基本功，应当很好地继承和发扬。

由金老主编的《金世元中药材传统鉴别经验》于2010年出版，该书凝结了金老多年来进行本草考证和考察全国各地的实践经验。《金世元中药材传统鉴别经验》共收载常用中药材344种（包括附药），每个品种除按别名、来源、历史、产地、生产概况、采收加工、性状鉴别、品质、规格等级、贮藏、性味与归经、功能与主治等进行介绍，重点在于中药材的性状鉴别，并保留了传统中药鉴别的专用术语。附注对伪品和类似品，以及北京地区习惯用药的情况详加叙述，以防伪劣药混入或错误使用。金老将继承得到的传统经验鉴别知识结合自身的实践与教学汇总出一套完善的真、伪、优、劣性状鉴别体系，尤其对"道地药材"的性状特征有独到的鉴别技能，对假冒药材进行详细界定，以澄清混乱、正本清源，指导安全用药。并且对老产区与新产区的药材、野生药材和野生变家种的药材在性状特征上加以区别，以防止不同产区同种药材以及近缘变种在使用中造成优劣、真伪辨别不清的情况。

（一）中药传统鉴别的内容

传统鉴别即经典的经验鉴别，性状鉴别实属这一范畴。通过眼看、

手触、鼻闻、口尝、水试、火试等途径,观察药材的外观性状鉴别方法。性状鉴别的内容包括:

(1)形状:每种药材的形状一般比较固定,均具有特异性的鉴别特征。

(2)大小:药材的大小指长短、粗细、厚薄。

(3)颜色:每种药材有其特有的颜色,色泽变化与药材质量直接相关。

(4)表面特征:指药材表面的纹理,光滑还是粗糙,有无皮孔或毛茸等附属物。

(5)质地:指药材的软硬、坚韧、疏松、致密、黏性或粉性等特征。

(6)断面:指药材折断时断面的形态特征及折断时产生的现象,如易折断或不易折断,折断时有无粉尘散落等。

(7)气:有些药材有特殊的香气或臭气,可作为该药材的鉴别点之一,对香/臭气不明显的药材,可切碎后或用热水浸泡后再闻。

(8)味:是药材实际的口尝滋味,是药材中所含化学成分的直接反映。

(9)水试:是利用药材在水中或遇水发生沉浮、溶解及颜色、透明度、膨胀性、旋转性、黏性、酸碱性变化等特殊现象鉴别药材的方法,此类特征与药材组织构造或所含化学成分有关。

(10)火试:有些药材用火烧之,能产生特殊的气味、颜色、烟雾、闪光和响声等现象,可作为鉴别手段之一。

(二)中药传统鉴别内容的现代分析

自古以来,中医学讲求"天人相应"的整体观。"天地赋形,不离阴阳,形色自然,皆有法象。"天地万物形神相通,赋其形便存其气,秉其气便有其性。中药具有特定的物象,在药物的认知上,古人往往先从对药物外形、质地、颜色、气味、习性、生长环境等自然特性的观察、体验中,去认识推测该药物可能具有某种治疗作用,然后再用于人体进行验证。"取象比类",从物象中寻求医药防治疾病的道理。虽然绝大多数中药寒热药性属性是对中药功能属性的归纳和总结,但是经典中药药性理论中也存在通过中药性状来分析界定其寒热属性的情况,其间或许存在某些共性特征。但在现代研究中,将"法象"思维与药性相结合,从而探讨其相关性,仍为中药领域的一个空白。中药的性状特征主要是指其天然具备的或炮制后的物理特点。具体包括形状(指中药固定的空间几何图形,如圆柱形、椭圆形、纺锤形等)、大小(包括长短、粗细、厚薄等)、色泽、滋味、质地(包括轻重、疏密、坚软、润燥、黏性、粉性等)、表面特征(包括是否光滑或粗糙,有无皱纹、皮孔或毛茸等)、切面特征(包括纹节特征、是否平整或呈裂片状、纤维性、颗粒性、有无胶丝等)、显微特征等。因此,需要充分结合文献研究成果,运用必要的现代分析技术,明确单味中药的主要性状特征,分析中药性状特征对四性属性的影响特点,归纳四性属性相同或相近的中药组群在性状方面可能存在的共性特征及其规律性。

1. 寒凉类中药材形态特征和药性的相关性分析 翟华强等学者选择高等中医药院校规划教材《中药学》中的寒凉药,根据 2010 年版《中国药典》关于中药材形态学的记载,将其中具有明显形态学特征的 118 种常见中药统计归纳。具体药物包括薄荷、牛蒡子、蝉蜕、桑叶、菊花、蔓荆子、柴胡、升麻、葛根、淡豆豉、浮萍、木贼、石膏、芦根、天花粉、淡竹叶、栀子、夏枯草、决明子、黄芩、黄连、黄柏、龙胆、苦参、金银花、连翘、大青叶、蒲公英、紫花地丁、鱼腥草、半边莲、白头翁、秦皮、射干、山豆根、生地黄、玄参、牡丹皮、赤芍、紫草、青蒿、白薇、地骨皮、银柴胡、胡黄连、大黄、芒硝、芦荟、甘遂、京大戟、商陆、牵牛子、防己、秦艽、豨莶草、泽泻、薏苡仁、冬瓜皮、车前子、滑石、木通、通草、瞿麦、萹蓄、地肤子、海金沙、冬葵子、灯心草、茵陈、川楝子、苦楝皮、雷丸、大蓟、小蓟、地榆、槐花、侧柏叶、白茅根、白及、郁金、丹参、益母草、穿山甲、前胡、川贝母、浙贝母、瓜蒌、竹茹、竹沥、天竺黄、海藻、昆布、海浮石、马兜铃、枇杷叶、桑白皮、葶苈子、朱砂、磁石、石决明、牡蛎、赭石、羚羊角、钩藤、地龙、白芍、北沙参、麦冬、天冬、石斛、玉竹、女贞子、龟甲、鳖甲、浮小麦、五倍子、瓜蒂、白矾。

对统计的 118 种寒凉药分析表明：

（1）寒凉类中药形状分布：寒凉药形状共包括 20 类，其中圆柱形 33 例，占 28%；片状、卵形和块状各 10 例，各占 8.5%；椭圆形、卷曲状各 7 例，各占 5.9%；圆球形 6 例，占 5.1%；其他各形状药材所占比例分布较零散药性苦味所占比例最大，占总数的 55.9%；其次为甘味，占总数的 31.4%。

（2）寒凉类中药颜色分布：中药材颜色共分 18 种，为方便统计，将黄绿色、灰绿色均归为绿色，将黄白色归为白色，将红棕色、灰棕色、棕褐色、棕色、紫色、褐色均归为红色，将灰褐色、黑褐色、灰色归为黑色，将黄棕色归为黄色。寒凉类中药红色所占比例最大，共 33 例，占总数的 28%；白色共 26 例，占总数的 22.9%；绿色共 20 例，占总数的 16.9%；黄色、黑色为 19 例，占总数的 16.1%。无毒寒凉药中黄色、白色、黑色共占 56%，红色、绿色共占比例为 44%。由此可见，无毒的中药颜色多暗淡，有毒的中药颜色多鲜艳。

（3）寒凉类中药气味分布：寒凉类中药的气味类型大致可分为 6 类。气微的药材所占比例最大，共 49 例，占总数的 41.5%；无臭的共 31 例，占总数的 26.3%；特异的共 15 例，占总数的 12.7%。

（4）寒凉类中药味道分布：中药的口尝味道类型大致可分为 12 类。为方便归纳，现将微酸归为酸，将微苦归为苦，将微甘归为甘，将微辛归为辛，将微咸归为咸。口尝味苦的寒凉药所占比例最大，共 50 例，占总数的 42.3%；味淡的共 25 例，占总数的 21.2%；味甘共 24 例，占总数的 20.4%。

（5）寒凉类中药质地分布：常见寒凉类中药质地可分为 10 类，其中质脆的中药所占比例大，共 34 例，占总数的 28.8%；质轻的 26 例，占总数的 22%；质硬的 25 例，占总数的 21.2%；质坚实与质韧的均为 11 例，占总数的 9.3% 质地重、松、硬、滑以及其他所占比例较小。由此可见，寒凉药以体轻、质硬、脆为主。

总结来看，统计的 118 种寒凉中药的形态学特征具有一定规律，以圆柱形、黄色、气微、微苦、质脆者为多。

2. 温热类中药材形态特征和药性的相关性分析 选择高等中医药院校规划教材《中药学》中的温热药,根据2010年版《中国药典》关于中药材形态学的记载,将其中具有明显形态学特征的114种常见中药统计归纳。包括麻黄、桂枝、紫苏、生姜、香薷、荆芥、防风、羌活、藁本、白芷、细辛、苍耳子、辛夷、葱白、芫花、巴豆、独活、川乌、丁公藤、马钱子、徐长卿、威灵仙、木瓜、伸筋草、海风藤、五加皮、狗脊、千年健、广藿香、苍术、厚朴、砂仁、香加皮、附子、肉桂、干姜、吴茱萸、丁香、小茴香、花椒、高良姜、荜茇、荜澄茄、山柰、陈皮、青皮、木香、檀香、荔枝核、佛手、香橼、玫瑰花、薤白、大腹皮、甘松、九香虫、山楂、神曲、使君子、槟榔、三七、降香、艾叶、炮姜、川芎、延胡索、姜黄、乳香、红花、鸡血藤、莪术、半夏、天南星、白附子、白芥子、皂荚、旋覆花、白前、苦杏仁、百部、款冬花、远志、蜈蚣、麝香、人参、黄芪、刺五加、巴戟天、淫羊藿、仙茅、补骨脂、菟丝子、沙苑子、杜仲、续断、阳起石、当归、熟地黄、制何首乌、山茱萸、海螵蛸、雄黄、硫黄、蛇床子、砒石。

对统计的114种温热药分析表明:

(1)温热类中药形状分布:温热类中药形状共包括14类,其中以圆柱体最多,为25例,占21.9%;片状12例,占10.5%;圆球状11例,占9.6%;卵状和块状各9例,分别占7.9%;椭圆形8例,占7.0%;其余形状不到5%,分布较为分散。

(2)温热类中药颜色分布:温热类中药以红、绿、黄、白、黑为主色,其中红色45例,占39.5%;黄色29例,占25.4%;黑色16例,占14.1%;绿色15例,占13.2%;白色9例,占8.9%。

(3)温热类中药味道分布:口尝味共7种,其中辛(含微辛)36例,占31.6%;苦(含微苦)35例,占30.7%;甘(含微甘)19例,占16.6%;咸(含微咸)5例,占4.5%;酸(含微酸)4例,占3.5%;淡11例,占9.6%;涩3例,占2.6%;麻1例,占0.9%。

(4)温热类中药气味分布:温热类中药的气味类型分为6类。以香气为主,为62例(含微香),占54.4%;气微28例,占24.6%;无臭13例,占11.4%;特异7例,占6.1%;微腥4例,占3.5%。

（5）温热类中药质地分布：常见温热类中药质地可分为 8 类，质硬（包括较硬，坚实）占 39.4%、质脆占 24.6%、体轻占 12.3%、体重占 3.5%、质韧占 5.3%、质松占 2.6%。

总结来看，在统计的 114 种温热药中，以圆柱形、红色、气香、味辛、质地坚硬者为多。口尝味与五味的匹配度较高。有毒、大毒、小毒药多以红、绿色为主，颜色比较鲜艳。无毒药也以红色为主。因而并不能单纯以外观颜色决定中药材有无毒性，但是有毒、大毒和小毒中药材颜色一般以鲜艳色为主。

中药形态学特征尚缺乏系统整理，探寻中药"形、色、嗅、味"等外在要素与药性的相关性，便可从外在的"象"更生动地阐释中药药性。虽然多数中药寒热药性属性是对中药功能属性的归纳，但是经典中药药性理论中也存在通过中药性状来分析界定其寒热属性的情况，其间或许存在某些共性特征。需进一步挖掘整理中药的四性与"形、色、嗅、味"形态学特征的相关性以总结古人的"法象"思维并为中药药性的阐释和纠正作出基础性研究。

第三节　金世元学术思想之中药炮制

蒸炒煮煅加火候，品种规格有规范

中药由于成分复杂，常常是一药多效，其药性和作用无不有偏，但中医治病往往不是要利用药物的所有作用，而是需根据病情有所选择，只有通过炮制对药物原有的性能予以取舍，权衡损益，使某些作用突出，某些作用减弱，才能有针对性地发挥药物的治疗作用，符合辨证论治的治疗原则，更好地契合实际治疗要求。因此，中药炮制是各种药物入药之前必须经过的程序。中药炮制是一门极为复杂的学科。中药来源于植物、动物和矿物质，在这些原生药中，有的含有毒副作用物质，有的含有杂质及非入药部分，如动物之瘀血积垢，植物、矿物夹有杂草、泥沙等异物,如不加以剔选或清除,便无法入药。有的药材体积大、坚硬,不便于调剂、制剂和有效成分的煎出;有的则需要区分入药部位;有的因生熟不同或炮制所用辅料不同则作用各异。因此,对药材进行针对性地炮制可以去粗取精、去伪存真、降低毒性、缓和药性、增强疗效、转变药性、引药归经、便于煎出有效成分,从而提高临床的安全性和有效性。炮制质量的好坏直接影响临床治疗效果。经过历代炮制经验的积累,炮制方法和炮制目的无不与临床密切结合,为临床治疗服务。历来医靠药治,药为医用,二者不可脱离。因此,中药炮制对于临床治疗,在促进药物效用上起着重要作用。

金老自14岁进入北京复有药庄当学徒当年便开始学习"炒药",通过学徒期间的学习,金老了解了中药制药的全过程,比如饮片炮制(蒸、炒、炙、煅),成药制作(丸、散、膏、丹),并且掌握了一些中药制药的特殊技巧和方法,为以后的药学之路奠定了扎实基础。金老认为中药炮制是一门实践性很强的学科,所以在被国家中医药管理局遴选为中药学指导老师后,先后带学生深入北京同仁堂饮片厂、北京人卫中药饮片厂、北京四方中药饮片厂和北京卫仁中药饮片厂等地进行见习实践,了解中药汤剂和中成药的炮制加工过程。多年来,金老在中药炮制领域主编的专著有《中药饮片炮制研究与临床应用》《中等中医药学校全国统编教材——中药炮制学》,参与编写的著作有《中药炮制大全》《北京市炮制规范》等。中药炮制正逐渐被淡化,宝贵的传统炮制方法濒于失传。幸有金老心怀中药发展,不辞辛劳培养出了许多优秀人才,为中药炮制的传承做出了自己的贡献。

一、继承中药炮制技艺

(一)炮制的目的

中药凡在调配处方和配制成药之前,大都需要经过各种不同方法的加工处理,这种加工处理过程,统称为"炮制"。现代理论认为中药炮制是遵循中医药理论,结合药材自身性质,根据调剂、制剂和临床应用的需要所采取的一项独特的制药技术。

炮制的方法很多,但各有不同意义。综合历代医家所述,归纳为以下几方面:

1. 除去杂质及非入药部分,达到质纯效宏 一般植物药都需要经过挑、筛、洗、漂等加工处理,除净泥沙,拣净杂草,以及去心(远志、巴戟天),去皮(桃仁、草果仁、益智仁),去核(山茱萸、金樱子、诃子),去芦(人参、玄参),去毛(枇杷叶、石韦、狗脊),去刺(苍耳子、白蒺藜),去瓤(枳壳);动物有的需要去头(乌梢蛇、白花蛇),有的需要去头、足、翅(斑蝥),有的需要除去皮肉血垢(龟板、鳖甲);矿物类去净泥土砂石;贝壳类去净泥沙、苔藓等异物。以上不同的加工方法是为了使药物清洁纯净,便于服用,防止副作用,以保证用量准确,达到质纯效宏的目的。

2. 区分药用部位,利于疗效发挥 中药有些品种虽同出一体,但在效用上迥然有别,必须通过炮制加工,严格区分,以利于发挥疗效。如麻黄(用茎枝)的功能为发汗、平喘、利尿,主治外感风寒无汗的表实证,如《伤寒论》之"麻黄汤"。麻黄根(用根)功能止汗,主治体虚自汗、盗汗,如《太平惠民和剂局方》之"牡蛎散"。莲子又称"莲子肉",其性味甘、涩、平,功能养心益肾,补脾涩精,治白浊,如《太平惠民和剂局方》之"清心莲子饮";治脾虚泄泻,如《太平惠民和剂局方》之"参苓白术散"。莲子心性味苦寒,功能清心热,除烦止渴,主治心火亢盛,烦躁口渴,如《温病条辨》之"清宫汤"。蜀椒(用果皮),功能温中散寒,除湿,止痛,杀虫,主治脘腹冷痛,呕吐腹泻,如《金匮要略》之"大建中汤"。椒目功能下水行水平喘,主治水饮停蓄,小便不利,遍身水肿,如《世医得效方》之"疏凿饮"。

3. 消除或降低药物毒性,缓和副作用 中药有少数品种是有不同毒性的,这些含毒中药在入药之前都必须经过依法炮制,精心加工,使质量合乎标准后方可入药。否则,服后轻者发生不良反应,重者可危及生命。关于毒药的炮制与应用,古人是非常注意的。如我国最早的医学典籍《黄帝内经》中的"半夏秫米汤",就用的是"制半夏"。汉代张仲景的

《伤寒论》对毒性中药的应用更为谨慎，凡用有毒药物均在脚注上注明炮制要求。如巴豆去皮、心熬黑；商陆根熬；芫花熬；瓜蒂熬黄；附子炮，去皮，破八片；半夏汤洗等。再如元《珍珠囊补遗药性赋》说："草乌疗风痹，生用使人蒙。"上述记载都是古人临床应用毒性药物的经验，并提示后人切切注意，不可忽视。

中华人民共和国成立后，党和政府为了保证人民用药安全有效，对于含有毒性的中药，无论从使用上还是管理上都极为重视，制定了必要的制度，如《中国药典》(1977年版)将收载的有毒中药分别注明有大毒、有毒、有小毒，在炮制项下规定了具体的炮制方法，在用法用量项下，每种都有明确规定，并且有的品种还规定了含量标准。如制马钱子粉含士的宁为0.80%，巴豆霜含油量为18%~20%等，这些都是我们进行有毒的中药炮制与应用的依据。

缓和药性是指经过炮制，缓和某些药物的偏性，减少服后发生的不良反应。如苍术性味辛燥，用米泔制，可减低燥性（减少部分挥发油，缓和对胃的刺激性）；马兜铃性偏苦寒，生用致人呕吐，经蜜制后，可消除其副作用，且可增加润肺止咳功效；肉豆蔻功能温中散寒，固肠止泻，但因生品含有大量的挥发油，脂肪油生用反致滑泻，故煨去油；莱菔子气味辛烈，生用上逆，每易致呕，经炒黄后，气味缓和，重在下气消痰。正如清《修事指南》所说："煅者去坚性，煨者去燥性，炙者取和中之性，炒者取芳香之性，浸者去燥烈之性，蒸者取味足。"这说明，如果药物炮制得当，可以矫正药物的偏性，缓和其副作用，提高临床疗效，适应治疗要求。

4. 增加辅料，以增强药物疗效　药物在炮制过程中常加入一些辅料，它可以与药物起到协同作用，增强药物功能。如延胡索有效成分为生物碱，经醋制后，可使生物碱转化为醋酸盐，增加了在水中的溶解度，故加强了止痛活血作用；淫羊藿用羊脂油制后，可促进助肾兴阳之功；阿胶用蛤粉烫制，可增强润肺平喘、止咳化痰效果；半夏用生姜制可以加强半夏化饮止呕作用，且生姜还可以解半夏毒；黄酒制蕲蛇，可促进活血散风功效又可减少腥浊之味。又如蜂蜜制，一为增强润肺止咳之效，如炙款冬花、炙紫菀;一为增强补脾益气之效,如炙黄芪、炙甘草。其他如朱砂面拌制品,取其加强镇心安神作用,如朱麦冬、朱茯神等。正如宋《太平圣惠方》所说:"修制合度,分两无差,用得其宜,病无不愈。"这说明药物炮制得法,对促进疗效有很大关系。

5. 转变药物性能,适应医疗需要 性能就是药物的性质和功能,它主要包括四气、五味、升降沉浮、归经等。针对患者的病情和体质不同的需要,药物通过炮制,可改变其性能,以适应临床要求。

(1)转变药物性味:如生何首乌味苦甘涩,性偏寒主泻,可通大便,解疮毒,治瘰疬;经黑豆汁、黄酒炮制后的制首乌性味甘温主补,可以补肝肾,益精血,还可以治须发早白。生地黄味苦性寒,重在养阴清热凉血;经黄酒制后的熟地黄性变甘微温,功专滋肾补血。天南星苦、辛、温,功能燥湿化痰,祛风解痉,善治湿痰咳嗽、风痰眩晕、口眼㖞斜等;经牛胆汁制后为胆南星,性变苦凉,反涤热痰,平息肝风,常用于小儿高热痰盛,惊风抽搐。桑白皮生用性味甘寒,功能泻肺行水消肿,多用于治疗水肿,小便不利;经蜜制后的炙桑白皮,寒性较缓,长于润肺止咳,化痰平喘。生蒲黄性味甘平,功能行瘀活血;蒲黄炭性质变涩,主治各种出血。

(2)转变药物作用的趋向:疾病由于病因不同,所表现的症状也各有区别。有向上的,如呕吐、呃逆、喘促;有向下的,如泻痢、脱肛、崩漏、带下;有向外的,如阳气浮越;有向内的,如表邪不解、热陷心包、疹毒内攻等。与之相适应的药物也有升、降、浮、沉。大黄生用苦寒直降,走而不守,具有荡涤肠胃、泻热通便之功;酒炒大黄则能引药上行,驱热下降,主治头目诸热;经盐炙后,则可下行温肾,治小便频数。如李时珍说:"升者引之以咸寒,则沉而直达下焦;沉者引之以酒,则浮而上至颠顶。"由此可知,炮制对中药作用的趋向确有很大关系。

(3)炮制对引药归经的影响:归经即某些药物对脏腑、经络的病变起一定的治疗作用。药物通过加入不同辅料炮制后,对归经有一定影响,它可引导药物直达病所,在一定的脏腑、经络更好发挥疗效。正如《本草蒙筌》所说的:"入盐走肾脏仍仗软坚,用醋注肝经且资住痛。"比如柴胡其主要功用为清热退烧,和解表里,次要功用为疏肝解郁。医生在临床治疗时,为了使其引药入肝,功专疏肝解郁,常用醋炒柴胡。另外,凡疏肝理气之品多用醋制,如醋香附、醋青皮等。再者,活血行瘀之品也多用醋制(因肝藏血,有调节血量的功能),如醋莪术、醋乳香、醋没药、醋炒五灵脂等。凡温肾强腰、散寒治疝的药物多用盐炙,如补骨脂、杜仲、小茴香、益智仁、橘核等。其他如麸炒醒脾、土炒和中均属归经之类。

6. 便于制剂调剂,易于有效成分煎出　矿石、贝甲、化石及某些坚硬植物的根及根茎、木质、果实种子类和动物的角质药材,整品既不便于调剂和制剂粉碎,且在短时间内有效成分也不易煎出。因此,均需针对药材的不同质地,分别进行炮制,以确保疗效。如矿石类的磁石、赭石需火煅后醋淬;坚硬的根及根茎类如乌药、土茯苓、天麻、白芍等均需切成薄片;木质类的苏木、降香、檀香和动物角质类的羚羊角、鹿角,均需镑成薄片;果实类的木瓜、枳壳等也需切成薄片;种子类的草决明、牵牛子、白芥子、牛蒡子等,均须炒黄,用时捣碎。此外,还有一些坚硬药材常研成细粉随汤药分冲服用,如羚羊角粉、水牛角粉、三七粉、沉香粉、朱砂粉等。上述各种炮制加工方法,其主要目的都是为了药物的有效成分便于溶出,保证临床治疗效果。

7. 矫味、矫臭,利于服用　动物类或其他具有腥臭气味的药材服后往往引起恶心,甚至呕吐,所以对其矫味、矫臭是十分必要的。中药的很多炮制方法都带有矫臭的作用。如麸炒僵蚕、蛇蜕;醋炒鸡内金、五灵脂;砂烫醋淬龟甲、鳖甲;黄酒蒸制紫河车、乌梢蛇;滑石烫制刺猬皮等。

(二)中药炮制的内容

1. 金世元中药炮制思想　按照目前常用的工艺与辅料相结合的分类方法,可将中药炮制工艺分为净制、切制和炮炙。其中净制包括挑拣、筛选、风选、水选法等;切制包括软化、切制等;炮炙包括炒、炙、煅、蒸、煮、燀、制霜、发芽、发酵、复制等,每类制法中又根据所用辅料再细分,如炙法可分为酒炙法、醋炙法、蜜炙法、盐炙法、姜炙法等。下面以切制和产地加工为例对金老的思想进行详细阐述。

中药来源于植物、动物和矿物三类,其中以植物类药材为最多。植物类药材在调配处方之前,除花及细小的果实种子类之外,大都需要经过切制加工。据统计显示,常用的400种植物类药材(包括根及根茎类、茎木类、树皮类、叶类、花类、果实种子类、全草类、菌藻类)有206种需要进行切制。这表明,饮片切制在中药炮制中极其重要。传统的中药饮片切制是非常讲究的,是一门复杂特殊的专门技术。这些技术并非每一个中药人员都能懂得,它主要掌握在少数专门负责切制的切药工人手中。能熟练掌握这套本领,也非一朝一夕之功,必须在师傅的指导下,通过长期操作,细心琢磨,反复实践,才能逐渐掌握不同品种的切制技巧。

（1）中华人民共和国成立前的饮片切制情况:不同品种药材各有不同的特点,在切制技术上,要求也是非常严格的,该薄则薄,该厚则厚,"切咀两头齐,切块见四方"。俗话说:"陈皮一条线,枳壳赛纽襻,清夏不见边,木通飞上天,川芎似蝴蝶,泽泻如银元,凤眼鸡血藤,鸟眼胡黄连。"这些并不专指这几种中药切制得精细,而是概括了全部饮片的切制质量要求和切制工人的高超技艺。

由于药材切制讲究,故过去北京中药店调配处方药品曾有"精洁饮片"之说。"精",指选料精良,加工精细;"洁"指清洁纯净。有人认为:"这是一种资本主义经营方式,只图美观,不讲实际。"金老认为中药之所以几千年而不衰,就是由于它疗效可靠,才赢得广大人民所信赖。保证和提高中药的疗效与各种加工手段有密切关系。同时,切制形状美观也是质量标志之一和精益求精的具体表现。

过去有极少数品种的加工,确有不讲实际的情况,如"谷精草"绑成"扇形";"广陈皮"剪成"圆形"。这对于药品质量,并无裨益,反而浪费时间或浪费药材,应该弃之不用。再者,过去某些药材因浸泡时间过长,经今天科学实验证明,有损药效。中药在党和国家的大力重视和扶植下,得到了空前的发展,在用量上有几倍、几十倍的猛增,手工切药这种落后的加工方式,必须由大型机器生产所取代,这是历史的必然趋势。然而,手工切制的劣势在于它的产量不高,至于它的优良质量是整个医药界和广大人民所公认的。增加产量是必要的,但要以质量为前提。

饮片质量不高表现为切咀两头斜(如党参、怀牛膝);切块全是渣(如制何首乌、熟大黄);应薄不薄,应厚不厚。坚硬的根及根茎类药材如白及、白芍、天麻、天南星、三棱等,均应切成薄片,按《中国药典》"炮制通则"规定,这些品种的厚度一般应在1~2mm,而有的却在2~3mm,甚至到4mm。山药、天花粉等饮片的厚度应为2~4mm,而大多饮片厚度却在5mm以上。特别是郁金、清半夏根本不切(郁金打块,清半夏整用),更奇怪的是,竟将坚硬的茎木类如苏木、降香(应镑成薄片)、鸡血藤(应切成薄片)均打成劈柴状的碎块。这种加工方法怎能煎出药材的有效成分而发挥应有作用呢?这岂不是人为地降低药效吗?再从饮片形状来看,同是一种饮片形状,斜的、圆的、长的无所不有,其中至少有15%不成形的渣沫。

(2)提高饮片切制质量的建议

● 各级药材主管部门对饮片切制加工应给予足够重视,加强领导,一抓到底。可每年召开一次全国性饮片质量评比会议,表扬和奖励先进,对不能保证质量者,要限期改进。

● 发动群众,多方协作,迅速研制分类型的(如个子货、把子货、咀子货、镑片等)切药机器,避免"万能切药机"代替一切。

● 提倡文明生产,扭转只泡不润、只泡不洗、原汤浸透、原件浸泡的现象,防止有效成分流失和杂菌污染。

● 加快濒于失传的老药工切制技术的传承,可选派热爱中药工作、有志振兴中药事业的青年,采取带徒方式(不宜搞培训班,要口传心授,亲自实践),首先将一些重点品种全部加工程序、传统经验,不走样地继承下来,并将切制的优质饮片作为今后提高质量的目标。

● 凡有手工切制条件的零售单位(包括较大的医疗单位),对目前机械切制不能保证质量的品种,可暂时自行加工。对有成绩的单位,可加以鼓励和宣传报道。

● 改进饮片包装,将清洁干燥合乎规格的饮片,定量分装(塑料袋盛),外包装可用纸箱或塑料箱,这样既便于贮存,又便于运输,也可为中药饮片标准化、规格化的实行创造条件。

(3)药材的产地加工与改进：植物类药材在采收后,除部分品种如石斛、生地、芦根、茅根等少数鲜用外,大多数都须在产地立即进行初步加工,如去芦、去须、去皮、洗刷、揉搓、切片、切断、晾晒等,以便及时排出水分,使其充分干燥,防止霉烂变质,这样既利于调运和储存,又便于药厂的切制、炮制和粉碎。因此,药材的产地加工是保证药品质量的重要环节。多数药材经产地初步加工处理后,还需经中药饮片厂根据不同医疗需要,采取不同炮制方法,进一步深加工,如挑拣整理、洗漂切片、蒸炒炙煅等,才能符合药用要求。

另有部分药材习惯上通过产地切制后,不需经中药饮片厂加工,由药材批发部门直接批售给中药零售单位(包括中药店、医疗单位中药店)和制药厂,进行调配处方或配制成药。所以,这些产地加工品种也应属中药炮制范畴。这些品种多为根或根茎、木质藤本及坚硬的果实类药材。有些药材由于干燥后质地坚硬,块形较大,难以浸透切片,如萆薢、土茯苓、乌药、鸡血藤、附子、茯苓等,为此,自20世纪40年代初将其逐渐改为产地趁鲜切片。这样在加工上既可省时省工,又可避免久泡致有效成分流失,可说是一举两得。

以往这些品种的产地加工,由于按季节采收,应用鲜品切制,加之加工精细,故形、色、气、味俱佳,提高了药品质量,提高了临床效果,颇受医药同行的欢迎。近年来,由于多种因素的影响,如未按季节采收,原药材质量低劣,或未能按正确的加工要求进行操作,使产地加工饮片大多较前粗糙,片形改变,厚度增加,而运往各地后又不能进行再加工,所以大都原来原卖,致使品质下降。另外,有的原药材质量很好,却因加工不当,造成品质下降,这种现象也是屡见不鲜的。

2. 炮制理论　炮制理论是根据中医药的基本理论,在临床实践基础上逐步形成的,用以说明某种或某类炮制方法对中药药性和功效所起作用的规律性认识,是中医药理论的重要组成部分。中药炮制的传统基本理论,主要体现在制毒和增效两个方面。通过炮制可以影响和调节药性以达到辨证用药和安全增效的目的。传统炮制方法和理论都是历代医家从临床实践中总结出来的。反过来,这些炮制理论又用来指导临床用药。而现代对于中药炮制理论的研究则多与炮制原理研究相结合,以现代科学技术和方法来诠释炮制理论。

中药炮制理论的内容主要包括中药生熟论、辅料作用论、药性变化论。

中药生熟论是对生、熟饮片炮制前后作用差异所做的理论总结,如汉代张仲景明确指出:"有须烧炼炮炙、生熟有定。"总结出中药有生用、熟用之分。中药生熟体现在生泻熟补、生峻熟缓、生毒熟减、生升熟降等方面。

辅料作用论是对炮制辅料与中药作用的系统归纳总结。历代中医药学者都十分重视辅料对中药药性及临床应用的影响,在中医临床中不断总结中药炮制新理论,酒制升提、姜制发散、盐制入肾、醋制入肝、蜜制和中益元、土制补脾等均属于辅料作用论的研究内容。

药性变化论指通过炮制,使药物药性发生改变,从而改变药物功效。主要包括通过炮制改变药物的四气五味、升降浮沉、归经和毒性等。药性变化论形成于清代,徐灵胎《医学源流论》中明确提出:"凡物气厚力大者,无有不偏;偏则有利必有害。欲取其利,而去其害,则用法以制之,则药性之偏者醇矣。其制之义又各不同,或以相反为制,或以相资为制,或以相恶为制,或以相畏为制,或以相喜为制。而制法又复不同,或制其形,或制其性,或制其味,或制其质。"这也成为后世中药炮制一直遵循的炮制原则和方法指导。

3. 炮制方法

(1)炮制方法分类:从古至今,出现了多种分类方法,如明·缪希雍在《炮炙大法》卷首对当时的炮制方法进行了归纳,云:"按雷公炮炙法有十七:曰炮、曰爁、曰煿、曰炙、曰煨、曰炒、曰煅、曰炼、曰制、曰度、曰飞、曰伏、曰镑、曰摋、曰曬、曰曝、曰露是也,用者宜如法,各尽其宜。"

三类分类法是明代陈嘉谟提出的,即以水制、火制、水火共制为纲,统领各种中药的炮制。此法能反映炮制的特色,但不能包括炮制的全部内容。

五类分类法包括:修治、水制、火制、水火共制、其他制法,基本概括了所有的炮制方法,较系统地反映药物的炮制工艺,而且能更有效地指导生产实践。

常用的分类方法还包括药用部位分类法。宋《太平惠民和剂局方》依据药物来源属性之金、石、草、木、水、火、果类等分类,将炮制分述于各药之后。现今中国《全国中药炮制规范》及各省、市、自治区制定的炮制规范,大多以药用部位进行分类,即分为根及根茎类、全草类、叶类等,并在药物项下再分述炮制方法。此种分类方法便于查阅,但体现不出炮制工艺的系统性。

工艺与辅料结合分类法是依据炮制工艺和所用辅料的相似性,将两者结合起来进行分类的方法。此法继承了净制、切制和炮炙的基本内容,由于炮炙的内容过于庞杂,有必要进一步分门别类,因此就在炮炙项下再依据工艺或辅料相似性进一步分类,分成以辅料为纲、工艺为目的分类法和以工艺为纲、辅料为目的分类法。其中以辅料为纲、工艺为目的分类法突出了炮制辅料的作用,如先分为酒制法、醋制法等,再在酒制法下分为酒炙制、酒蒸制、酒煮制、酒炖制等,但这种分类方法在工艺操作上会有一定的重复。而以工艺为纲、辅料为目的分类法则突出了炮制工艺的作用,再在各技术下按辅料分类。即分为净制,切制,炒法[清炒(炒黄、炒焦、炒炭)、加辅料炒(米炒、土炒、砂炒、蛤粉炒、滑石粉炒)],制炭(炒炭、煅炭),炙法(酒炙、醋炙、蜜炙、盐炙、油炙、姜炙),煅法(明煅、暗煅、煅淬),蒸法(清蒸、加辅料蒸),煮法(清水煮、加辅料煮),燀法,煨法,制霜,水飞,发芽发酵,提净,复制等。这种分类方法能较好地体现中药炮制工艺的系统性、条理性,吸收了工艺法的长处,采纳了辅料分类法的优点,既能体现整个炮制工艺程序,又便于叙述辅料对药物所起的作用,是中药炮制共性和个性的融合。现代炮制教材采用的分类方法,既能很好地体现炮制的系统性,又能避免炮制方法的重复。

(2)炮制辅料:大约从春秋战国时期开始应用辅料炮制药物,如1973年湖南长沙马王堆三号汉墓出土的《五十二病方》中载有醋制商陆,用酒制丸等。明《本草蒙筌》载有:"酒制升提,姜制发散,入盐走肾,仍仗软坚。"现代常用中药炮制辅料有30余种,按形态分为液体辅料和固体辅料两大类。液体辅料有:酒、醋、食盐水、蜂蜜、油脂、甘草汁、吴茱萸汁、生姜汁、胆汁、萝卜汁、米泔水、乳汁、鳖血等。固体辅料有:麦麸、稻米、灶心土、河砂、蛤粉、滑石粉、明矾、豆腐、石灰、朱砂粉、青黛等。

中药药性与辅料之间有着密切联系。不同品种、性质和作用的辅料在炮制时所起的作用各不相同。①缓和药性或改变药性。如姜炙、盐炙等。②引药归经。如醋炙,可引药入肝;盐炙,可引药入肾。③降低毒性,消除毒副作用。如豆腐蒸、甘草汁炙等。④纯净药物,矫臭矫味。如酒炙、蜜炙等。⑤改变药物质地,增加有效成分溶出。如砂烫。⑥使药物受热均匀。如滑石粉炒、河砂炒、麸炒等。

应用辅料炮制中药时,要求炮制辅料:①必须无毒副作用,不能与炮制的药物起毒性反应,确保药物的安全性。②必须达到卫生标准,并明确规定辅料的质量、浓度、所含成分等。③按要求使用炮制辅料,以避免因辅料因素影响饮片质量和临床疗效。

二、炮制与临床疗效

"饮片入药、生熟异治",其临床应用是以中医药基本理论为指导。最常用的理论是五行、五味、五脏相对应的理论,即酸入肝,辛入肺,苦入心,咸入肾,甘入脾。指导中药炮制最重要的理论是五行、五味理论,在这种核心理论指导下,为了满足临床需要而对中药饮片进行一系列炮制加工。随后,根据"因人制宜、辨证论治"的用药原则将通过不同炮制方法制成的药性各异的饮片组方用于中医临床。因此,中药炮制是临床中药的基础。

中药炮制的进行须紧紧围绕临床需求，而临床用药的安全有效则是临床需求的重要部分。临床疗效与饮片本身质量、辨证用药以及调剂制剂等各个环节有关，而这些环节的有效实现离不开中药饮片的炮制。从净制、切制到各种炮制工艺和辅料的应用，使药材便于调剂制剂的同时，改变饮片的药性，从而达到减少毒副作用、缓和药性、增强药物疗效、改变药物的作用趋向等目的。可以看出，中药炮制对饮片质量、生熟异用、临床调剂等有关键作用。通过适当的中药炮制，能够使中药更好地适应临床要求，充分发挥中药的防病治病的功效。

（一）净选工序对中药疗效的影响

净选工序主要分为两部分，一是去除杂质的净选：大多药材采自于自然界，常混杂着泥沙、杂质及发霉变质的药材，应认真净选，避免杂质的混入影响临床疗效；二是对药材的药用及非药用部位的净选分开：如常用的麻黄，其茎与枝具有发汗平喘的功效，而其根部则专用于止汗，如将麻黄的根与枝一同入药，必会对临床疗效产生影响。

（二）切制工序对中药疗效的影响

中药炮制中进行切制的目的是使药材的大小、厚度得到控制，药材的有效成分容易煎出。如药材过大或过小会在煎煮时出现先溶、后溶、难溶的问题；如切制过厚，煎煮时不易煎煮透心；切制过薄则会使一些富含淀粉的药材在干燥、切制、贮存的过程中易破碎。

（三）炒制工序对中药疗效的影响

对于种子、果实类药材进行炒制，可使其外壳或果皮爆裂或鼓起，在煎煮时使其有效成分易煎出，如牛蒡子等。经过炒制后的药材会发出焦香气味，具有醒脾开胃功效。对具有毒性的药物炒制可使其毒性降低或缓和，如炒制后的牵牛子会破坏一部分牵牛子苷，降低了它的毒性，提高药物疗效与用药安全。

(四)加入辅料炮制对中药疗效的影响

在药材中加入辅料进行炮制可增加其溶解性,起到抑制药材偏性、降低毒性的作用。如酒制苦寒药,可使其苦寒性缓和,免伤脾胃;醋制药材可引药入肝,增强活血止痛功效。姜制药材可使化痰止咳药的作用得到强化,如姜竹茹等。蜜制药可增强药材的补益及止咳作用,提高临床疗效。

第四节　金世元学术思想之中药调剂

审方抓药做闸柜,包装发药做规程

中药调剂学是中药临床药学的重要组成部分,是在中医药理论指导下,研究临床用药的处方审核、调配、监督、管理、用法等相关知识与技术的一门学科。中药调剂是指调剂人员依据医师处方要求,将炮制合格的中药饮片或制剂调配成供患者使用的方剂的全过程。它是一项专业技术性很强并负有法律责任的工作,是中药应用于临床的最后一个关键环节,直接面向患者,责任重大且关键。

金老曾回忆自己当年在北京复有药庄当学徒时每天到前柜学认斗子,包药包,使铜缸子砸药,使药戥子称药,炒药的生活,认为正是当时对中药调剂、炮制等基础知识和操作的认真学习为他后来的"中医药人生道路"奠定了基础。基于自身早年学艺时对中药调剂相关内容和实操的扎实学习和掌握,以及出徒后在益元堂药店从事中药调剂,益成药行做"大外柜"的工作经历,认为中药调剂是最基础的中医临床药学工作。金老强调中药调剂自古以来备受重视,历史上"医药一体""前医馆后作坊"的发展模式强调中药调剂与中医处方同等重要。中药调剂与中医临床紧密联系,是确保用药安全有效的重要环节。中医处方能否发挥预期疗效,与中药临床调剂有着密切的关系。中药调剂是影响中药临床应用的核心技术环节之一,调剂质量直接关系中医临床疗效。

中国工程院王永炎院士同样认为中医临床用药过程中,中医的辨证、组方和中药的制剂、管理两个关键环节最终都汇集于中药调剂,中药只有经过合理的调剂,才能进入机体发挥作用。中医处方是通过辨证论治、组方遣药而发挥药物功效的,只有中药调剂符合医师的处方意图和调配准确无误,才能使中医的理、法、方、药取得一致。可以说,中药调剂学是中医临床药学工作的基础,中药调剂工作质量的好坏直接关系到药物的临床疗效与安全。一路见证并亲自参与了中医药振兴与发展的王永炎院士曾高度评价了金老在中药调剂方面的成就并强调中药调剂的重要性:"追忆往昔,无论医院的中药房抑或开设的药店,从进货检验,分类别、分等级贮存管理,到依据医嘱炮制以及细料药、剧毒药的使用规范等均有严格与严谨的制度可以遵循。自20世纪70年代以来,中药调剂制度受到冲击,其中人才的断档是严重的现状,不少药店的闸柜不见了,医院药房主任药师没有能够传承闸柜的职能,及至中药饮片的调剂技术渐行渐远、中药调剂学科越来越为人淡忘。中药调剂被看作是简单的技能,无需严格培训即可上岗位是完全错误的。20世纪70年代后的30余年,中医临床药学是一个弱势学科,今天确是应该加强的领域,应把优质资源恢复起来,培养中药调剂人才、传承中药调剂技术、加强中药调剂学科建设。金世元教授是我们敬仰的中药学大家、国医大师、传承金世元教授中药调剂学的学术思想具有迫切的现实意义和重要的学术价值。

针对王院士提出的上述问题,金老也认为目前中药从业人员对中药调剂的技能掌握不够,加强中药调剂学科的专业知识和技能培养具有重要的现实意义。继承传统的中药调剂人才培养经验,应该重视实践技能与理论知识的统一,鼓励调剂人员"在实践中学习",必须注重"鉴定""炮制""给付"等环节锻炼,培养出能够学以致用的高素质中医临床药学人才,从而传承祖国医药传统的调剂技术,同时不断进行技术革新,全面促进中医药现代化发展。

一、中药调剂学的起源与发展

(一) 中药调剂的起源

在古籍记载中,中药调剂的名称为"合药分剂""合和""合剂"。其起源可追溯到传说的三皇五帝时期。《帝王世纪》记载:"(黄)帝使岐伯尝味草木,典主医药,经方、本草、素问之书咸出焉。"调剂是根据处方配制药物,既有"经方之书"问世,则在当时,调剂应已萌芽。调剂最早的文献记载是《汤液经法》。《汤液经法》为商代宰相伊尹所著,是劳动人民长期采药用药及烹调实践经验的总结。故《史记·殷本纪》载:"伊尹以滋味说汤。"《针灸甲乙经》的序文中也说:"伊尹以亚圣之才,撰用《神农本草》以为汤液。"汤液即汤剂,汤剂的发明及使用,标志着中药调剂的诞生,推动了中医药的发展。

(二) 中药调剂理论的形成

春秋战国时期,《黄帝内经》成书,书中总结了有关处方、配伍的理论。《素问·至真要大论》记载:"主病之谓君,佐君之谓臣,应臣之谓使,非上下三品之谓也。"又说:"君一臣二,制之小也;君一臣三佐五,制之中也;君一臣三佐九,制之大也。"同时记载了简单的方剂13首,在《灵枢·邪客》中有关于"半夏汤"的记载:"其汤方以流水千里以外者八升,扬之万遍,取其清五升,煮之,炊以苇薪火,沸置秫米一升,治半夏五合,徐炊,令竭为一升半,去其滓,饮汁一小杯,日三稍益,以知为度,故其病新发者,复杯则卧,汗出则已矣。久者,三饮而已也。"《黄帝内经》的出现为中药调剂理论的形成奠定了理论基础。

西汉时期,我国现存最早的药学专著《神农本草经》在序中对调剂理论和操作的各个环节做了论述,如"药有君臣佐使,以相宣摄""药有阴阳,配合……有单行者,有相须者……凡此七情,合和时之当用,相须相使者良,勿用相恶相反者。若有毒宜制,可用相畏相杀者,不尔,勿合用也。"对剂型做了简要的叙述,"药性有宜丸者,宜散者,宜水煮者,宜酒溃者,宜膏煎者,亦有一物兼宜者。亦有不可入汤酒者。并随药性,不得违越。"对服药时间,序中记载:"病在胸膈以上者,先食后服药。病在心腹以下者,先服药而后食。病在四肢血脉者,宜空腹而在旦。病在骨髓者,宜饱满而在夜。"《神农本草经》为中药调剂提供了理论指导,标志着中药调剂理论的形成。

(三)中药调剂技术操作的形成

长沙马王堆汉墓出土的《五十二病方》共收载医方283个,有治癃病方、治牡痔熏蒸方等。如"睢(疽)病,冶白蔹(蔹)、黄蓍(芪)、芍乐(药)、桂、姜、椒、朱(茱)臾(萸),凡七物……并以三指大最(撮)一杯酒中,日五六饮之。"《五十二病方》不仅复方的数量多,而且剂型也多种多样,既有内服的,又有外用的,洗浴、熏蒸、涂擦、外敷、充填诸剂齐备,体现了当时调剂剂型的多样性,为调剂技术操作的形成奠定了基础。

东汉时期,医圣张仲景著成《伤寒杂病论》,全书共载方113首,用药84味。其中,汤剂59方,散剂30方,丸剂15方,还有栓剂、酒剂和膏剂等。书中对各种剂型的调剂方法均做了详细的介绍,标志着中药调剂技术操作的形成。《伤寒杂病论》中汤剂的调剂方法记载最多,叙述最为详尽,包括了煎药火候、煎药方法、煎药溶媒、服法、服用剂量、用药禁忌等。煎药方法分为先煎、后煎、烊化、兑服等。服法有分服、温服、顿服等。

梁代陶弘景著成《本草经集注》,书中叙述了中药的产地、采集、干燥和功效主治以及药材鉴别等。"序录上"中"合药分剂"篇详细描述了调剂理论、古今药用度量衡、剂型、服药方法、时间等内容。其中古今药用度量衡规范了中药调剂的称量标准,"古秤唯有铢两,而无分名。今则以十黍为一铢,六铢为一分,四分成一两,十六两为一斤……晋秤始后汉末以来,分一斤为二斤耳,一两为二两耳……凡散药有云刀圭者,十分方寸匕之一,准如梧子大也。方寸匕者,作匕正方一寸,抄散取不落为度。钱五匕者,今五铢钱边五字者以抄之,亦令不落为度。一撮者,四刀圭也。十撮为一勺,十勺为一合。以药升分之者,谓药有虚实轻重,不得用斤两,则以升平之。药升合方寸作,上径一寸,下径六分,深八分。"

唐代孙思邈所著的《备急千金要方》中对中药调剂作了专门的描述。"论合和第七"篇中不仅总结了前人有关调剂的相关内容,而且记载了调剂所需工具,如秤、刀、斗、升、合、铁臼、玉槌、磁钵、绢纱马尾的罗筛等。

宋代的《太平惠民和剂局方》共记载方剂788首,不仅记载了方剂的药物组成和主治病证,而且详细说明了处方的配制方法。如"小柴胡汤……上为粗末。每服三大钱,水一盏半,生姜五片,枣一个,擘破,同煎至七分,去滓,稍热服,不拘时。小儿分作二服,量大小加减。"书中"论合和篇"记载:"凡合和汤药,务在精专,甄别新陈,辨明州土,修制合度,分两无差,用得其宜,病无不愈。"说明了调剂规范化对治病的重要性。

明代的《本草蒙筌》在一定程度上促进了中药调剂的发展,较为详尽地论述了出产择土地(产地)、收采按时月(采收季节)、藏留防耗坏(储存)、贸易辨真假(真伪鉴别)、咀片分根梢(加工)、制(配伍禁忌)及服饵先后(服药方法)等。

(四)中药调剂法律规范的制定

中药调剂成熟的最主要标志是《新修本草》的撰写和《唐律》关于调剂的规定。《新修本草》是我国第一部药典性本草,也是世界上最早公开颁布的药典。《新修本草》不仅对唐以前的中药调剂知识进行了汇总,而且在全国范围内规范了调剂方法,极大地促进了中药调剂的发展。

《唐律》是我国古代最为完备的法律,在《唐律》中也对中药调剂作了规定。《唐律》第一百零二条强调了调剂药品应与处方吻合。而第三百九十五条则规定了医生合药有误受处罚有两个必要条件,一是"误不如本方",二是"杀人者"才会受到处罚。同时本条还区分了"故意"和"过失",如果是故意不如本方造成患者死亡,则按故意杀人罪论处。根据《唐律》,故意杀人罪通常处以斩刑。

唐以后的各朝各代对调剂的规定虽有繁有简,但关于调剂的法律规范大致沿袭《新修本草》和《唐律》的规定。《元律》中也记载了"合和御药,误不如本方,及封题误"属于"大不敬"的罪名。《明律》和《清律》的"礼律·仪制"中也对"合和御药"作了规定:"凡合和御药误不依,本方及封题错误,医人杖一百……"。

(五)现代中药调剂学的发展

中华人民共和国成立以来,中医药事业快速发展,对中药调剂提出了更高的要求。工业化、电子化的社会迫切地要求中药调剂实现规范化。所以,借鉴历代中药调剂的管理办法,国家颁布了一系列的药品管理规范。如每五年都重新修订一次的《中华人民共和国药典》,又如《中华人民共和国药品管理法》《药品经营质量管理规范》《中药炮制规范》《中华人民共和国卫生部颁药品标准》《处方管理办法》等。根据这些药政管理法规,制定了中药调剂的管理制度,如处方管理制度、调剂工作制度、汤剂制备制作规程、特殊中药的调剂和管理等。

在中药调剂人才培养方面,各中医药院校都设有中药调剂课,学习中药调剂相关的理论知识和法律规范,并在实习期间锻炼其调剂技能。同时,参考古文献对中药调剂的记载,结合现代社会发展的现状,调剂行业的专家编写了适合当前应用的一系列中药调剂书籍,如《中药调剂与养护学》《实用中药临床调剂技术》《中药调剂员》《中药处方与调剂规范》《中药调剂入门》等。在科研方面,众多科研人员在传承中药调剂的基础上,应用现代的科学理论和技术手段丰富调剂的相关内容,如根据不同采收时间药材化学成分的变化判断最佳采收时间,探究药物先煎、后下的作用机制等。

在运用方面,由于电子化、信息化的社会大发展,中药调剂结合现代科学技术做出了阶段性的提高。例如,条形码技术、智能调配技术以及全自动药品单剂量分包机等,不仅提高了配方的准确率,确保了用药安全,同时提高了药师的工作效率,使药师的工作重点从简单繁重的机械性工作转到患者用药指导等药学服务。杨樟卫等基于调剂自动化和合理用药开发了临床药物配制系统,此系统不仅具有自动配方发药的功能,而且开发了临床医嘱审核、合理用药审查和不合理用药的历史查询等功能,包括在药袋说明上突出调剂的用药时间、方法和次数等内容。为了监督中药调剂是否规范合理地进行,方便患者治病服药,医疗机构设立了临床中药学服务机构,指导监督中药的保管、配制、使用的合理性,并向患者提供用药咨询等。

综上所述,在科技迅猛发展,人民生活水平日益提高的今天,只有不断提高中药调剂水平和服务质量,才能更好地为人民的健康服务。而提高中药调剂的整体水平,必须在继承中药调剂理论的基础上,规范中药调剂技术操作,遵循中药调剂管理法规,按规定进行规范化的中药调剂操作。

二、中药调剂的基本操作

中药调剂是一项复杂而又细致的工作。调剂工作者不仅应对调剂药品的品种是否正确、数量是否准确负责,而且对于药品的质量真伪、清洁卫生和炮制是否得当以及医师处方是否正确,都有监督和检查的责任。因此,中药调剂人员,既要具有熟练的中药知识,又需具备中医基础理论知识,这样才能胜任中药调剂工作。中药调剂经过多年的实践,积累了丰富的经验,已形成了一套较为成熟的系统操作规范。中华人民共和国成立后,在党的关怀和重视下,这些经验得到不断充实和提高。中药调剂基本操作规程一般可分为审方、计价、调配、复核和给药五个程序,现将金老有关调剂基本操作的学术思想分述于下:

(一)审方

医师处方不仅是给患者的施治记录,而且是在用药要求方面给调剂人员的书面通知,所以审方工作是一项重要工作。

中医处方一般分为竖式与横式两种,其格式大致包括以下四栏:一、患者姓名、年龄、性别、婚否及住址;二、脉案:病因、症状、脉象及治疗方法;三、处方正文(药味);四、剂数、服法、医师签名及日期。

以上内容既有独立性,又有综合性,相互间有着密切联系。在审核处方时,必须注意下列几点:

1. 综合审查　接到患者处方后,首先看是新方还是旧方。如是旧方,必须向患者问清服药人姓名、处方日期及医师姓名,以防拿错药方而发生误服药品事故,根据患者年龄、性别、婚否、脉案及处方药味,可以审核有无"孕妇禁忌"药品(凡不写脉案者不在此例)如桃仁、红花等,如发现有此类药品,应与医师取得联系后,再行调剂,以免引起流产,结合患者年龄、脉案,还可以审核有无"剧药"(如麻黄、细辛等)过量,以防医师笔误。

2. 单独审核　主要审查处方正文(药味)有无"相反"药品(如甘草与大戟、半夏、乌头等)、"相畏"药品(如丁香与郁金、人参与五灵脂等)及"含毒"药品(如马钱子、巴豆等)。凡"相反""相畏"药品,原则上不给调剂;只有取得医师同意及签名或盖章后,方可调剂。尤其是含毒药品,更需慎重,必须持有正式医师处方和医疗主管机关证明文件,才能调剂。不可草率从事,以防造成事故。

此外,还应注意审查有无药名草率疑似(如桔梗与桂枝、清夏与法夏等)、重开药品(如甘草与生草等)、分量模糊以及遗漏分量等情况。如有上述情况,除重开药品一般可与患者说清不需询问医师外,其余问题均需与医师取得联系后,方可进行调剂,不可主观猜测,以免错配药品。

(二)计价

药价是再次调剂时的计价依据和患者的报销根据,所以也不应忽略,必须做到准确,如果计算旧方,则更须寻全药味,注意医师增减药品或更改分量。处方如有贵重药品(如人参、鹿茸等),应在药名顶头处,注明单价,避免再次调剂时,重复核算或拿错规格,同时应向患者说清,以引起重视。在计价后,应将处方栏四角的药味处,用笔钩抹,并应将药味总数,签写处方背面,以便于核对,同时也便于再次调剂时检查有无增添药味。

（三）调配

调配工作为调剂操作中的重要环节，必须根据医师用药意图调配。在接到计价后的处方后，仍须首先进行一次详细审核。除重复审查有无反、畏、禁忌及剧毒药品外，还需对处方药品别名、并开（一名多药）及脚注等注意事项进行一次细致审核，并在调配过程中按要求进行规范操作。中药调剂学是一门古老而传统的学科，因此学习和了解传统的与调剂有关的知识有利于理解该学科的知识体系，并在理解的基础上促进其现代化发展。金老曾以自己做调剂的经历为基础对调配过程中的一些注意事项以及调剂过程中需配备的设备和用具作了详细介绍。

1. 别名及并开 中药除正名外，还有别名，如金银花又称忍冬花、二花、双花及二宝花等。有时医师处方常将两、三种药品写在一起，称为"并开"，其意图大致有二：一是疗效基本相同的药品，如"二冬"（天冬、麦冬）、"二活"（羌活、独活）、"全紫苏"（苏叶、苏梗、苏子）；二是协同药品，如"知柏"（知母、黄柏）、"生龙牡"（生龙骨、生牡蛎）等。这些情况，在中医处方中经常出现，所以在调配时必须注意。此外，有一些中药名称仅一字之差，易于混淆，比如忍冬、款冬、泽兰、佩兰等。在调配这些药品时，更需慎重从事，不能混淆。

2. 脚注 在处方某种药品的下脚旁边，加以注解，称为"脚注"，是医师根据药品的质地或治疗需要，以简明字样，对调剂人出具的提示，其内容一般包括临时炮炙、煎熬与服用要求、捣碎、去掉非药用部分等四类。

（1）临时炮炙：是指用量极少的加工药品，一般药房和中药店均不准备，多在调剂时进行临时加工，如"熟地砂仁拌""生石膏糖炒""升麻蜜炙"等。这些药品，一定要根据医师意图，应炒则炒，应炙则炙，以符合医疗要求。

（2）煎熬与服用要求：由于中药来源不同，质地坚实与轻松也各有区别，为了保证药品更好地发挥效用，医师经常在煎熬及服用方面提出以下要求：

①对质地坚硬药品如矿石类的生石膏、磁石等,贝壳类的生石决明、生牡蛎等,多注明"先煎"。

②对质地轻松具有芳香挥散特性的药品如薄荷、佩兰叶等,有时注明"后下"(后煎),以防过煎挥发有效成分而失效。

③对较小的种子果实类药品如车前子、葶苈子等和粉末类药品如青黛、滑石粉等以及带有柔毛类药品如旋覆花、枇杷叶等,多注明"包煎"(布包),以使药液澄清,便于服用。

④对某些贵重药品如西洋参、水牛角等,为了保证药品疗效,避免损失药液,多注明"另煎"。

⑤对胶类药品如阿胶、鹿角胶等,为了防止煎熬稠黏,多注明"另炖"(溶化)。

⑥对汁液药品如竹沥水、生姜汁等,不须与群药共煮,多注明"另兑"。

⑦对某些贵重粉末药品如三七面、沉香面,或处方中附加的成药如紫雪丹、安宫牛黄丸等,多注明"分冲"。

以上各项要求,在调剂时都必须另包(液体装瓶)、另号(注明),以确保药品疗效和便于服用。

(3)捣碎:凡种子果实类及坚硬的根及根茎类(未经切片品种)药品,用时多须捣碎,目的是为了便于煎出有效成分。但因药品质地不同其捣碎程度也各有差异,因此处方注明字样,亦有区别。一般常见的有打、碎、捣、研、杵、劈等。总之,凡质地坚硬的药品如苏子、砂仁等,必须捣碎;但桃仁、杏仁须捣如泥状,黄连须砸劈,法半夏须轻打碎拌等。

(4)去掉非药用部分:如枇杷叶、石韦"去毛",麦冬、莲子"去心",斑蝥虫、红娘虫"去足翅",大枣"去核"等,均须根据处方要求进行处理。

上述各项要求,均属于中药调剂常规工作,除"临时炮制"外,应按脚注或调剂规程处理,绝不可简单从事,从而降低药品疗效。因为每种疾病的治愈,不仅需要医师的精湛医术,而且必须有优良的调剂服务质量和符合治疗要求的药品相配合,才能充分发挥中药的特有优势。

(5)处方应付药品常规:临床医师根据"辨证论治"法则进行治

疗疾病，立方时要选用各种不同炮制加工的中药饮片，以求发挥更好的疗效。中药生熟有别的药性学说及中药饮片不同规格的质量标准已载入药典的技术法规，所以在中药调剂中严禁生炙不分，以生代炙或相互代用。中药调剂工作根据医师处方要求和当地传统习惯，经多年形成一套用药规律，称之为处方药味应代常规。在医师未注明生熟炒炙的情况下，必须根据本规程处方应付常规，合理调配生熟炒炙等不同品种。

此外，更需注意用具和药品的卫生。在调配药品时，应顺序排放，避免混为一堆，以便复核。凡处方中有鲜药，如鲜藿香、鲜石斛等，应先洗净泥土，去掉非药用部分，并应另包（内衬油纸），以防浸湿包装，损坏药材。调配药品时，要称量准确，凡并开药品，如"乳没""二母"等，不可以"一味找齐"的简便方法。再如调配一方多剂时，在称总量后，必须分剂称准，不可仅凭视觉而影响药品疗效。每剂汤药一般公差不得超过2%，且不得低于总量。

（四）复核

在调剂后进行最后一次全面细致的核对，除再次复核反、畏、禁忌及剧毒药品外，主要审查药品调配是否正确、药味是否齐全以及分量是否准确等。待全面复核无误后，再行包装。在包装时应掌握一定技巧，凡有薄片、易碎药品如杭芍片、清夏片等，不得过加压力，注意药品的完整美观。包装要求规格整齐，包扎牢固。

（五）给药

给药工作为调剂中的最后一个环节。目前，中药调剂，无论医院药房或中药店，多半取"按号发牌"办法，在给药时，除对清号码外，还应问清患者姓名、住址及诊治医师姓名和剂数等，以防"张冠李戴"，给错药品，发生事故。在审核无误后，应根据医师处方要求，告知需要患者自己增添的药引（如葱白三寸、黄酒一盅等），以及先煎、后下、另炖、冲服等不同煎服方法，以达到服药安全和有效的目的。

三、中药调剂相关设备

中华人民共和国成立前,医院里没有中医,也没有中药房,凡买中药都去中药店(俗称"药铺")。其主要设备如下数种:

- 店堂(今称"调剂室") 应宽敞明亮,清洁整齐。
- 调剂台(旧称"栏柜") 作为调配处方时码放药品,包装操作时应用。
- 药斗 系盛装各种饮片之用。每组为一整体,每一整体一般有药斗横者七个,竖者八个。每个药斗分为三格,每格盛一种药。其药品排列是具有一定规矩的,习称"斗谱"。

金老曾根据自己的调剂经验,详细讲述了他对"斗谱"的见解:

调剂室的设备工具很多,尤其"药斗"是必不可少的盛装药品(炮制饮片)的容器。由于中药品种繁多(一般都有500~600种,多至1 000种)且质地坚松不一,用量有多有少,药性有相反、相畏,有些药品形状类似,有些药品名称易混,有些药品含有剧毒,有些药品价值昂贵等,基于上述因素,为了避免在调剂工作中发生差错事故,保证用药安全,便于调剂操作,减轻劳动强度,故药斗盛装品种的编排,要有一定的严格规律,这种规律称为"斗谱"。过去各家药店编排虽不完全统一,但基本一致。这是中药行业多年来通过实践经验总结逐渐形成的一套合理规律,不能随便改动。目前有些医院中药房和中药店对传统斗谱编排规律有所忽略,任意改变,不循常规,不辨药性,零乱杂陈,这不仅给调剂人员在操作上造成诸多不便,也常易出现不应有的差错事故,这对中药事业固有的声誉也产生了不良影响。

为了继承和发扬这一传统经验,结合现代临床用药的特点,便于调剂工作,简要谈谈"斗谱"的编制次序,以供中药经营单位和医疗单位的中药房在药斗品种编排上作一参考。

1. 药斗的设置 药斗均为木制,一般结构是"横七竖八"排列,每个大斗分为三格(有些用量大的药品亦可分为两格),每格盛一种药物,在整架药斗最下层专设三个特大斗,每斗两格,用以盛装质地轻泡药物。

2. 药物编排规律 药物排放无论用量大小，质地轻重，均须依据中医处方用药的配伍规律和药物的性能而设置。因中医处方遣药，一般都是在历代传统名方的基础上，根据患者病情症状，进行药物加减而成的，所以在药物排放中尽量将处方经常配伍应用的药物放在一起，便于调剂时查找，现举例如下：

（1）常用药品应放在斗架的中层，便于调剂时称取。如当归、白芍与川芎；黄芪、党参与甘草；麦冬、天冬与北沙参；肉苁蓉、巴戟天与补骨脂；金银花、连翘与板蓝根；防风、荆芥与白芷；柴胡、葛根与升麻；黄芩、黄连与黄柏；砂仁、豆蔻与木香；厚朴、香附与延胡索；焦麦芽、焦山楂与焦神曲；酸枣仁、远志与柏子仁；苦杏仁、桔梗与桑白皮；天麻、钩藤与白蒺藜；陈皮、枳壳与枳实；附子、干姜与肉桂；山药、泽泻与牡丹皮等。

（2）质地较轻又用量较少的药品，应放在斗架的高层，如月季花、白梅花与佛手花；玫瑰花、代代花与厚朴花；络石藤、青风藤与海风藤；追地风、千年健与五加皮；密蒙花、谷精草与木贼草等。

（3）质地沉重（包括矿石类、化石类、贝壳类）与易于造成污染的药物（炭药类）应放在斗架低层，如磁石、赭石与紫石英；龙骨、龙齿与牡蛎；石决明、珍珠与瓦楞子；石膏、寒水石与海蛤壳（上述品种生品、煅制品应分别放置）等。

（4）用量较大，质地轻泡的药物，应放在斗架最下层大药斗内，如灯心草与通草；芦根咀与茅根咀；茵陈与金钱草；白花蛇舌草与半枝莲；竹茹与丝瓜络；薄荷与桑叶；荷叶与荷梗等。

3. 为了避免差错事故，有些形状类似药物和相反、相畏药物，不能放在一起，防止疏忽大意，造成意外事故发生。现举例如下：

（1）形状类似药物：如山药片与天花粉片；土茯苓片与粉草片；炙甘草片与炙黄芪片；桂枝咀与桑寄生咀；天南星片与白附子片；血余炭与干漆炭；韭菜子与葱子等。

（2）相反药物：(仅举常用品种) 如甘草与海藻；乌头（包括附子、川乌、草乌）与半夏的各种炮制品、瓜蒌（包括瓜蒌皮、瓜蒌子、瓜蒌仁霜、天花粉);藜芦与人参、党参、丹参、南沙参、北沙参、玄参、苦参、白芍、赤芍、细辛均不宜放在一起。

(3)相畏药物:(仅举常用品种)如丁香(包括母丁香)与郁金(包括黑郁金和黄郁金);芒硝(包括玄明粉)与荆三棱;人参(包括各种人参)与五灵脂;官桂(包括肉桂、桂枝、桂枝木)与石脂(包括赤石脂、白石脂)均不宜放在一起。

4. 有些药物为了防止灰尘污染,不宜放在药斗内,宜放入加盖的瓷罐中,以保持清洁卫生。如熟地黄、龙眼肉、青黛、玄明粉、生蒲黄、松花粉、乳香面、没药面、血竭面、儿茶面等。

5. 细料药品(指价格昂贵或稀有的贵重药品) 亦不应在药斗内,应专柜存放,专人管理。如牛黄、麝香、珍珠、羚羊角、鹿茸、西红花、海龙、海马、人参、西洋参等。

6. 毒剧中药　必须按毒剧药品管理规定的品种、制度进行存放,决不能放在一般药斗内,并须专柜、专账、专人管理,随时加锁,严防发生意外的恶性事故。如生川乌、生草乌、生天南星、生半夏、马钱子、巴豆、斑蝥、天仙子等。

俗话说,"没有规矩不成方圆",一切事物均是如此,中药"斗谱"也不例外。金老认为中药斗谱的编排是中药行在调配汤剂中多年的工作经验结晶,具有较强的实用价值,它对防止差错事故,提高调剂质量、减轻劳动强度,都有实际意义,我们应该继承和发扬。

四、中药调剂相关用具

1. 称量衡器

(1)戥子:又称戥秤,是进行中药饮片调剂的重要核心工具,戥秤由戥盘、戥杆、戥纽、戥砣、戥线等部位构成。

(2)分厘:又称厘戥或毫克戥,一般用来衡量贵重的细料药物。

(3)天秤。

2. 捣碎工具　用于临时捣碎中药的工具叫做"铜缸",又称"铜缸子"或"铜冲"。捣碎药物,又称为"砸药"。铜缸的使用是中药饮片调剂的又一基本功,传统操作极具特色,根据不同药物捣碎要求的差异(例如桃仁、杏仁砸成泥,黄连砸劈,法半夏砸成瓣),砸击的声音也具有不同悦耳的节奏。

3. 包装纸 中药饮片调剂所用的包装纸,根据大小不同可以分为:内包装纸,如二钱、三钱、五钱、一两;外包装纸称为门票,印有药店堂号,同时印有饮片的煎煮方法等内容。根据尺寸大小分为三尺、中联、官纸等。

4. 笺方 笺方系长方形木制品(长约30cm,宽约6cm),用于调剂过程中,防止处方被风吹动,压方之用。还有一个规矩,凡处方应用笺方压住,不准任何人移动,避免发生事故。

调配是中药调剂工作的关键环节,调剂的质量好坏与临床疗效有直接关系。金老教导后人在工作中应该集中精力,一丝不苟,严肃认真,避免说笑打闹,谈一些非工作中的闲话,造成不应有的差错事故。唐代孙思邈在《备急千金要方》中云:"人命至重,贵于千金,一方济之,德逾于此。"可见古代医家对于处方用药何等重视,因此,现代中药调剂人员对此工作应加以重视。调剂过程中要按照医师处方要求和相关调剂规程的处方正确付药。包装时要按处方药味顺序排放,药味要分开,更不允许任意漫撒(俗称"天女散花"),这种做法不仅违反了相关规范,也违反了职业道德。另外,金老还认为中药汤剂中药有药的配伍,量有量的配伍,其每味药用量多少,与疗效有直接关系。如《金匮要略》中的厚朴三物汤与小承气汤均用厚朴、枳实、大黄三味药,但前者用量以厚朴为大,重在消胀除满,后者以大黄用量为多,重在通泻大便。所以,宋代《太平圣惠方》中云"修合适度,用得其宜,分量无差,病无不愈"。所以,在调剂时应准确称量,尊重医师的用药意图,做到"医靠药治、药为医用",共同完成克病疗病的任务。

附: 闸柜的工作职责及概况

金老当年学艺出徒后曾在北京的益成药行做"大外柜"(闸柜),且获得了业界的一致好评,因此金老深知闸柜在中药店的重要性。同时,

根据自己的亲身实践,金老对中药店闸柜的工作职责和概况也有着他的自身体会,现将其详细内容叙述如下:

所谓"闸",即有水流闸门之意。作为一个中药店的经营场所,主要在前柜(营业厅)实现。"闸柜"一职,主要负责前柜一切业务技术督导和检查工作。中药店的顾客均为患者或患者的家属,所经营商品均为中药饮片和中成药,无不与患者疾病有关。所以,在各项调剂工作中,经常引起患者注意和质问,有些问题一般中药业务员都比较生疏,这就需要"闸柜"给予解答。因此,闸柜人员不仅需要具有高尚的职业道德,有诚心、热心、耐心的工作态度,还须具备熟练的业务知识,如药材鉴别、炮制操作、处方调配及正确给付等;并对常用中成药的处方组成、配伍意义及适用的疾病都有所了解,面对患者的询问,能恰如其分地介绍适宜的中成药。因此,"闸柜"是中药店在经营中的全面人才。他不仅要有熟练的中药知识,还须具备一定的中医基础理论知识。

中华人民共和国成立前北京市中药店"闸柜"不是每家都有,一般大型药店设2人,中型设1人,小型药店不设(由业务人员相互检查)。如同仁堂有宋相如、高镜如,西鹤年堂有魏西羽、吴康民,同济堂有赵序谐、朱文芳,永安堂有朱庆三、卢幼卿,南庆仁堂有王竹轩、邓玉山,东庆仁堂有宋希波、吴芝圃,北庆仁堂有关晏航,千芝堂有李春田,鹤鸣堂有韩晓雨等。

第五节 金世元学术思想之中药合理用药

解析成药谈组方,医药圆融大道传

中成药是祖国医药遗产的重要组成部分,历代医药典籍中记载的方剂经过历代医家不断应用、积累、补充筛选和演变发展,形成了今天丰富多彩的中成药。中成药以疗效显著、应用广泛、副作用小而著称并广泛应用于临床。金老告诫后人应很好地继承和发扬中成药。但中成药品种繁多、配方各异、剂型复杂、疗效不同,若使用得当,可迅速奏效;反之,轻则浪费药品和贻误病情,严重者可危及生命。因此,金老认为所使用的中成药应明确其处方来源、组成、功效、适应证、方解、剂型规格、用法用量、使用注意、临床新用、鉴别用药等内容。其中,药物配伍关系是中成药的基础,而鉴别用药是中成药在临床使用中应特别注意的问题,两种名称相似的中成药其功效可能截然不同,功效相似的中成药其临床应用也各有不同侧重。但当前大多数临床医生使用中成药主要是根据药品的标签或说明书参照使用。这些标签和说明书一般非常简单,甚至有的药味不全,又不清楚各药用量,造成使用者对其性能、适应范围不能全面了解而误用乱用中成药,因此,中成药的合理使用显得尤为重要。

一、中成药的发展简史

中成药的起源历史悠久,历代医药典籍中记载的方剂数以十万计,其中除了汤剂等少数剂型以外,大多数是中成药。这些成方经过历代医家不断地应用、积累、演变和发展,形成了今天丰富多彩的中成药品种。现就以古今具有代表性的中成药为例,联系历代著名方书,依其时代先后排列,做一简单介绍:

1. 先秦时期 中成药的起源可以追溯到夏商时期,早在殷墟的甲骨文里就有"鬯其酒"的记载。据汉代班固解释:"鬯者,以百草之香,郁金合而酿之为鬯。"可见"鬯其酒"就是酿制芳香的药酒。这是最早关于酒剂的文字记载,可以看作是中成药的雏形。

春秋战国时期,我国现存最早的医学典籍《黄帝内经》中除详细阐述了医学理论外,还记载了13首方剂(被后世称为"内经13方")。其中,除了汤剂以外,还涉及丸(如四乌贼骨一藘茹丸)、散(如泽术麋衔散)、膏(如豕膏)、丹(如小金丹)、酒(如鸡矢醴)等多种剂型。同时,书中还阐述了君臣佐使的组方原则。因此《黄帝内经》无论从理论上还是从应用上,均为中成药的发展做出了重大贡献。

长沙马王堆3号汉墓出土的《五十二病方》记载了当时用于治疗52

种疾病的283个方子,其中已出现了丸、饼、曲、酒、油膏、丹、胶等许多剂型。战国帛书《养生方》和《杂疗方》中,记载了7个酿造药酒的方子。在这些药酒方中较为详细地记载了配方和酿制的具体工艺,其中一个比较完整的制酒方包括了10道酿造工序。这是迄今所见的最早的药酒酿造记录。

2. 秦汉时期 在汉代,我国现存第一部药学专著《神农本草经》奠定了中药学的理论基础。该书对药物的四气、五味、配伍、剂型、服药时间及方法、采制、加工等已有明确的记载。这些理论与方法对中成药同样具有指导意义。

东汉末年,张仲景著的《伤寒杂病论》集两汉以前方剂之大成。其特点是辨证论治,有法有方。无论在方药品种上还是剂型上,均有了长足发展,被称为方书之祖。后人加以整理,将其分为《伤寒论》和《金匮要略》。其中《伤寒论》载方113首,《金匮要略》载方262首,除去重复者共有方314首,基本上概括了临床各科的常用方剂。所载方药沿用至今,如《伤寒论》中的五苓散、乌梅丸、理中丸等,《金匮要略》中的肾气丸、大黄䗪虫丸、鳖甲煎丸、麻子仁丸、薯蓣丸等,均为千古名方。在剂型方面,张仲景记载了汤剂(十枣汤)、蜜丸剂(薯蓣丸)、浓缩丸剂(鳖甲煎丸)、散剂(瓜蒂散)、酒剂(红蓝花酒)、饮剂(芦根汁饮方)、阴道栓剂(蛇床子散温阴中坐药方)、肛门栓剂(蜜煎导方)、洗剂(狼牙汤)、浴剂(矾石汤)、熏烟剂(雄黄熏方)、熏洗剂(苦参汤)、滴耳剂(捣薤汁灌耳方)、软膏剂(小儿疳虫蚀齿方)、灌肠剂(猪胆汁方)等10多种剂型,奠定了中成药剂的基础,对中成药的发展做出了突出贡献。

3. 隋、唐时期 唐代孙思邈著《备急千金要方》《千金翼方》,共收载成方约7 000首,其中成药如磁朱丸、孔圣枕中丹、定志丸等在后世广为流传。后有王焘所著《外台秘要》,也载有苏合香丸(原名吃力伽丸)、五加皮酒等名方。

4. 宋、金、元时期 宋代方剂学有了很大的发展,当时的《太平圣惠方》《圣济总录》等都是规模宏大的方书巨著。宋代曾设立熟药所,后更名为惠民和剂局，是国家经办的专门从事中药生产、销售的机构。《太平惠民和剂局方》是根据其配制成药的处方，由陈师文等人汇编而成的方书巨著。书中收载的许多中成药沿用至今，如二陈丸、牛黄清心丸、参苏丸、槐角丸、十全大补丸、参苓白术散、紫雪丹、至宝丹、小活络丹、逍遥散、平胃散、凉膈散、香连丸、肥儿丸、苏合香丸、藿香正气散等。这一时期，钱乙著《小儿药证直诀》中由金匮肾气丸衍化出的六味地黄丸，成为滋补肾阴的代表成药名方。后世在此基础上，加减变化出很多成药，著名的有知柏地黄丸、杞菊地黄丸、归芍地黄丸、都气丸、左慈丸等。同期严用和著《济生方》中所载的济生肾气丸、归脾丸、橘核丸等均为知名的中成药。

金元时期，名医辈出，最突出的有刘河间、张子和、李东垣、朱丹溪，在医学理论和临床用药方面各有发挥，后世称为"金元四大家"。

刘河间认为六气皆从火化，所以临床治病，主用寒凉，后称"寒凉派"。著有《宣明论方》等著作，创制了表里双解法的防风通圣丸，其他如栀子金花丸、六一散、舟车丸等。

张子和认为治病重在攻邪，邪去则正安，善用汗、吐、下三法，后称"攻下派"。著有《儒门事亲》等著作，记载的著名中成药有木香槟榔丸、三圣散等。

李东垣认为"人以脾胃为本"，所以治病着重在脾胃，后称"补土派"。著有《脾胃论》等书，创制了三黄丸、补中益气丸、清暑益气丸、朱砂安神丸、中满分消丸、通幽润燥丸等知名成药。

朱丹溪认为"一水不能胜五火"，所以"阳常有余阴常不足"，治病善用滋阴降火法，对甘寒滋阴一类药物的应用有独到之处，后称"滋阴派"。著有《丹溪心法》等书，创制了大补阴丸、二妙丸、左金丸、保和丸、越鞠丸等沿用至今的著名成药。

5. 明、清时期　明清时期，中医方剂学又有了很大发展，不仅表现在著作庞大，方书众多，而且也表现为对理法方药的深入研究。

明代，具有代表性的方书，如王肯堂著的《证治准绳》，特点是按证列方，其中所载的成药，有的沿用至今，如小儿羌活丸、小儿健脾丸、四神丸、五子衍宗丸、连翘败毒丸等。张景岳著的《景岳全书》，以八阵分类，所载的一些成药，多为当今临床常用的有效品种。在肾气丸、地黄丸的基础上，又化裁出补肾阳的右归丸，补肾阴的左归丸，其他如女金丹、全鹿丸、斑龙丸、天麻丸、河车大造丸、七制香附丸、人参健脾丸、八珍益母丸、当归龙荟丸等。陈实功为外科专家，著有《外科正宗》，创制了很多外科成药，如保安万灵丹、蟾酥丸、银粉散、生肌散、冰硼散、紫金锭、如意金黄散等。其他如龚信在《古今医鉴》中收载有二母宁嗽丸、启脾丸、混元丹等。龚云林在《寿世保元》中收载的五福化毒丹、乌鸡白凤丸、艾附暖宫丸、铁笛丸等，均为中成药中的精品。

清代，知名的中成药层出不穷。如吴鞠通在《温病条辨》创立的银翘散、桑菊饮，在万氏牛黄清心丸的基础上加味而成安宫牛黄丸；再如《外科全生集》中的醒消丸、西黄丸；《医宗金鉴》的龙胆泻肝丸、一捻金；《重楼玉钥》的养阴清肺丸。此外，后世所著《清内廷法制丸散膏丹各药配本》记载的很多常用成药，如安坤赞育丸、再造丸、香苏正胃丸、赛金化毒散、二龙膏等，皆为这一时期的成药佳作。

6. 现代 辛亥革命后，由于受外来西方文化和西医药学的影响和冲击，祖国传统医药学的发展一度遭受压制，但许多历史悠久的中成药仍以它确凿的疗效、良好的声誉，在人民群众的心目中占有重要地位。

中华人民共和国成立后，政府高度重视中医药事业的继承和发扬，并制定了一系列相应的政策与措施，中成药也焕发出勃然生机。《中华人民共和国药典》（以下简称《中国药典》）1963年版收载中成药197种，1977年版收载270种，1990年版收载275种，1995年版收载398种，2000年版增加至461种，2005年版收载至564种，2010年版收载至1 063种，2015年版增加至1 493种。目前我国生产的中成药品种已达7 000种以上。2018年统计，全国现有中成药企业已达24 544家。

随着我国社会主义市场经济的发展，中成药的研制与生产正逐步走向规范化、法制化。1999年《新药审批办法》颁布后，中成药的开发研制如雨后春笋般蓬勃发展，国家已把中成药新药的研制开发列为重点。当前中成药事业面临着艰巨的任务和光明的前景，人们期待着中成药走出国门,面向世界,为现代医药学的丰富和发展做出新贡献。

二、中成药的命名和分类

中成药的命名和分类蕴含着丰富的中医药理论,在一定程度上指导着临床对中成药的合理使用。金老对中成药的命名和分类有着自己的见解,其内容充实而有条理,现列述如下:

(一)中成药的命名

中成药的品种繁多,名称各异,其名称各有一定的意义,归纳起来,大致有以下几方面:

1. 按功用而命名,如补心丹、舒肝丸、大补阴丸、止嗽定喘丸、补中益气丸等。

2. 按病证而命名,如跌打丸、慢惊丸、牙痛散、鹭鸶咳丸、感冒清热颗粒、冠心片、腮腺炎片、神经衰弱丸等。

3. 按主要组成药物而命名如大黄䗪虫丸、木香槟榔丸、参苓白术丸、荷叶丸、橘红丸等。

4. 按治疗对象而命名,如妇科十味片、妇女痛经丸、女金丹、孕妇清火丸、儿童清肺丸、小儿百寿丹、铁娃丹等。

5. 按处方药物的味数而命名,如二妙丸、四神丸、五子衍宗丸、六味地黄丸、八珍丸、九味羌活丸、十全大补丸等。

6. 按成药颜色而命名,如红棉散、如意金黄散、白清胃散、十灰散、绿袍散、紫雪丹等。

7. 按成药服用剂量而命名,如一捻金、七厘散、九分散、五粒回春丹等。

8. 按生产厂家或产地而命名,如健民咽喉片、同仁乌鸡白凤丸、江中草珊瑚片、云南白药、上海蛇药片等。

9. 按发明人姓氏或原载书籍而命名,如周氏回生丹、崔氏八味丸、王氏三黄丸、万氏牛黄清心丸、金匮肾气丸、局方至宝丹等。

（二）中成药分类

中成药分类，各有不同的目的，归纳起来，大致有以下几方面：

1. 按成药功用分类便于临床应用。如解表类、止咳祛痰类、清热降火类、调肝理气类、祛暑类、开窍类、补益类等。

2. 按治疗病证分类便于临床应用。如感冒类、咳嗽类、头痛类、胃痛类、食滞类、便秘类、腹泻类、眩晕类、失眠类等。

3. 按成药剂型分类便于经营保管。如蜜丸类、水丸类、糊丸类、散剂类、膏滋类、膏药类、药酒类、片剂类等。

4. 按成药名称笔画顺序分类便于查阅。如《中国药典》。

三、中成药的配伍与禁忌

金老认为临床运用中成药，除了必须掌握处方中每一种药物的性能以外，还应了解它的配伍关系和禁忌事项。如果不掌握药物配伍后的作用变化，不注意禁忌事项，就会影响药物疗效，不能达到治疗的预期目的，甚至误病伤人。因此，合理使用中成药需将中成药的配伍与禁忌牢记在心。

（一）配伍

所谓配伍，就是有选择性地将两种或两种以上的药物配合应用。药物通过配伍，可以增强药物的疗效，扩大治疗范围，减轻毒性或副作用，更好地照顾患者的整体状况。疾病在发展过程中是复杂多变的，有并病、合病，有数病相兼、寒热交错、虚实并见等。只凭单味药，不能兼顾全面，必须把多种药物适当地配合起来，才能适应复杂的病情。

药物通过配伍之后，往往发生复杂变化，如配伍适当，可以增强疗效，或降低毒性；如果配伍不当，反而会降低疗效，甚至产生不良反应。古代医家把各种配伍关系概括为：单行、相须、相使、相畏、相杀、相恶、相反七种情况，称为配伍七情。兹将七情内容介绍如下：

1. 单行　即用一味药来治疗疾病。例如独参汤，单用一味人参，大补元气,治疗虚脱;再如老鹳草膏,单用一味老鹳草,祛风除湿,治疗风湿痹痛;又如夏枯草膏,单用一味夏枯草,清肝火、散郁结,治疗瘰疬瘿瘤等。

2. 相须 即两种功用相似的药物,配合应用,可相互增加疗效。如黄柏与知母合用,可增强滋阴降火作用;大黄与芒硝合用,可促进通泻大便作用;再如二冬膏,就是天冬与麦冬两种药物合用,可增强滋阴润肺、止咳化痰作用。

3. 相使 即两种功用有某些共性的药物合用,就是一药为主,一药为辅,辅药可加强主药的作用。如黄芪使茯苓,茯苓能增强黄芪补气利尿作用;又如黄精丹,就是以滋补阴血的黄精与补血活血的当归同用,当归可提高黄精的补血养精作用。

4. 相畏 即一种药物能抑制另一种药物的毒性和烈性。如生姜能制半夏、天南星的毒,所以半夏、天南星畏生姜。如十九畏。

5. 相杀 即一种药物能消除另一种药物的毒性反应。如绿豆能杀巴豆毒,防风能杀砒霜毒等。

6. 相恶 即两种药物相配合应用后,一种药物可减弱或牵制另一种药物的药效。如莱菔子能减低人参的补气作用,所以人参恶莱菔子。

7. 相反 即两种药物合用以后,可产生不良反应或剧毒作用。如甘草反芫花、甘遂。相反药原则上不能同用。如十八反。

(二)禁忌

禁忌,包括配伍禁忌、妊娠禁忌和服药禁忌。

1. 配伍禁忌 两种药物配合使用时,如果药效减弱或损失,或者产生剧烈的副作用,都属于配伍禁忌。前人在药物配伍禁忌方面,提出有十八反、十九畏,现附录于下,以供参考:

十八反歌:本草明言十八反,半蒌贝蔹及攻乌。藻戟芫遂俱战草,诸参辛芍叛藜芦。

十九畏歌:硫黄原是火中精,朴硝一见便相争,水银莫与砒霜见,狼毒最怕密陀僧,巴豆性烈最为上,偏与牵牛不顺情,丁香莫与郁金见,牙硝难合荆三棱,川乌草乌不顺犀,人参最怕五灵脂,官桂善能调冷气,若逢石脂便相欺,大凡修合看顺逆,炮煿炙煿莫相依。

关于配伍禁忌药物品种的论述,历代中医药书籍中记载不尽一致,其中影响较大的是金元时期所概括的十八反和十九畏歌诀。十八反和十九畏是前人遗留下来的经验总结,而后人对其内涵却有不尽相同的解释,目前也无确切的科学论证。为保证患者用药的安全有效,对歌诀所记述的药对,在无充分的科学根据时,仍应持慎重态度,避免盲目配合使用,以免造成医疗事故。

当前除应熟记歌诀内容外,还必须掌握《中国药典》(2015年版)中有关不宜同用药的规定,以其作为判断是否配伍禁忌的法定依据。现将《中国药典》(2000年版)中有关不宜同用药的规定摘抄如下:

(1)川乌、草乌、附子不宜与贝母、半夏、白及、白蔹、瓜蒌同用(贝母包括川贝母、浙贝母、平贝母、伊贝母、湖北贝母;半夏包括生半夏、清半夏、姜半夏和法半夏;瓜蒌包括瓜蒌子、瓜蒌皮、天花粉)。

(2)甘草不宜与京大戟、甘遂和芫花同用。

(3)藜芦不宜与人参(包括各类人参)、人参叶、西洋参、党参、苦参、丹参、玄参、北沙参、南沙参及细辛、赤芍和白芍同用。

(4)巴豆、巴豆霜不宜与牵牛子同用。

(5)丁香不宜与郁金同用。

(6)芒硝不宜与三棱同用。

(7)肉桂(官桂)不宜与赤石脂同用。

(8)狼毒不宜与密陀僧同用。

2. 妊娠禁忌 由于某些中成药处方组成的药物具有损害胎元或堕胎流产的副作用,所以,明确规定妊娠禁忌(孕妇禁忌)。这些中成药有的处方中含有毒性较强的药物,如巴豆、斑蝥、大戟、甘遂、商陆、干漆、马钱子等;有的处方中含有破血通经、行气导滞、泻下逐水的药物,如三棱、莪术、麝香、红花、桃仁、土鳖虫、水蛭、芦荟、大黄、芒硝、牵牛子、千金子等。凡处方含有这类药物,原则上孕妇都不能使用,以免发生堕胎事故。如果遇有孕妇患有严重疾病,不使用这些中成药不能解除危险证候时,还须根据病情斟酌使用。以毒攻邪,邪药相搏,邪去正安,这也就是《黄帝内经》所说的"有故无殒,亦无殒也"的意思。

现将前人提出的妊娠禁忌歌诀列于下:

斑蝥水蛭及虻虫,乌头附子配天雄。野葛水银并巴豆,牛膝薏苡与蜈蚣。三棱芫花代赭麝,大戟蝉蜕黄雌雄。牙硝芒硝牡丹桂,槐花牵牛皂角同。半夏南星与通草,瞿麦干姜桃仁通。硇砂干漆蟹爪甲,地胆茅根都失中。

上述歌诀所列的药物与当前临床应用有所不同,且有些品种不太明确,故以《中国药典》(2015年版)中规定为法定依据。《中国药典》(2015年版)在妊娠禁忌药品中,分为妊娠禁用药、妊娠忌用药和妊娠慎用药三类。现分录于下:

(1) 妊娠禁用药:马钱子。

(2) 妊娠忌用药:天仙子、轻粉、斑蝥、雄黄、三棱、水蛭、关木通、土鳖虫、川牛膝、千金子、千金子霜、巴豆、巴豆霜、甘遂、芫花、京大戟、牵牛子、商陆、丁公藤、芒硝、玄明粉、阿魏、猪牙皂、益母草、麝香、附子、虻虫、天山雪莲花、鳖甲胶。

(3) 妊娠慎用药:蟾酥、华山参、硫黄、干漆、姜黄、急性子、瞿麦、制川乌、制草乌、番泻叶、白附子、枳实、三七、大黄、王不留行、西红花、红花、肉桂、苏木、虎杖、卷柏、漏芦、禹州漏芦、穿山甲、桃仁、凌霄花、牛膝、蒲黄、郁李仁、枳壳、天南星、冰片、草乌叶、禹余粮、常山、赭石、关白附、干蟾、菊三七。

3. 服药禁忌 服药期间,一般忌食生冷、油腻等不易消化及有特殊刺激性食物。如热证忌食辛辣、油腻;寒证忌食生冷;水肿不宜吃盐;胃病反酸不宜食醋;麻疹初期忌食油腻酸涩之品;失眠不要饮浓茶;某些皮肤病及疮疖肿毒忌食鱼、虾、羊肉等。这些禁忌内容,虽属一般医疗常识,但对临床合理使用药物均具有一定意义。

四、中成药的方剂组成和变化

中成药处方,多数是历代医家通过长时期的临床实践总结出来的有效方剂,或者是这些方剂经过药物加减或剂型改变而成的。所以,中成药的处方组成规律、配伍关系是和方剂学完全一致的,是祖国医学理论体系的重要组成部分,学习与掌握这部分理论知识对临床上合理使用中成药有重要意义。中成药的方剂组成,是根据病情需要,在辨证立法的基础上,选用适当的药物,按照配伍原则组成的。因此,每一种成药的处方,都不是数味药物的偶然并列,也不是同类药效的药物笼统相加,而是有一定组成原则的。鉴于中成药的方剂组成和变化蕴含着丰富的中医药理论,且对临床合理使用中成药具有重要意义,金老曾将有关内容做了详细整理和讲解,内容如下:

(一)组成原则

方剂的组成,一般分为主药、辅药、佐药、使药(古称君、臣、佐、使)四个部分。

1. 主药 是针对主病、主证起主要治疗作用的药物。因为疾病表现是复杂的,所以在一个方剂中,必先选定有针对性的药物作为主药,以解决疾病的主要矛盾。

2. 辅药 是配合主药加强疗效,或起治疗兼证作用的药物。

3. 佐药 主要是治疗兼证,或兼制主药以消除某些药物的毒性或烈性,或协同主、辅药发挥治疗作用的药物。

4. 使药 是引经药或起调和作用的药物。

例如:平胃散(《太平惠民和剂局方》)是治疗脾胃湿阻、运化失常的成药。其主证是脘腹胀满,口淡无味,不思饮食,肢体困倦;兼证是恶心呕吐、大便溏泄。故方中以苍术燥湿运脾,以治主证,为主药;但湿阻多致气滞,气行有助于湿化,故以厚朴除湿行气,消胀除满,为辅药;以陈皮理气和胃化湿,为佐药;以甘草、生姜、大枣调和脾胃,助其健运(且生姜还可增加止呕作用),共为使药。诸药配合,可使湿阻得化,脾运复常,诸症自愈。

(二)组成变化

中成药虽在适应证方面,各有其固定性,但从每种中成药处方配伍来看,也具有各种灵活性。不同的中成药,疗效就有区别。在临床运用时,应掌握其处方组成、配伍关系、适用范围,才能正确使用中成药。

处方通过药物的增减,改变其配伍关系,其效用也随之变化。例如:补益气血的"八珍丸",是由党参、白术、茯苓、炙甘草(四君子)、当归、白芍、熟地黄、川芎(四物)所组成,主要治疗气血两虚的病证。方中以四君子治气虚,以四物治血虚,故本方为气血双补的成药;若本方加入黄芪、肉桂,名"十全大补丸",用以治疗气血两虚,偏于阳虚有寒者;若在十全大补丸的原方基础上,去川芎,加入陈皮、远志、五味子,名"人参养荣丸",用以治疗气血两虚,兼有心悸不宁者。正如柯韵伯说:"古人治气虚以四君子;治血虚以四物;气血俱虚者以八珍;更加黄芪、肉桂,名十全大补,宜乎万举万当也。而用之不获效者,盖补气而不用行气之品,则气虚之甚者,几无气以运动;补血而仍用行血之物,则血虚之甚者,以无血以流行。故加陈皮以行气,补气者,悉得效其用;去川芎行血之味,而补血者,因奏其功。此善治者,只一加一减,便能转旋造化之机也。"这说明,处方通过药物的加减,不仅原有作用有所改变,而且还可促进其疗效。

再如药物配伍的变化,同是一个主药,只因配伍辅药不同,其功用、主治就完全不一样。如苦寒清热的黄连,配伍辛热降逆的吴茱萸,名左金丹,用以治疗肝郁化热,胃脘胀闷,呕吐吞酸;若将黄连配伍辛温行气的木香,名香连丸。用于湿热下痢,腹痛,里急后重;若将黄连配伍辛热温阳的肉桂,名交泰丸,则用于心肾不交,怔忡失眠。可见辅药的改变,可直接改变整个成药的功能和主治。

五、中成药的常用剂型

剂型是指中成药的形态,即中成药的客观存在形式和临床应用形式,并与中成药的制法和服法密切相关。临床上根据患者的病情病势,年龄体质等因素以及药物自身的物理、化学等性质不同,常常须有目的、有选择地合理使用中成药。金老认为根据组成药物的性质、用药目的、给药途径和临床应用的需要,将原料药加工制成具有一定质量标准的药品形态,可以最大限度地发挥中成药的临床疗效,减少其毒副作用,同时便于中成药的生产、运输、携带、贮藏和合理使用。中成药的剂型种类繁多,各有其特点和用途。目前中成药不仅有丸、散、膏、丹、酒、露、茶、锭等传统剂型,更有片剂、颗粒剂、注射剂、气雾剂等现代剂型。中成药的剂型是影响中成药合理使用的重要因素,金老对中成药的常用剂型及其临床合理使用相关内容做了详细整理,内容如下:

(一)传统剂型

1. 丸剂 丸剂是指药材细粉或药材提取物加入适宜的黏合剂或其他辅料制成的球形或类球形固体剂型,分为蜜丸、水蜜丸、水丸、糊丸、浓缩丸、微丸等类型。

蜜丸系指药材细粉以蜂蜜为黏合剂制成的丸剂。其中每丸重量在0.5g以上(含0.5g)的称为大蜜丸,每丸重量在0.5g以下的称为小蜜丸。蜜丸为传统中成药中临床应用最广泛的一种剂型。蜂蜜性质柔润,味甜能矫味,并含有较丰富的营养成分,具有补益作用。蜂蜜还含有大量的还原糖,能防止药材有效成分的氧化变质。作为黏合剂的蜂蜜为炼蜜,蜂蜜炼制后黏合力强,与药粉混合后有较大的可塑性,制成的蜜丸圆整、光洁、滋润、含水量少、崩解缓慢、作用持久、便于贮存。蜜丸常用于治疗慢性病和虚弱性疾病,如六味地黄丸、人参养荣丸等。

水蜜丸系指药材细粉以蜂蜜和水为黏合剂制成的丸剂,采用泛制法成型,丸粒小而光滑圆整,易于吞服,同时节省蜂蜜,便于贮存。许多补益药剂多制成水蜜丸,如补中益气丸等。尤其南方气候较湿润的省份,生产水蜜丸者更多。

水丸系指药材细粉以水(或根据制法用黄酒、醋、稀药汁、糖液等)为黏合剂制成的丸剂。水丸为药粉加水泛制而成,较蜜丸、糊丸易于溶解,吸收快,体积小,易于服用,适用于多种疾病,如防风通圣丸、连翘败毒丸等。

糊丸系指药材细粉以米糊或面糊等为黏合剂制成的丸剂。糊丸干燥后质地较坚硬,在胃内崩解迟缓,药物的释放时间较水丸、蜜丸长,内服后在体内缓缓吸收,即可延长药效,又能减少某些毒性成分的释放或减缓刺激性成分对胃肠道的刺激。因此,有毒药物或刺激性强的药物宜制成糊丸,如磁朱丸、人丹等。

浓缩丸系指药材或部分药材提取的清膏或浸膏,与适宜的辅料或药物细粉,以水、蜂蜜或蜂蜜和水为黏合剂制成的丸剂。根据所用黏合剂的不同,分为浓缩水丸、浓缩蜜丸或浓缩水蜜丸。浓缩丸是在继承古代"煎膏丸"的基础上开发的新品种,其优点是体积较其他丸剂为小,药物有效成分含量高,剂量小,易于服用。浓缩丸适用于治疗多种疾病,如六味地黄丸等。

蜡丸系指药材细粉以蜂蜡为黏合剂制成的丸剂。因为蜂蜡的主要成分软脂酸蜂酯的极性小,不溶于水,制成蜡丸后在体内药物释放的速度极其缓慢,可延长药效。调节用蜡量,可以使丸剂在胃中不溶解而在肠中溶解,以防止药物中毒或对胃的强烈刺激。若处方中含有较多的毒剧或强刺激性药物,并要求在肠道吸收以达到治疗效果的,皆可以制成蜡丸,如传统中成药三黄宝蜡丸等。但应注意切忌因其难化而擅自将蜡丸压碎后服用。蜡丸较难制作,释放药物过于缓慢,目前此剂型品种已不常见,有的品种已经改为滴丸。

微丸系指直径小于 2.5mm 的各类丸剂。微丸系采用现代技术将药物制成体积较小的丸粒,药物分散性好,释放均匀,吸收平稳,尤其适宜有刺激性的药物,以免刺激肠胃,如葛根芩连微丸。

丸剂一般吸收缓慢,药效持久,且体积小,服用、携带、贮藏都较方便,是一种常用的中成药剂型。丸剂一般用于治疗慢性、虚弱性疾病,如理中丸、六味地黄丸、金匮肾气丸等;亦有用于急救的,如安宫牛黄丸、至宝丹等。为使某些峻猛药缓慢发挥其作用,亦可制成丸剂,如大黄䗪虫丸等。另外,对于毒性大,难溶于水,或贵重、芳香、不宜久煎的药物,如麝香、牛黄、苏合香等,均宜制作丸剂,如苏合香丸等。

2. 散剂 散剂系指一种或多种药材混合制成的干燥粉末状药剂。散剂分内服、外用两种。有效成分不溶或难溶于水,或不耐高温,或剧毒不易掌握用量,或用量少而较贵重的药物,宜制作散剂使用。内服散剂奏效迅速,一般用温开水冲服即可(如乌贝散、十灰散);还有一些散剂要求用黄酒调服(如七厘散);另有制成药物粗粉需要煎煮服用的散剂称为煮散(如香苏散、银翘散)。外用散剂一般多撒布或调敷患处使用(如生肌散、金黄如意散),亦有点眼(如拨云散)、吹喉(如冰硼散)、吹鼻取嚏(如通关散)使用的。散剂具有制作简便,携带方便,节省药材等优点。但也有一些散剂因服用量大不易吞服;还有一些散剂易挥发、潮解,为其不足。

3. 煎膏剂(膏滋) 煎膏剂系指药材用水煎煮、去渣浓缩后,加炼蜜或糖制成的半固体制剂。又称"蜜膏"或"膏滋"。煎膏剂可备较长时间服用,其特点是吸收快,服用方便,较易贮存,益于滋补,适用于慢性病和久病体虚者,如益母草膏、当归养血膏、参芪膏等。在服用时注意控制用量。

4. 膏药 膏药系指药材、食用植物油与红丹炼制而成的外用制剂。膏药制备时,先将药物入植物油中煎熬,去渣后掺入红丹(铅丹),使之成为富有黏性的胶质,然后匀摊于纸上或布上而成。膏药在常温下呈固态,用时可稍稍加热使之软化,再贴敷患处。膏药是中医传统剂型,可用于内、外、妇、儿各科的多种病证,其特点是容纳药量较多,作用患部释放持久,常用的如狗皮膏等。但膏药易污染衣服,偶有皮肤过敏反应发生。

5. 锭剂 锭剂系指药材细粉与适量黏合剂(蜂蜜、糯米粉等,或利用药材本身的黏性)制成规定形状的固体制剂。锭剂有长方形、纺锤形或圆柱形等形状。锭剂可供内服或外用。内服作用与糊丸接近,外用多用水或醋磨汁后涂敷患处,如紫金锭、至宝锭等。

6. 胶剂 胶剂系指动物皮、骨、甲或角用水煎取胶质,浓缩成稠胶状,经干燥后制成的固体块状内服制剂。其主要成分为动物水解蛋白类物质,并加入了一定量的糖、油脂及酒等辅料,有些还加入一些药材提取液共同制胶,以便增强疗效。凡含有蛋白质的动物皆可制备胶剂,常见的有皮胶类(用驴皮制的阿胶,用牛皮制的黄明胶)、角胶类(用鹿角制的鹿角胶)、骨胶类(如豹骨胶、狗骨胶)、甲胶类(如龟甲胶、鳖甲胶等)、其他胶类(如用牛肉熬制的霞天胶等)。胶剂中富含蛋白质、氨基酸等营养成分,具有补益作用,可以单独服用,也可配伍在汤剂或与其他药物合制成中成药使用。常用的胶剂有龟鹿二仙胶等。

7. 糖浆剂　糖浆剂系指含有药物、药材提取物和芳香物质的浓蔗糖水溶液。糖浆剂中加入了蔗糖和芳香物质,因此可以掩盖药物的不良嗅味,便于服用,适用于小儿及虚弱患者服用,尤多见于小儿用药,如小儿健胃糖浆、小儿喜食糖浆。但由于含糖量高,糖尿病患者不宜服用。

8. 酒剂　酒剂系指药材用蒸馏酒浸提制成的澄清液体制剂,又称"药酒"。其特点为用量少,吸收好,奏效快。由于酒本身具有防腐、活血、散寒、升提等作用,故多用于制备风湿药酒,如木瓜酒、五加皮酒;由于酒有防腐作用,且穿透力强,适宜提取厚味滋补药物和动物药,故可用于制备滋补药酒,如参茸酒、蛤蚧酒。药酒制备方法简便,亦可家庭自行制备(用含乙醇量50%~60%的白酒密闭浸泡药材数周,即可服用)。但酒本身有药理作用,因此小儿,孕妇,心脏病、高血压、肝病、对酒精过敏的患者不宜服用酒剂。

9. 露剂　露剂系指含挥发性成分的药材,用水蒸气蒸馏法制成的芳香水剂。露剂气味清淡、芳香,多具有清热解暑、芳香化浊、解毒辟秽等作用,特点为保存药材固有的香味,便于吸收和服用,常用的如金银花露。但露剂含药量不多。

10. 茶剂　茶剂系指含茶叶或不含茶叶的药材或药材提取物制成的用沸水冲服、泡服或煎服的制剂。分为茶块、袋装茶和煎煮茶。

茶块分为不含糖茶块和含糖茶块。不含糖茶块系指药材粗粉或碎片、段,与适宜的黏合剂混合后压制成的块状茶剂;含糖茶块系指药材提取物与蔗糖等辅料压制成的块状茶剂。

11. 栓剂　栓剂系指药材提取物或药粉与适宜的基质制成的供人体腔道给药的固体制剂,如肛门栓、阴道栓等。

栓剂在常温下为固体,塞入腔道后,在体温作用下迅速溶化或软化而释放药物。其特点是比口服给药吸收快,生物利用度高,给药后一半以上药物成分不经肝脏直接进入体循环,既可以防止药物在肝脏内的分解变化,又能减少药物对肝脏的毒副作用。不经口服而经腔道给药,还可以避免药物对胃的刺激,防止胃酸和消化酶对药物的破坏作用。栓剂适用于不宜口服药物的患者,尤其是婴幼儿患者。常用栓剂如妇科的康妇消炎栓,儿科的小儿解热栓等。但栓剂比口服药在使用上略显不便,在炎热地区的运输和贮存也不太方便。

(二)现代剂型

1. 颗粒剂(冲剂) 颗粒剂系指药材提取物与适宜的辅料或与药材细粉制成的颗粒状制剂。有颗粒状和块状两种,分为可溶性颗粒剂、混悬性颗粒剂和泡腾性颗粒剂。其中用水冲服的颗粒剂,以前又叫冲剂,因含糖量较高,容易吸潮。颗粒剂较丸剂、片剂作用迅速,较汤剂、糖浆剂体积小,重量轻,易于运输携带,且服用简便,适用于多种疾病,颇受患者的欢迎。如感冒清热颗粒、气滞胃痛颗粒等。

2. 片剂 片剂系指药材提取物、药材提取物加药材细粉或药材细粉与适宜辅料混匀压制而成的圆片状或异形片状的制剂。分为浸膏片、半浸膏片和全粉片等。片剂用量准确,体积小,质量稳定,卫生条件好,服用方便,易于携带、贮存,适用于各种疾病。对于药味较苦,或具有异味的药物,压片后可再包糖衣,使之易于吞服。对于需要在肠道中起作用,或遇胃酸易被破坏的药物,则可压片后再包肠溶衣,使之在肠道中崩解。片剂多采用机械化生产,效率高,成本低,是常用的现代剂型之一。如桑菊感冒片、牛黄解毒片等。片剂的缺点为儿童和昏迷患者不便于吞服,贮存不当会影响片剂崩解。

3. 合剂(包括口服液) 合剂系指药材用水或其他溶剂,采用适宜方法提取,经浓缩制成的液体制剂。单剂量包装,供口服使用者又称为"口服液"。合剂既能保持汤剂的特点,又能避免汤剂临时煎煮的麻烦,体积小,便于服用、携带和贮存,如小青龙合剂、四物合剂。口服液用量小,易吸收,口感好,作用迅速,质量稳定,携带方便,易保存,但成本较高。如银黄口服液、生脉饮口服液等。

4. 滴丸剂 滴丸剂系指药材提取物与基质用适宜方法混匀后,滴入不相混溶的冷凝剂中,收缩冷凝而制成的制剂。适合用于制备液体药剂、主药体积小或有刺激性的药物。其特点为制造简单,质量易于控制,较为稳定,可提高难溶性药物的生物利用度。如复方丹参滴丸、苏冰滴丸等。

5. 胶囊剂 胶囊剂根据囊心与囊材的不同又可分为硬胶囊剂、软胶囊剂、肠溶胶囊剂三种类型。

硬胶囊剂系指将一定量的药材提取物、药材提取物加药粉或辅料制成均匀的粉末或颗粒,充填于空心胶囊中,或将药材粉末直接分装于空心胶囊中的制剂。如金水宝胶囊、桂龙咳喘宁胶囊等。

软胶囊剂系指将一定量的药材提取物加适宜的辅料混合均匀密封于球形、椭圆形或其他形状的软质囊材中,用压制法或滴制法制备而成的制剂。软质囊材是由明胶、甘油和(或)其他适宜的药用材料制成。油性液体药物可制成软胶囊,便于贮存和服用。如藿香正气软胶囊、感冒软胶囊等。

肠溶胶囊剂系指硬胶囊或软胶囊经适宜方法处理或用其他药用高分子材料加工而成的制剂。其囊壳不溶于胃液中,但能在肠液中崩解而释放活性成分。

胶囊剂的特点是外观整洁美观,崩解快,吸收好,容易吞服,可掩盖药物的不良嗅味,易于制成速效、长效或肠溶制剂。凡对光敏感、不稳定或遇湿、热不稳定的药物,或有特异气味的药物,或需要定时、定位释放的药物,宜制成胶囊剂。但胶囊溶化后局部浓度较高,因此对胃黏膜刺激性强的药物不宜制成胶囊剂。由于小儿吞服胶囊较困难,为防止出现危险,小儿用药一般不宜制成胶囊。

6. 酊剂 酊剂系指药物用规定浓度的乙醇提取或溶解制成的澄清液体制剂,亦可用流浸膏稀释制成。其特点是剂量准确、吸收迅速,且制法简单,无需加热,适宜制备含有挥发性成分或不耐热成分的制剂。酊剂有内服和外用两种,内服的酊剂如十滴水,用于中暑;外用的酊剂如土槿皮酊,用于手足癣。酊剂中含有一定量的乙醇,因此对酒精过敏的患者及小儿、孕妇等不宜服用。

酊剂与酒剂的区别在于,酊剂用乙醇制成,具有一定的含药浓度。

一般药材制得的酊剂浓度为20%（即100ml酊剂中含药材20g），含毒剧药的酊剂浓度为10%（即100ml酊剂中含药材10g）。

7. 橡胶膏剂　橡胶膏剂系指药材提取物、药物与橡胶等基质混匀后，涂于布上的外用制剂。其用法简单，携带、贮藏方便。多用于跌打损伤、风湿痹痛、疮疡等疾病，常用如伤湿止痛膏等。

8. 软膏剂　软膏剂系指药物、药材细粉、药材提取物与适宜的基质混合制成的具有适当稠度的半固体外用制剂。常用基质分为油脂性、水溶性和乳剂型基质。其中乳剂型基质的亦称"乳膏剂"。

软膏在常温下呈半固体状态，具有一定的黏稠性。当涂于皮肤或黏膜表面后，能软化或溶化，有效成分被缓慢吸收，呈现缓和的疗效，适用于皮肤病、疮疡肿毒、烧伤、跌打损伤等，如三黄软膏、穿心莲软膏、烫伤膏等。

9. 注射剂　注射剂系指从药材中提取的有效物质制成的可供注入人体内的灭菌溶液或乳状液（包括肌内、穴位、静脉注射和静脉滴注使用的灭菌溶液和乳状液）以及供临用前配成溶液的无菌粉末或浓缩液。

注射剂具有剂量准确，作用迅速，给药方便，药物不受消化液和食物的影响，能直接进入人体组织、血液等优点。适用于多种疾病，特别适用于急救，当患者不省人事、不能口服给药，或消化功能障碍不能服用其他剂型的患者。注射剂除用于皮下、肌内、静脉注射外，还可穴位注射，发挥特有疗效，如复方丹参注射液、清开灵注射液、柴胡注射液等。但由于中药化学成分复杂，在提取、精制过程中及在高温灭菌中，必然会损失一定成分，因此对中药注射剂的疗效和安全性问题，尚有待进一步研究。

10. 膜剂　膜剂系指药材提取物、药材细粉溶解或混悬于成膜材料中，经涂膜、干燥、分剂量而制成的一种含药薄片状制剂。膜剂可用于口服、舌下、眼结膜、阴道黏膜、体内植入、皮肤和创伤、烧伤、炎症表面覆盖等多种给药途径。膜剂可以发挥局部或全身作用，工艺简单，运输、携带、使用均很方便，常用的有口腔溃疡膜等。膜剂的给药量较小。

11. 气雾剂、喷雾剂　气雾剂系指药材提取物或药材细粉与适宜的抛射剂装在具有特制阀门的耐压严密容器中,使用时借助抛射剂的压力将其中的内容物呈细雾状或其他形态喷出的制剂。不含抛射剂,借助手动泵的压力将内容物以雾状等形态喷出的制剂称为喷雾剂。气雾剂和喷雾剂按内容物组成可分为溶液型、乳剂型或混悬型,按给药途径分为呼吸道吸入、皮肤或黏膜给药等。

中药气雾剂的特点是给药剂量小、起效迅速、药物分布均匀、便于吸收、卫生条件好、减少局部涂药疼痛、使用方便。但多需有耐压容器、阀门和抛射剂,制造成本较高。且吸入型气雾剂因肺部吸收时干扰素较多,往往吸收不完全,剂量不准确。常用的有宽胸气雾剂、复方丹参气雾剂、烧伤气雾剂等。

(三)其他

其他还有一些品种较少、剂型特殊的中成药,如治疗风寒痹痛的"坎离砂",是一种外用熨剂;治疗风湿疥癣的大枫子油,是一种外用油剂(植物油);治疗水火烫伤的獾油也是一种外用油剂(动物油);治疗暴发火眼的蚕茧眼药是一种外用洗剂。此外还有曲剂、糕剂、滴耳剂、滴眼剂、搽剂、涂膜剂、滴鼻剂、海绵剂等。

六、合理使用中成药

基于对中成药使用存在的问题的思考和自身的使命和责任感,金老在"文革"期间下放到京郊农村"劳动改造"时不辞辛劳,决心利用劳动之余编写一本指导青年中医合理使用中成药的书。金老曾回忆道:"在那样的环境中著书难度可想而知。我白天干农活,一有空闲便四处查阅资料。待资料收齐后,一收工就回到屋里,顾不上脱去衣服,我坐在农村的炕上一个字一个字不停地写,常常忘记了吃饭,到了晚上便借着微弱的灯光继续写,究竟度过了多少个不眠之夜我已经记不清了。经过5年的时间,我终于完成了29万字的《中成药的合理使用》一书。书中的每一个字都凝聚了我的心血。"该书载药490种,分为内、妇、儿、外、五官各科。每种成药分为处方来源、药物组成、剂型、用法用量、功用、适应证、方解、附注等。该书以方解为重点,根据适应证确定病因,再将所用的药物按君、臣、佐、使配伍原则叙述其疗效特点。对每种中成药条分缕析,通俗易懂,利于掌握。该书经北京中医学院颜正华教授审阅,于1984年由人民卫生出版社出版。此书一面市便获得了好评,再版7次仍供不应求。该书为指导临床中医正确辨证用药起到了积极的作用。

1995—1998年,北京市卫生局和劳动局针对北京地区所用中西成药几千种,在医药流通领域和医疗单位形成无序竞争,造成医药货源极大浪费的情况,决定对北京地区的中成药品种进行审核,并在此基础上规定北京市公费医疗和劳保医疗用药报销范围。在这项工作中,金老被聘为中药专家组组长。为了摸清中成药配方与用药情况,金老除了查阅《中国药典》外,还查阅了大量部颁品种资料,以作为选定中成药品种的依据。在充分调查的基础上,金老提出了选定中成药的原则:"配方必须符合中医基础理论,具有中医特色,安全有效,工艺先进,剂型新颖,便于使用。在同类的成药中,凡处方类似、工艺相仿、疗效雷同的品种,哪种价格优惠,选哪种。"这一原则得到了有关领导的认同并采纳,在1997—1998年,北京市卫生局先后两次公布了《北京市公费医疗和劳保医疗用药报销范围》。实践证明,所选定的中成药品种基本适应各科临床辨证用药要求。与此同时,金老还将纳入报销范围的470种中成药按病证分类编成品种目录,大大方便了医生临床辨证选药,对于提高中成药疗效、节约医药费用发挥了积极作用,极大地促进了临床合理使用中成药。

(一)中成药的用法和用量

中成药品种繁多,剂型复杂,有的是内服,有的是外用,不同剂型的中成药应用于临床时用法用量往往有所不同。中成药的用法用量直接影响到药物疗效,如能正确应用,可以达到预期治疗目的,用之不当,不仅会减弱药物的疗效,有时甚至会造成不良后果。所以,金老认为中成药的用法用量是合理使用中成药过程中不容忽视的一部分,应当加以注

意。基于自身学习经验与认识,金老将有关中成药用法用量的内容整理如下:

1. 用法 无论是内服,还是外用,根据医疗要求不同,有多种用法。

(1)内服药:一般内服的中成药,多是每天服两次(早晨服一次,晚上睡前服一次),宜在空腹时间服用。但这不是绝对的,特殊疾病要根据病情而定。如补养药宜在饭前空腹服;对胃肠有刺激或欲使药力停留上焦较久的宜在饭后服;驱虫药最好在清晨空腹服;安神药宜在睡前服;对于呕吐患者应采取少量多次服用;调经药宜在临近经期前数日服用;对于急性病变,须遵医嘱,按药物作用特点来决定用法。

在服用方面,通常应用温开水送下。也有由于病情需要,配伍适当药引,以便促进疗效。如祛风活络的再造丸、活血化瘀的七厘散等,宜用温黄酒送下,取其温通经络或活血行气作用;温中散寒的附子理中丸、和中解表的藿香正气丸等,宜用生姜煎汤送下,取其温散里寒或发散表寒和安胃止呕的作用;滋补肾阴的六味地黄丸、固肾涩精的锁阳固精丸等,宜用淡盐汤送下,取其引药入肾的作用;清热导滞的至宝锭,宜用焦三仙煎汤送下,取其促进消导的作用;治疗小儿感冒发热的保元丹、妙灵丹等,宜用钩藤、薄荷煎汤送下,取其增强解表退热的作用等。此外,患者如症见神志昏迷,牙关紧闭等危急证候,不能正常服药时,可将中成药用温开水调成稀糊状,采取鼻饲法服用,不可随便撬牙灌服,以免损伤牙齿。

(2)外用药:一般外用的中成药(除个别几种治疗跌打损伤的中成药外),均不准内服。特别是处方中含有毒性药物的,如龟板散、银粉散、如意金黄散、提毒散等,绝对不能入口。应密切注意,以免发生中毒事故。外用中成药品种很多,用法也不完全一样,如珍珠散、生肌散等,系将药粉直接撒于疮面上;如蟾酥锭、紫金锭等,是用醋研磨成糊状外敷患处;如七厘散、五虎丹等,是用白酒调成糊状,外敷患处;如烫火药、黄水疮药等,是用香油调敷患处;如如意金黄散等,是用醋调敷患处;如武力拔寒散,是用鸡蛋清(适当加温水)调成糊状,摊于纸上,根据病情,贴于适当部位等。此外,还有油膏、膏药等,均需根据局部病变,适当应用。

2. 用量 一般中成药都必须按照规定用量服用,如果用量过小,效力不足,就不能达到治疗效果,甚至贻误病情;相反,如用量过大,药力太猛,可致使克伐人体正气。所以,在一般情况下,应按常规量服用,不宜变动。对于药性猛烈的,尤其是含有毒性药物的中成药,用量更应谨慎,不可忽视。如治疗风湿病的疏风定痛丸、治疗跌打损伤的三黄宝蜡丸、治疗疮痈肿毒的蟾酥丸等,均含有毒性药物。再如破气导滞的开胸顺气丸,破血化瘀的大黄䗪虫丸、攻逐水饮的舟车丸、泻下通便的九制大黄丸等,均属猛烈药物。对于这些中成药的用量,一定不能过大,避免发生不良反应或中毒事故。但大多数中成药性质是比效缓和的,在临床运用中,必要时可根据患者的年龄、体质、发病季节等具体情况,在用量上适当增减,灵活掌握。此外,小儿用量应适当减少,一般情况是1岁以内的,可用成人量1/4;2~5岁的,可用成人量1/3;5~10岁的,可用成人量1/2;10岁以上的,可与成人量相差不大(毒性、剧烈性的中成药不在此列)。

(二)中医治疗法则

中医治疗法则,是在长期医疗实践中,从疾病的发生、发展普遍规律总结出来的一套防病治病的原则。它的基本特点是,从整体观念出发,通过四诊所搜集的客观资料为辨证依据,对疾病进行全面分析和归纳,得出确切诊断,从而对不同病情制定出不同的治疗原则。基于对中医和中药知识的深刻理解和掌握,以及多年来的用药经验,金老曾分析了中成药使用现状存在的问题,并以安宫牛黄丸、局方至宝丹、苏合香丸三味中成药应用于不同类型的"中风"为例,详细讲解了中医治疗法则在中成药合理使用中的重要性。金老认为中成药的处方药物组成不同,疗效各异,所适应的病证也有所区别,决不能混用。学习和掌握基本的中医治疗法则,是合理使用中成药的关键基础。现将金老关于中医治疗法则的学术思想列述如下:

1. 扶正祛邪 一切疾病的过程,都是正气与邪气矛盾双方的斗争过程。疾病发生和发展,是由正邪双方斗争力量的消长而决定的。因此,治疗的根本目的是改变正邪双方的力量对比,扶助正气,祛除邪气,使疾病过程向痊愈方向转化。临床所用的各种治疗措施,不外乎扶正、祛邪两个根本原则。

扶正就是应用扶助正气的药物,并配合适当营养和功能锻炼等辅助方法,增强体质,提高机体的抵抗力,以达到战胜疾病、恢复健康的目的。这是扶正以祛邪的方法。适用于以正虚为主要矛盾的病证。临床可根据患者的具体情况运用补气、养血、滋阴、助阳等补法。

祛邪就是应用驱除病邪的药物治疗疾病,以达到邪去正复的目的。这是祛邪以扶正的方法。适用于以邪盛为主要矛盾的病证。临床可根据患者的具体情况,运用发汗、泻下、利尿、消导等驱邪外出的方法。

在疾病过程中,正邪之间不断消长和变化。因此,在治疗中必须把扶正、祛邪结合起来。根据病情的具体情况,或以扶正为主,或以祛邪为主,或先攻(祛邪)后补(扶正),或先补后攻,或攻补兼施,要灵活运用,才能收到预期效果。

2. 治病求本 "治病必求于本",就是说治疗疾病首先必须找出疾病的本质,给予针对性的治疗,这是辨证论治的根本原则。疾病在发展过程中,有各种错综复杂的现象,我们必须透过现象看本质,抓住本质进行治疗,解决了疾病的"本",其余各种疾病现象,也就随之消失。例如头痛,不能泛泛地寻找止痛药去治头痛,因为头痛可由外感、血虚、痰湿、肝阳上亢等多种复杂的原因引起,治疗时必须找出它的原因所在,这个病因就是本,当分别用解表、养血、燥湿化痰、平肝潜阳等方法进行针对病因治疗,头痛便可迎刃而解。

(1)标本缓急:标本,主要是用来分清疾病的主次先后和轻重缓急,从而确定治疗方法和步骤。一般地说,标是疾病的现象,本是疾病的本质。如果按邪与正来说,正气为本,邪气为标;如按疾病新旧来分,旧病(或原发病)为本,新病(或继发病)为标。一般情况下,治本是个根本法则。但在某些情况下,标病甚急,如不及时治疗,可危及生命时,则应采取"急则治其标,缓则治其本"的方法。例如大出血的患者,不论属于何种出血,均应采取应急措施、先止血以治标,待血止后,病情缓和了,再治本病。再如某些慢性病患者,复感外邪,当新病较急的时候,亦应先治疗外感以治其标,待新病愈后,再治宿疾以治其本。综上所述,可以看出,治标是在紧急情况下应采取的必要措施,治本才是治病的根本之图。急则治标,缓解了病情,就是为治本创造了更为有利的条件,其目的是为了更好地治本。病有标本缓急,所以治有先后主次。若标本并重,则应标本兼顾,标本同治。例如全身浮肿,小便不利,腰痛,同时又见胸满喘急的症状,虽然病本在肾,病标在肺,两者俱急,这时就应采取宣肺定喘,利尿消肿并举的方法。

总之,在辨证施治中,分清标本是很重要的。如果标本不明,则治无主次,势必影响疗效,甚至贻误病情。在辨认疾病时,还应注意标本可以互相转化,不是一成不变的,应灵活掌握。

(2)正治与反治:正治法即采取与疾病性质相反的药物来治疗,是常规的治疗方法。如寒证用热药,热证用寒药,虚证用补药,实证用泻药等,即寒者热之,热者寒之,虚则补之,实则泻之的治疗原则。因药物性质与疾病的性质相反,所以又称逆治法。

反治法又称从治法。即采用顺从疾病所表现的现象来治疗的方法。如外见寒象而用寒药来治疗,这与寒证用热药的正治法相反,所以称为反治法。常用的反治法有以下四种:

寒因寒用:就是疾病本质属热,而所表现的症状却是寒证(假象),如邪热内盛,格阴于外,阳气不能外达四肢所致的热厥证,应采取寒凉药治其本质,则假寒现象也随之而退。

热因热用:就是疾病本质属寒,而所表现的症状却是热证(假象),如内脏虚寒,阴邪过盛,致使阳气上浮,反见颜面发红,应采用热性药治其本质,则假热现象亦随之消失。

塞因塞用:塞是闭塞不通的意思,一般治疗应用通的方法,如肚腹胀满,治宜理气消胀,这是正治法。但如腹胀因脾虚所致,则治疗方法应当补虚,脾虚一复,胀满自除,即塞因塞用。

通因通用:对一般腹泻的症状,应当用固涩的方法来治疗,如腹泻应当止泻,这是正治法。但如腹泻是因食积停滞所致,这时不仅不能止泻,反而应该用泻下法,以去食积,食积一去,腹泻自止,即通因通用。

以上所说的反治法,主要对疾病外在现象而言。虽然和正治法相反,而且具体措施各有不同,但都是针对疾病本质而采取的治疗法则。

（3）同病异治、异病同治：同病异治与异病同治,也是根据治本的原则演变出来的两种方法。同病异治就是指同疾病,由于人体反应不同,而采取不同的治疗原则。例如,同是痢疾,但因疾病本质有湿热或寒湿等不同,所采用方法也不同。属于湿热的,以清热利湿方法来治疗；属于寒湿的,则采用温中燥湿方法来治疗。与此相反,不同种类的疾病,如果病理相同,可采取同样的治法来治疗,这就叫异病同治。例如,久泻久痢、子宫脱垂、脱肛等病,只要它的病机属于中气下陷,均可使用补中益气的治法来治疗,这就叫异病同治。

综上所述,中成药的合理使用是国医大师金世元学术思想的重要组成部分,金老认为中药的种植、鉴别、炮制、临床前调剂及中成药的生产制备、合理应用均以临床取得良好疗效,从而继承和弘扬传统中医药文化为指向。实现这一伟大目标需要体现在中医药行业的每个环节,步步谨慎,严格按照规范操作,环环相扣。其中,针对中成药的合理使用,金老认为首先应当系统了解中成药的发展简史,并按中成药的命名和分类认识中成药,在了解与认识的基础上学习影响中成药合理使用的众多因素,包括配伍禁忌、方剂组成和变化、常用剂型和用法用量,还需掌握指导中成药合理使用的中医治疗基础法则,从而避免乱用药、错用药,促进中成药的合理使用。

七、医药圆融育新才

（一）"医药圆融"的含义及内容

"医药圆融"即"医靠药治、药为医用,医药结合、形成合力"的学术思想。历史上孙思邈、李时珍皆是既精岐黄医术、又熟谙本草药性的"医药圆融"大家,"医药圆融"是优秀中医药人才具有的传统特色和优势。

中医药学科的突出特点是中医理论和中药应用水乳交融,医药结合、互为一体。继承和发展中医药学,需要做到"医药圆融"。国医大师金世元一直倡导"医靠药治、药为医用,医药结合、形成合力"的学术思想,在授课学习过程中也始终强调,中药以治病救人为目的,无论采收、产地加工、炮制等一系列过程,最终都要服务于临床医疗。金老丰富而曲折的学习及工作经历铸就了深厚的理论功底与实践基础,"精药通医"的知识结构更为金老从事中医药事业提供了全新视角。金老始终不忘治病救人、提高临床疗效是中医药生存与发展的根本。正是在这一思想指导下,金老在中药调剂、鉴别、炮制、中成药使用等领域,多有"医药融合"的独到见解。不仅对中药生产加工环节的每一个步骤了如指掌,更能站在临床治疗的角度,分析这些步骤有益于临证使用的实际意义。既深得古人药性炮制理论,又契合当今组方配伍用药旨意。在"医药圆融"特色学术思想指导下,金老将中医药理论融为一体,形成了"医药圆融"的学术特色。

(二)"医药圆融"的实践应用

临床实践中,中成药的合理使用不仅需要以深厚的中医理论知识为基础,还要求中医药人员深谙中药应用理论,二者相辅相成,从而做到"医药圆融",最终实现中成药的合理使用。金老认为从目前中成药的应用与生产的现状来看,中医人员和中药人员均应该继承和发展中成药,从而促进中成药的合理使用,不过根据工作性质不同,继承和关注的内容应有所侧重。

针对处于中成药生产应用过程中不同角度和阶段的从业人员,金老曾详细分析了目前他们的工作情况和存在的问题,并提出了相关有利于促进中成药的合理使用的建议,内容如下:

(1)中医人员(包括中西医结合,习用中成药的西医):凡属临床应用中成药治疗疾病的医生,对所用的中成药的处方组成、配伍意义、疗效特点、适应范围、剂型、服法、用量、注意事项等,都应全面掌握。只有这样才能"有的放矢"地辨证用药,取得良好疗效。然而,目前有些医生并未能全面掌握。现今所有中医院校和在职培训教育中,只学习"方剂学",而不设立"中成药学"这门课程。虽然方剂学的内容,也有一部分传统中成药,如"六味地黄丸""补中益气丸""银翘解毒丸"(银翘散)、"桑菊感冒片"(桑菊饮)等,但毕竟是少数。如现用的《方剂学》(全国高等医药院校试用教材)所载方剂,含正方197首,附方122首,共计319首。其中配制成用于临床的中成药仅67首,只占方剂总数的20%。但全国所生产的中成药数以千计,虽然《中国药典》《中成药制剂手册》《全国中药成药处方集》等书也收载了不少中成药,但这些书籍的重点都是配方用药,工艺要求、质量标准以及功能主治叙述过于简要,对于指导临床应用意义不大。因此,当前绝大多数临床医生使用中成药主要是根据药品的标签或说明书,参照使用。这些标签和说明书一般都是非常简单的,特别是药味不全,又不算出各药用量,使人对其性能、适应范围不能全面了解。于是也有个别医生根据名称用药。如用"肥儿丸"(处方中有槟榔、木香、使君子等)治疗小儿脾胃虚弱,肌肉消瘦等疾病,实际它是一种消食导滞的驱虫药,还有的用"胃气止痛丸"(处方仅有高良姜、香附)治疗胃病,却不分寒热虚实,这样,难免产生药不对证的现象。以上这些中成药应用不合理的现象,充分表明当前做好中成药的继承工作及合理使用不仅十分重要,而且非常迫切。

(2)中药人员:重点指中成药生产人员和销售人员。它们对中成药的继承和学习,虽各有侧重,但在了解基本理论方面都是非常必要的。中成药生产人员应将配方用料,炮制、粉碎,不同剂型的工艺操作等作为学习重点,同时,对于中成药的处方组成,配伍意义,疗效特点等,也应有一概括了解。这对提高业务水平,理解工作的重要性,提高产品质量,都有莫大好处。但当前由于大型生产、分工过细的原因,各车间、工种互不了解,就更谈不上了解中成药的基本理论知识了。所以,有的同志包装"牛黄清心丸"25年竟不知道它的处方组成和确切疗效。中药销售人员(重点指中药房零售单位业务员和医院中药房人员),他们所负责的工作按中药行业来讲,是属于前线工作,因为直接接触患者,所以,工作性质非常重要。不仅应掌握各种中成药的制备工艺,而且必须了解中医、中药、方剂等最基本的理论知识,方能胜任。由于中成药在人民群众心目中享有很高声誉,所以有些患者患有小伤小病,一般不去医院诊治,习惯到中药店向销售人员询问买药。销售人员根据病情,向顾客介绍适宜的中成药服用,这种售药方式,俗称"问病吃药"。但如果不了解中成药的主要组成,配伍意义,适应证等,怎能很好地担任这一工作呢？的确,现在一些青年售药人员,对于中成药理论学习机会较少,业务素质较差,因此,在"问病吃药"时,往往不管患者病情如何,总是按类别介绍几种常见的中成药。如"咳嗽",不论内伤、外感,都给"橘红丸","感冒"不分风寒、风热,大都给"感冒冲剂"等。有时因品种不全,还互相代替,如没有"朱砂安神丸"就给"柏子养心丹"（前者重在清心火,后者重在补心气,温心阳）,甚至哪种价钱贵,介绍哪种等。这样做不仅对人民群众用药安全有效有直接影响,而且,也影响到中成药在人民群众中的声誉。因此,这部分青年同志在继承和学习中成药的基本理论方面也是相当必要的。

下 篇

金世元用药经验浅析

金老从事中医药工作已逾77年，在中药调剂、中药鉴别、中药炮制及中成药合理使用等领域形成了较为完整的学术思想和非常丰富的用药经验。本篇初拟了50味有代表性中药，在道地药材、性状鉴别、炮制加工、临床调剂及合理用药等方面做一浅析，旨在抛砖引玉，以期更多同道传承名老中药师的用药经验。

一、麻黄

(一) 基本情况

【来源】本品为麻黄科植物草麻黄 *Ephedra sinica* Stapf、中麻黄 *Ephedra intermedia* Schrenk et C. A. Mey. 或木贼麻黄 *Ephedra equisetina* Bge. 的干燥草质茎。

【性味与归经】辛、微苦,温。归肺、膀胱经。

【功能与主治】发汗散寒,宣肺平喘,利水消肿。用于风寒感冒,胸闷喘咳,风水浮肿。蜜麻黄润肺止咳。多用于表证已解,气喘咳嗽。

(二) 金老论道地药材

【历史】本品始载于《神农本草经》,列为中品;历史本草均收载。《名医别录》谓:"麻黄生晋地(今山西省境内)及河东(今河北省境内)。"陶弘景说:"今出青州(今山东省境内)、彭城(今河北省境内)、荥阳、中牟(均在今河南省境内)者为胜,色青而多沫。"苏敬说:"郑州鹿台(地处河南郑州)及关中沙苑(今陕西省境内)河旁沙洲上最多。苏颂说:"今近汴京(今河南开封)多有之,以荥阳、中牟者为胜。春生苗,至夏五月则长及一尺以来。梢上有黄花,结实如百合瓣而小,有似皂荚子,味甜,微有麻黄气,外皮红,里仁子黑。根紫赤色。"李时珍曰:"其味麻,色黄,故名麻黄。"根据上述的植物形态颇似草麻黄。

【产地】

1. 草麻黄 又称田麻黄。主产于河北、山西、新疆、内蒙古。此外吉林、辽宁、陕西、河南等地也产。

2. 中麻黄 主产于甘肃、青海、内蒙古及新疆。此外山西、河北、辽宁、吉林也产。

3. 木贼麻黄 又称木麻黄、山麻黄,主产于河北、山西、甘肃、陕西、内蒙古、宁夏、新疆等地。

（三）金老谈性状鉴别

【形色嗅味】

1. 草麻黄 茎细长圆柱形，略扁，分支少，直径 1~2mm，有时带少量棕色木质茎；节明显，节间长 2~6cm，表面浅绿色或黄绿色，有细纵棱线，手触之微有粗糙感。节上有膜质鳞叶，长 3~4mm，下部约 1/2 合生成鞘状，上部两裂（三裂少）。裂片锐三角状披针形，先端灰白色，反曲。体轻，质脆，易折断，断面略纤维性，外圈黄绿色，髓部圆形，呈暗红棕色，习称"玫瑰心"。气微香，味微苦涩。

2. 中麻黄 茎长圆柱形，分支较多，直径 1.5~3mm，常带较多的棕色木质茎。节间长 2.5~6cm，表面绿黄色或黄色，细纵棱线较明显，手触之有粗糙感。膜质鳞叶下部约 1/3 合生成鞘状或几不合生，上部三裂（二裂少）。裂片呈锐三角形或三角形披针形，先端微反曲。断面髓部常呈三角状圆形。其他同草麻黄。

3. 木贼麻黄 茎细圆柱形，分支多，直径 1~1.5mm，常带灰棕色的长木质茎。节间长 1.5~3cm，表面灰绿色或暗绿黄色，细纵棱线不明显，手触之无粗糙感。膜质鳞叶下部约 2/3 合生成鞘状，基部常呈棕色，上部两裂。裂片短三角形，先端钝。其他同草麻黄。

【优品质量】 均以色淡绿或黄绿、内心色红棕、手拉不脱节、味苦涩者为佳。

【使用注意】 色变枯黄脱节者不可供药用。

（四）金老说炮制加工

【历史沿革】 汉代有"去节汤泡"；南北朝刘宋时代有沸汤煮后晒干的方法；宋代有酒熬成膏、去根节炒、沸汤泡后烘干、蜜炒等方法；元、明时代有炒黄、姜汁浸、略烧存性、滚醋汤泡、蜜酒拌炒焦、微炙、炒黑等法；清代有"去根节，蜜酒煮黑"的记载。

【现代炮制】 现行麻黄的炮制品有生麻黄、麻黄绒、蜜麻黄、蜜麻黄绒，具体炮制加工内容见表1-1。

表 1-1　麻黄的炮制加工

炮制品名称	炮制工艺	质量要求	功效
生麻黄	取原药材,除去杂质及木质茎、残根,迅速洗净,闷润2~4小时,至内外湿度一致,切中段,干燥,筛去碎屑	呈圆柱形短节段,表面黄绿色,粗糙,有细纵棱线,质轻,有韧性。断面中心显红黄色,粉性,气微香,味苦涩	发汗解表和利水消肿力均强
麻黄绒	取已经加工切碎的净麻黄放在碾槽里,研至纤维疏松成绒状,筛去粉末而成	呈松散的绒团状,黄绿色,体轻	作用缓和,适于老人、幼儿及体虚者外感风寒时使用
蜜麻黄	取炼蜜,加适量沸水稀释,淋入麻黄段中,拌匀,闷润2~4小时,置热锅内,用文火炒至不黏手为度,取出,晾凉。每100kg麻黄段,用炼蜜20kg	表面深黄色,微有光泽,略具黏性,有蜜香气,味甜	性温偏润,发散力缓和,宣肺平喘力胜
蜜麻黄绒	取炼蜜,加适量沸水稀释,淋入麻黄绒中,拌匀,闷润2~4小时,置热锅内,用文火炒至色深黄,不黏手时取出放凉即得。每100kg麻黄绒,用炼蜜25kg	为黏结的绒团状,深黄色,略带黏性,味微甜	作用更缓和,适于表证已解而咳喘未愈的老幼及体虚人群

（五）金老做临床调剂

1. 金老谈麻黄处方审核技术　麻黄作为解表药中的常见中药,对麻黄的处方审核技术,要求执业药师收到处方后首先要审核处方的前记、后记等,然后审核处方的用药名称、炮制规格及用药剂量。

处方中,麻黄的常用炮制品麻黄绒、蜜麻黄、蜜麻黄绒,在《中国药典》2015版中规定麻黄的用量为2~10g。在处方审核过程中,如有超出范围时,应及时与临床医师进行沟通,并双签字。当遇到缺药的情况时,处方审核人员不应随意进行更改或将其划掉,应与临床医师进行沟通,并适当调换。

2. 金老谈麻黄处方应付技术　首先要确保麻黄的书写应规范整齐。

其次是药用部位应付,如"麻黄"是发汗的,而"麻黄根"是止汗的,一定要分清药用部位,绝不可混淆。然后是炮制应付,炮制应付首先必须认识到麻黄的炮制与不炮制,药效是有所差异的。中药调剂人员对麻黄的处方应付必须掌握,不可混淆,影响疗效。其处方应付主要如表1-2所示。

表1-2 麻黄处方应付表

处方名	给付
麻黄	生麻黄
炙麻黄	蜜炙麻黄
麻黄绒	生麻黄绒

3. 金老谈麻黄发药交代技术

(1) 麻黄的服药方法:汤剂分两次服,每日1剂,或入丸散。服药时间与次数根据不同的病证治疗。服用麻黄汤这样的发表剂后,应覆盖护理,发汗应微汗,不能大汗淋漓。

(2) 麻黄的使用注意与禁忌:麻黄属于辛温发汗之品,因此表虚自汗及阴虚盗汗、咳喘,由于肾不纳气的虚喘者要慎用。同时麻黄不宜与洋地黄类强心苷药物合用,以免引起室性心律失常。

4. 金老谈麻黄临床煎煮技术

(1) 麻黄先煎去沫:麻黄"先煎去沫"法的记载首见于张仲景所著《伤寒论》之麻黄汤,要求"先煮麻黄,减二升,去上沫,再内诸药"。《伤寒论》用麻黄的27首方剂中,有22首方剂要求麻黄先煎,并去掉上沫。这22首方剂中用麻黄,因受邪不甚,病位浮浅,只取其解表散邪、宣肃肺气,或通调水道,轻剂发汗,即可收效,无须大汗猛汗;或是用麻黄量较大。所以,要先煎麻黄,并去其浮沫。现代药理研究表明,麻黄"先煎去沫"的煎煮方法能有效预防出汗、心率加快、血压升高、自主活动增加的不良反应。

(2) 麻黄不先煎去沫:当用于感邪盛重,病位深邃,或病势急重者,则必借麻黄迅猛之力,方能驱敌于外,此时麻黄就不必先煎去沫,否则力衰势微,弱不禁敌,何以愈疾。同时,当麻黄在方剂中的用量很少时,就不必先煎去沫了。

（3）煎药前先加水浸泡半小时,没过药物表面 2cm 为宜。煎煮两次,合并药液,每次煎煮时间为 30 分钟。煎煮后药液约 300ml。儿童每剂一般煎至 100~300ml,成人每剂一般煎至 400~600ml,每剂等量分装 2 份,早晚各服一次,或遵医嘱。

（六）金老析合理用药

1. 表实感冒颗粒

● 基本情况

【收载】《中国药典》2015 版一部

【组成】麻黄、紫苏叶、葛根、白芷、防风、桔梗、苦杏仁（炒）、生姜、甘草、桂枝、陈皮。

【功效】发汗解表,祛风散寒。

【适应证】外感风寒邪气所致风寒表实证。症见恶寒重,发热轻,无汗,头项强痛,鼻流清涕,咳嗽,痰色白、质稀,苔薄白,脉浮紧。

【剂型规格】颗粒剂,每袋装 10g。

【用法用量】开水冲服,1 次 10~20g,1 日 2~3 次,儿童酌减。

● 古方来源

【处方来源】汉《伤寒论》麻黄汤加味

伤寒太阳表证无汗,用此发之;麻黄（去节）三两,桂枝二两,杏仁七十枚（去皮尖）,甘草（炙）一两。

● 金老传承

【方解】

君	麻黄	性味辛苦入肺经,善开腠理,具有发汗解表之功
	桂枝	性味辛甘温,解肌发表,温经散寒,可助麻黄发汗解表之力,促使汗出透彻,邪随汗解
臣	防风、白芷、紫苏叶	散风祛寒止痛,加强君药解表之力
	苦杏仁、桔梗	宣降肺气,止咳化痰
佐	葛根、陈皮	解肌发表,理气化痰
使	生姜、甘草	和药调中

- 现代应用

【注意事项】

a. 汗出勿令太过。

b. 忌油腻。高血压、心脏病患者慎用。

- 相关临床常用中成药的合理鉴别与应用

感冒软胶囊、表实感冒颗粒、风寒感冒颗粒是临床上常用于治疗外感风寒表实证的中成药。具体鉴别见表1-3。

表1-3 临床合理用药的鉴别

常用中成药	相同点	不同点
感冒软胶囊	均可用于外感风寒表实证。症见恶寒重,发热轻,无汗,头身疼痛等	作用较强
表实感冒颗粒		
风寒感冒颗粒		作用稍弱

2. 小青龙合剂(颗粒)

- 基本情况

【收载】《中国药典》2015版一部

【组成】麻黄、桂枝、白芍、干姜、细辛、炙甘草、法半夏、五味子。

【功效】解表化饮,止咳平喘。

【适应证】外感风寒,内有痰饮之咳喘。症见恶寒发热无汗,喘咳痰稀。

【剂型规格】合剂,每瓶装120ml。颗粒剂,每袋装13g。

【用法用量】合剂:口服,1次10~20ml,1日2~3次,用时摇匀。颗粒剂:开水冲服,1次13g,1日3次。

- 古方来源

【处方来源】汉《伤寒论》小青龙汤

治伤寒表不解,心下有水气,干呕发热,咳嗽微喘。又治溢饮,身体疼重,及咳逆倚息不得安卧;或因形寒饮冷,内伤肺经,咳嗽喘急,呕吐涎沫,并宜服之。干姜(炮)、细辛(去叶)、麻黄(去节、根)、肉桂(去粗皮)、芍药、甘草(炒),各三两。五味子二两,半夏(汤洗七次,切作片)二两半。

● 金老传承

【方解】

君	麻黄	发散风寒,宣肺平喘
臣	桂枝	解肌发表,助君药发汗,与君药为伍,散寒解表
	炙甘草	
佐	白芍	收敛肺气,佐助止咳
	五味子	
使	干姜	温化寒饮,止咳平喘
	法半夏	
	细辛	

● 现代应用

【现代研究】

a. 药理作用:有抗病原微生物、抗炎、抗氧化、抗过敏及抗变态反应、解痉平喘、止咳化痰、解热、镇痛、调节免疫功能的作用。

b. 临床新用:本品可用于治疗急性支气管炎、慢性支气管炎发作期、喘息性支气管炎、过敏性支气管哮喘反复发作、肺气肿属外寒内饮者。

【注意事项】

a. 忌烟、酒及辛辣、生冷、油腻食物。

b. 不宜在服药期间同时服用滋补性中药。

c. 内热咳喘及虚喘者不适用。

d. 支气管扩张、肺脓疡、肺心病、肺结核患者出现咳嗽时应去医院就诊。

e. 高血压、心脏病患者慎用。有肝病、糖尿病、肾病等慢性病严重者,应在医师指导下服用。

● 相关临床常用中成药的合理鉴别与应用

小青龙合剂、止嗽青果丸是临床上常用于治疗外感风寒痰多气喘之证的中成药。具体鉴别见表1-4。

表 1-4　临床合理用药的鉴别

常用中成药	相同点	不同点
小青龙合剂	均有散寒止咳平喘之功,同可用于感受风寒、痰多气喘之证	主治外感风寒,内有痰饮之咳喘,其症为咳喘痰多清稀,舌苔白滑
止嗽青果丸		主治外感风寒内有肺热之喘咳,其症为咳喘,咽干,痰多色黄,舌苔薄黄而干

二、防风

(一)基本情况

【来源】本品为伞形科植物防风 *Saposhnikovia divaricata*(Turcz.) Schischk. 的干燥根。

【性味归经】辛、甘,微温。归膀胱、肝、脾经。

【功能主治】祛风解表,胜湿止痛,止痉。用于感冒头痛,风湿痹痛,风疹瘙痒,破伤风。

(二)金老论道地药材

【历史】本品始载于《神农本草经》,列为中品。梁代《名医别录》载:"防风生沙苑(今陕西)川泽及邯郸(今河北)、琅琊(今山东)、上蔡(今河南)。"《唐本草》记载:"出齐州龙山最善,淄州、兖州、青州(以上均为山东境内)者亦佳。"《本草纲目》记述:"防者,御也,其功疗风最要,故名。"引张元素曰:"防风治风通用,治风去湿仙药也,风能胜湿故尔。"由此可知,本品为治疗外感风寒或风湿之良药。

【产地】防风分布很广,主要分布于黑龙江、吉林、辽宁、内蒙古、河北等地。主产于黑龙江安达、大庆、泰来、林甸、肇州、肇东、杜尔伯特;吉林白城、洮南、通榆、乾安;辽宁建昌、建平、朝阳、义县;内蒙古阿荣旗、扎鲁特、突泉、赤峰、敖汗旗、翁牛特旗、奈曼旗、卓资、丰镇;河北平泉、青龙、张北、围场、沽源、尚义、张家口、承德等地。东北三省产的防风素有"关防风""东防风"之称,为著名的"道地药材",畅销全国及出口,但以黑龙江产量大,质量佳;产于内蒙古、河北的习称"口防风",质量较逊。

(三)金老谈性状鉴别

【形色嗅味】根呈长圆锥形或长圆柱形,稍弯曲。长15~30cm,直径0.5~2cm。表面灰棕色,粗糙,有纵皱纹、许多横向皮孔及突起的细根痕。根头部有许多密集的环节,俗称"旗杆顶"或"蚯蚓头"。节上生有棕色或棕褐色粗毛(残存叶基),顶端有残存茎痕。质松脆,体轻,易折断。断面不平坦,皮部呈浅棕色,有裂隙,俗称"菊花心"。木部呈浅黄色,形成层为棕色环(切片后形如鱼眼,又称"鱼眼防风")。稍有香气,味微甜。

产于内蒙古、河北的防风根头部簇生的棕色毛较长,俗称"扫帚头",根条较瘦,质量较次。

【优品质量】以皮细而紧,条粗壮,整齐,须毛少,质柔软,断面皮部浅棕色,中心浅黄色者为佳。

(四)金老说炮制加工

【现代炮制】防风的炮制品为防风,具体炮制加工内容见表2-1。

表2-1 防风的炮制加工

炮制品名称	炮制工艺	质量要求
防风	取原药材,除去杂质及硬苗,洗净,闷润2~4小时,至内外湿度一致,切厚片,干燥,筛去碎屑	圆形或长椭圆形厚片。外表皮灰棕色,切面皮部浅棕色,有裂隙,木部浅黄色,形成层环深棕色。质松,气特异,味微甘

(五)金老做临床调剂

1. 金老谈防风处方审核技术 防风作为解表药中的常见中药,对防风的处方审核技术,要求执业药师收到处方后首先要审核处方的前记、后记等,然后审核处方的用药名称、炮制规格及用药剂量。

在《中国药典》2015版中规定防风的用量为5~10g,在处方审核过程中,如有超出范围时,应及时与临床医师进行沟通。处方中,当遇到缺药的情况时,处方审核人员不应随意进行更改或将其划掉,应与临床医师进行沟通,并适当调换。

2. 金老谈防风处方应付技术　确保防风的书写应规范整齐,处方应付见表2-2。

表2-2　防风处方应付表

处方名	给付
防风	防风

3. 金老谈防风发药交代技术

(1)防风的服药方法:汤剂分两次服,每日1剂。或入丸散。服药时间与次数根据不同的病证治疗。

(2)防风的使用注意与禁忌:防风辛温解表,因此凡燥热、阴虚血亏、热病动风者慎用或忌用。

4. 金老谈防风临床煎煮技术　煎药前先加水浸泡半小时,没过药物表面2cm为宜。煎煮两次,合并药液,每次煎煮时间为30分钟。煎煮后药液约300ml。儿童每剂一般煎至100~300ml,成人每剂一般煎至400~600ml,每剂等量分装2份,早晚各服一次,或遵医嘱。

(六)金老析合理用药

1. 防风通圣丸

● 基本情况

【收载】《中国药典》2015版一部

【组成】防风、麻黄、荆芥穗、薄荷、大黄、芒硝、滑石、生栀子、黄芩、连翘、生石膏、桔梗、川芎、白芍、当归、白术(炒)、甘草。

【功效】解表通里,清热解毒。

【适应证】外感风邪,内有积热,表里俱实。症见恶寒壮热,头痛咽干,小便短赤,大便秘结,瘰疬初起,风疹湿疮。

【剂型规格】水丸,每20丸重1g。蜜丸,每丸重9g。浓缩丸,每8丸相当于原药材6g。

【用法用量】口服。水丸:1次6g,1日2次。蜜丸:1次1丸、1日2次。浓缩丸:1次8丸,1日2次。或遵医嘱。

● 古方来源

【处方来源】金《宣明论方》防风通圣散

治诸风症。防风、川芎、当归、芍药、大黄、薄荷叶、麻黄、连翘、芒硝(朴硝是者。以上各半两)、石膏、黄芩、桔梗(各一两)、滑石(三两)、甘草(二两)、荆芥、白术、栀子(各一分)。上为末,每服二钱,水一大盏,生姜三片,煎至六分,温服。涎嗽,加半夏半两,姜制。

● 金老传承

【方解】

君	麻黄、荆芥穗	发汗解表
	大黄	荡涤积滞
臣	防风、薄荷	疏散风邪,与麻黄、荆芥穗配伍,以除表邪
	芒硝	软坚润燥,与大黄为伍泻热通便,以除积热
	滑石、栀子	清热利湿,与大黄、芒硝配伍,促使里热积滞从二便而解
佐	黄芩、生石膏、桔梗、连翘	清泻肺胃
	川芎、白芍、当归	养血和血
	白术(炒)	燥湿健脾,防止汗下并用太过伤及正气
使	甘草	调和诸药

● 现代应用

【现代研究】

a. 药理作用:有抗菌、抗病毒、解热、镇痛、抗炎、抗过敏、调节免疫、泻下等作用。

b. 临床新用:可用于治疗肥胖、脑病后遗症头痛,流行性脑脊髓膜炎、乙型脑炎、结核性脑膜炎及脑血栓等脑病、多发性疖病、胆囊炎疼痛、慢性胆囊炎急性发作疼痛、荨麻疹、急性化脓性中耳炎、慢性阑尾炎、高血压、斑秃、扁平疣、春季结膜炎等疾病。

【注意事项】

a. 忌烟、酒及辛辣、油腻、鱼虾海鲜类食物。

b. 不宜在服药期间同时服用滋补性中药。

c. 高血压、心脏病患者慎用。有肝病、糖尿病、肾病等慢性病严重者应在医师指导下服用。

d. 因服用或注射某种药物后出现荨麻疹等相似的皮肤症状者属于药物过敏（药疹），应立即去医院就诊。

e. 服药后大便次数增多且不成形者，应酌情减量。

f. 孕妇慎用，儿童、哺乳期妇女、年老体弱及脾虚便溏者应在医师指导下服用。

2. 荆防冲剂

● 基本情况

【收载】《卫生部药品标准·中药成方制剂分册》

【组成】荆芥、防风、羌活、独活、柴胡、前胡、川芎、枳壳、茯苓、桔梗、甘草。

【功效】发汗解表，散风祛湿。

【适应证】外感风寒邪气，症见头痛身痛，恶寒无汗，鼻塞流涕，咳嗽，苔白润，脉浮。

【剂型规格】颗粒剂，每袋重15g。

【用法用量】开水冲服，1次15g，1日3次。

● 古方来源

【处方来源】明《摄生众妙方》荆防败毒散

疏风解表，败毒消肿。治风寒感冒初起，恶寒发热，头疼身痛，苔白，脉浮者；疮肿初起，见表寒证者；羌活、独活、柴胡、前胡、枳壳、茯苓、防风、荆芥、桔梗、川芎各一钱五分，甘草五分。

● 金老传承

【方解】

君	荆芥、防风	味辛性温,发散风寒
臣	羌活、独活、川芎	祛风胜湿通络、活血止痛,加强君药发汗解表之功
	柴胡、桔梗、前胡	解表宣肺,止咳化痰
佐	枳壳、茯苓	理气宽胸,渗湿健脾
使	甘草	调和诸药

● 现代应用

【现代研究】

a. 药理作用:有解热、镇痛、抗炎作用。

b. 临床新用:已有文献证明荆防颗粒可治疗扁平疣、皮肤瘙痒等症。

【注意事项】

a. 忌烟、酒及辛辣、生冷、油腻食物。

b. 不宜在服药期间同时服用滋补性中成药。

c. 风热感冒者不适用,具体表现为发热重,微恶风,有汗,口渴,鼻流浊涕,咽喉红肿热痛,咳吐黄痰。

d. 糖尿病患者及有高血压、心脏病、肝病、肾病等慢性病严重者慎用。

● 相关临床常用中成药的合理鉴别与应用

九味羌活丸、荆防冲剂、伤风停胶囊是临床常用于治疗外感湿寒表证的中成药。具体鉴别见表2-3。

表2-3 临床合理用药的鉴别

常用中成药	相同点	不同点
九味羌活丸	均有祛风、散寒、除湿之功,可用于外感湿寒表证	药力较强,兼有清里热之功
荆防冲剂		药力较缓和
伤风停胶囊		兼有燥湿、健脾、化痰之功

三、白芷

（一）基本情况

【来源】本品为伞形科植物白芷 Angelica dahurica（Fisch.ex Hoffm.）Benth. et Hook.f. 或杭白芷 Angelica dahurica（Fisch. ex Hoffm.）Benth. et Hook. f. var. formosana（Boiss.）Shan et Yuan 的干燥根。

【性味归经】辛，温。归胃、大肠、肺经。

【功能主治】解表散寒，祛风止痛，宣通鼻窍，燥湿止带，消肿排脓。用于感冒头痛，眉棱骨痛，鼻塞流涕，鼻衄，鼻渊，牙痛，带下，疮疡肿痛。

（二）金老论道地药材

【历史】本品始载于《神农本草经》，列为中品。梁代《名医别录》云："白芷生河东川谷下泽，二月、八月采根曝干。"明代《本草纲目》载："今采根洗刮、寸截，以石灰拌匀，晒干，为其易蛀，并欲色白也。"至今浙江白芷的产地加工仍用石灰拌后晒干。这种加工方法既可防虫蛀，又可保证断面白色。白芷栽培的历史悠久，据《四川遂宁志》记载：四川白芷栽培始于13世纪。据清代康熙《仁和县志》（杭州市）记载：以浙江家种为最早。由此可知，白芷早已成为栽培品，并以四川、浙江为主产区。

【产地】

1. 杭白芷 主产于浙江杭州、临海、余杭、永康、缙云、象山、乐清等地。

2. 川白芷 主产于四川遂宁、达县、安岳、仪陇、渠县、崇州、射洪等地。

3. 禹白芷 主产于河南禹县、长葛，安徽亳州、太和等地。

4. 祁白芷 主产于河北安国、定州、深泽、晋县等地。

其他地区也有生产，如山东莒县、定陶，辽宁盖平，湖南茶陵、平江，江西吉安,以及贵州、云南等地。其中以浙江杭白芷、四川川白芷质量为优,统称"道地药材"。

(三) 金老谈性状鉴别

【形色嗅味】

1. 杭白芷 根呈圆锥形,头粗尾细,分支少,有的稍弯曲,状如胡萝卜。长10~25cm,直径1.5~2.5cm。表面呈灰棕色或黄棕色,根头部呈钝四棱形,具纵皱纹。支根痕及皮孔样的横向突起俗称"疙瘩丁",排列成四纵列,以杭白芷最明显。顶端有凹陷的茎痕。质坚实,断面呈白色或灰白色,粉性大。形成层环棕色,近方形,皮部散有许多棕色油点,气芳香浓郁,味辛微苦。

2. 川白芷 根粗,状如胡萝卜,无细尾,"疙瘩丁"较少,外皮细洁,气芳香浓郁,亦为白芷中的佳品。产于南方地区,由于种在红土壤中,所以出产的白芷表面呈红色,故称"红皮白芷",质量也很好。

3. 禹白芷 根呈圆锥形,较杭白芷、川白芷为细,皮孔细小且散在不成四列。较光洁(俗称"小棒槌"),断面形成层呈圆形,气味稍淡。

4. 祁白芷 根条细长,有支根,表面呈黄棕色,较瘦,有抽沟,断面粉性小,似糖心,形成层环棕色,香气淡,为白芷中的次品。

【优品质量】以根条肥大、体重坚实、粉性足、香气浓郁者为佳。

(四) 金老说炮制加工

【现代炮制】白芷的炮制品为白芷,具体炮制加工内容见表3-1。

表3-1 白芷的炮制加工

炮制品名称	炮制工艺	质量要求
白芷	取原药材,除去杂质,大小分开,洗净,浸泡8~12小时,至约七成透时,取出,闷润12~24小时,至内外湿度一致,切厚片,晒干或低温干燥,筛去碎屑	类圆形厚片。外表皮灰棕色或黄棕色。切面白色或灰白色,具粉性,形成层环棕色,近方形或近圆形,皮部散有多数棕色油点。气芳香,味辛、微苦

（五）金老做临床调剂

1. 金老谈白芷处方审核技术　白芷作为解表药中的常见中药,对白芷的处方审核技术,要求执业药师收到处方后首先要审核处方的前记、后记等,然后审核处方的用药名称、炮制规格及用药剂量。

在《中国药典》2015版中规定白芷的用量为3~10g,在处方审核过程中,如有超出范围时,应及时与临床医师进行沟通。处方中,当遇到缺药的情况时,处方审核人员不应随意进行更改或将其划掉,应与临床医师进行沟通,并适当调换。

2. 金老谈白芷处方应付技术　首先要确保白芷的书写应规范整齐。其次要注意处方名为"白芷"或"香白芷"时,均应给付白芷,见表3-2。

表3-2　白芷处方应付表

处方名	给付
白芷、香白芷	白芷

3. 金老谈白芷发药交代技术

（1）白芷的服药方法:汤剂分两次服,每日1剂。或入丸散。服药时间与次数根据不同的病证治疗。

（2）白芷的使用注意与禁忌:白芷辛香温燥,阴虚血热者忌服。

4. 金老谈白芷临床煎煮技术　煎药前先加水浸泡半小时,没过药物表面2cm为宜。煎煮两次,合并药液,每次煎煮时间为30分钟。煎煮后药液约300ml。儿童每剂一般煎至100~300ml,成人每剂一般煎至400~600ml,每剂等量分装2份,早晚各服一次,或遵医嘱。

（六）金老析合理用药

都梁丸

● 基本情况

【收载】《中国药典》2015版一部

【组成】白芷(酒炖)、川芎。

【功效】祛风散寒,活血通络。

【适应证】用外感风寒头痛以及鼻渊头痛等。

【剂型规格】蜜丸,每丸重9g。

【用法用量】口服,1次1丸,1日3次。

● 古方来源

【处方来源】宋《是斋百一选方》都梁丸加味

大治诸风眩晕,妇人产前产后,乍伤风邪,头目昏重,及血风头痛,服之令人目明;香白芷(大块,择白色新洁者,先以棕刷刷去尘土,用沸汤泡洗四、五遍)上为细末,炼蜜和丸,如弹子大,每服一丸,多用荆芥点腊茶细嚼下,食后。常服诸无所忌,只干嚼咽亦可。

● 金老传承

【方解】

君	白芷(酒炖)	祛风散寒止痛
臣	川芎	祛风活血止痛

● 现代应用

【现代研究】

a. 药理作用:具有镇静催眠和镇痛作用。

b. 临床新用:亦可用于治疗鼻渊头痛及血管神经性头痛。

【注意事项】

a. 忌烟、酒及辛辣、生冷、油腻食物。

b. 高血压、心脏病、肝病、糖尿病、肾病等慢性病严重患者慎用。

c. 不宜在服药期间同时服用滋补性中成药。

● 相关临床常用中成药的合理鉴别与应用

都梁丸与川芎茶调丸是临床常用于治疗风寒头痛的中成药,川芎茶调丸祛风止痛之力较强,用于风寒头痛较重者。

四、薄荷

（一）基本情况

【来源】本品为唇形科植物薄荷 Mentha haplocalyx Briq. 的干燥地上部分。

【性味归经】辛,凉。归肺、肝经。

【功能主治】疏散风热,清利头目,利咽,透疹,疏肝行气。用于风热感冒,风温初起,头痛,目赤,喉痹,口疮,风疹,麻疹,胸胁胀闷。

（二）金老论道地药材

【历史】本品始载于《新修本草》。曰:"薄荷茎叶似荏而尖长,根须冬不死,又有蔓生者。"李时珍在《本草纲目》对薄荷的特征、栽培、分布和用途作了详述:"薄荷人多栽莳,二月宿根生苗,清明前后分之。方茎赤色,其叶对生,初时形长而头圆,及长则尖。吴、越、川、湖人多以代茶。苏州所莳者,茎小而气芳,江西者稍粗,川蜀者更粗,入药以苏产为胜。"看来薄荷入药具有悠久的历史,并早以江苏产品质量为优。

【产地】主产于江苏南通、太仓、海门、东台、淮阴,浙江淳安、开化、余杭、余姚,江西吉安、九江、宜春、安福、泰和,安徽六安、铜陵、滁州,四川中江、南川,河北安国、博野、蠡县、深泽等地。其中以安国产量最大,江苏质量最佳,称为"道地药材"。

（三）金老谈性状鉴别

【形色嗅味】茎呈方柱形,有对生分支,长 15~40cm,直径 2~4mm,表面紫棕色或淡棕色,棱角处有茸毛,节间长 2~5cm,质脆,断面白色,髓部中空。叶对生,有短柄,叶片皱缩,完整的叶片展开后呈宽披针形,长椭圆形或卵形,长 2~7cm,宽 1~3cm。上表面深绿色,下表面灰绿色,稀披茸毛,有凹点状腺鳞。揉搓后有特殊清凉香气,味辛凉。

【优品质量】头刀薄荷多用作提取挥发油;二刀薄荷枝细,叶较密,多作药用。均以干燥条匀、叶密、香气浓郁者为佳。

（四）金老说炮制加工

【现代炮制】薄荷的炮制品为薄荷，具体炮制加工内容见表4-1。

表4-1 薄荷的炮制加工

炮制品名称	炮制工艺	质量要求	功效
鲜薄荷	取原药材，除去杂质，洗净。用时剪成段	与原药材性状一致	疏散风热，清利头目，利咽，透疹，疏肝行气。用于风热感冒，风温初起，头痛，目赤，喉痹，口疮，风疹，麻疹，胸胁胀闷
薄荷	取原药材，除去杂质及木质茎，迅速洗净，闷润2~4小时，切小段，及时低温干燥，筛去碎屑。	为不规则小段。茎呈方柱形，表面紫棕色或灰褐色，略被茸毛。切面白色，髓部中空。叶多破碎，上表面深绿色，下表面灰绿色，稀被茸毛，有腺鳞。气芳香，味辛凉	

（五）金老做临床调剂

1. 金老谈薄荷处方审核技术 薄荷作为解表药中的常见中药，对薄荷的处方审核技术，要求执业药师收到处方后首先要审核处方的前记、后记等，然后审核处方的用药名称、炮制规格及用药剂量。

在《中国药典》2015版中规定薄荷用量为3~6g。外用适量。在处方审核过程中，如有超出范围时，应及时与临床医师进行沟通。处方中，当遇到缺药的情况时，处方审核人员不应随意进行更改或将其划掉，应与临床医师进行沟通，并适当调换。

2. 金老谈薄荷处方应付技术 首先要确保薄荷的书写应规范整齐。其次要注意处方名为"苏薄荷"或"薄荷叶"时，均应给付薄荷叶，见表4-2。

表4-2 薄荷处方应付表

处方名	给付
苏薄荷、薄荷叶	薄荷叶

3. 金老谈薄荷发药交代技术

（1）薄荷的服药方法：汤剂分两次服，每日1剂。或入丸散。服药时间与次数根据不同的病证治疗。

（2）薄荷的使用注意与禁忌：薄荷,体虚多汗者不宜用,阴虚血燥者慎用。

4. 金老谈薄荷临床煎煮技术 薄荷的主要成分为挥发油,同时为叶类中药,不宜久煎,入煎剂多后下。在其他药已煎煮10~15分钟后,再把薄荷加进去同煎,一起煎5分钟即可。儿童每剂一般煎至100~300ml,成人每剂一般煎至400~600ml,每剂等量分装2份,早晚各服一次,或遵医嘱。

（六）金老析合理用药

1. 风热感冒颗粒

● 基本情况

【收载】《卫生部药品标准·中药成方制剂分册》

【组成】板蓝根、连翘、薄荷、荆芥穗、桑叶、芦根、牛蒡子、菊花、苦杏仁、桑枝、六神曲。

【功效】清热解毒,宣肺利咽。

【适应证】风热感冒,症见身热,鼻塞头痛,咳嗽,多痰。

【剂型规格】颗粒剂,每袋重10g。

【用法用量】口服,1次10g,1日3次,小儿酌减。

● 古方来源

【处方来源】此方来源于经验方。

● 金老传承

【方解】

君	桑叶、菊花	疏散上焦风热,清利头目
臣	连翘、荆芥穗、薄荷	清热解毒,疏散风热
	牛蒡子、板蓝根、苦杏仁	清解毒热,宣肺利咽
佐	芦根	清热生津
	桑枝	疏风通络
	六神曲	健脾和胃

- 现代应用

【现代研究】药理作用：主要有解热、抗病毒、镇痛、增强免疫功能等作用。

【注意事项】

a. 忌烟、酒及辛辣、生冷、油腻食物。

b. 不宜在服药期间同时服用滋补性中成药。

c. 风寒感冒者不适用，具体表现为恶寒重，发热轻，无汗，鼻塞流清涕，口不渴，咳吐稀白痰。

d. 糖尿病患者及有高血压、心脏病、肝病、肾病等慢性病严重者、孕妇或正在接受其他治疗的患者，均应在医师指导下服用。

- 相关临床常用中成药的合理鉴别与应用

银翘解毒丸、羚翘解毒丸、桑菊感冒片、风热感冒颗粒、感冒舒颗粒是临床上常用于治疗风热感冒的中成药，具体鉴别见表4-3。

表4-3　临床合理用药的鉴别

常用中成药	不同点
银翘解毒丸	辛凉平剂，最常用
羚翘解毒丸	解毒退热力强，用于风热感冒病情较重者
风热感冒颗粒	利咽止痛明显，风热咽痛者最宜
桑菊感冒片	药力较缓，适用于风热感冒之轻证，同时可治疗风热咳嗽
感冒舒颗粒	药力较缓，适用于风热感冒之轻证

2. 感冒清热颗粒（软胶囊、口服液、片）

- 基本情况

【收载】《中国药典》2015版一部

【组成】荆芥穗、薄荷、防风、柴胡、紫苏叶、葛根、桔梗、苦杏仁、白芷、苦地丁、芦根。

【功效】疏风散寒，解表清热。

【适应证】用于风寒感冒，头痛发热，恶寒身痛，鼻流清涕，咳嗽咽干。

【剂型规格】颗粒剂,每袋装 12g。无糖颗粒剂,每袋装 6g。软胶囊,每粒装 0.65g。口服液,每支 10ml。片剂,每片 0.55g。

【用法用量】颗粒剂:开水冲服,1 次 1 袋,1 日 2 次。无糖颗粒剂:开水冲服,1 次 1 袋,1 日 2 次。软胶囊:口服。1 次 4 粒,1 日 2 次。口服液:口服,1 次 1 支,1 日 2 次。片剂:口服,1 次 2 片,1 日 3 次。

● 古方来源

【处方来源】清·《杂病源流犀烛》荆防败毒散加减

耳后忽然肿痛,兼发热恶寒表证者,及杨梅疮初发者;荆芥 7 分,粉草 7 分,连翘 7 分,川芎 7 分,羌活 7 分,独活 7 分,五加皮 7 分,角刺 1 钱,穿山甲(炒)1 钱,归尾 1 钱,防风 1 钱,苍术 1 钱,酒防己 1 钱,地骨皮 1 钱,白鲜皮 1 钱 3 分,金银花 1 钱 3 分,土茯苓 1 两。

● 金老传承

【方解】

君	荆芥穗、紫苏叶	发汗解表
臣	防风、薄荷、柴胡、葛根	解肌退热
佐	白芷	散风止痛
	桔梗	祛痰利咽
	苦杏仁	降逆止咳
	芦根	清肺胃热,生津止渴
	苦地丁	清热解毒

● 相关临床常用中成药的合理鉴别与应用

感冒软胶囊、感冒清热颗粒是临床上常用于治疗风寒表证的中成药。具体鉴别见表 4-4。

表 4-4 临床合理用药的鉴别

常用中成药	相同点	不同点
感冒软胶囊	均有散寒解表之功,同可用于风寒表证	散寒解表力强,用于风寒感冒之重证
感冒清热颗粒		感冒清热颗粒散寒解表之力不及感冒软胶囊,但能兼清里热,宜用于外感风寒内有伏热之证

感冒退热颗粒与感冒清热颗粒,二者一字之差,但处方组成药物不同,功效也有所差异。具体鉴别见表4-5。

表4-5 临床合理用药的鉴别

常用中成药	不同点
感冒清热颗粒	处方中配伍大量的辛温解表药和清热药,以发散风寒为主,兼能清解郁热,宜用于治疗外感风寒,内有蕴热的感冒
感冒退热颗粒	处方中没有发汗解表药,均为清热解毒药,功专清热解毒,利咽消肿,主要用于上呼吸道感染、急性扁桃体炎、咽喉炎等

五、柴胡

(一)基本情况

【来源】本品为伞形科植物柴胡 *Bupleurum chinense* DC. 或狭叶柴胡 *Bupleurum scorzonerifolium* Willd. 的干燥根。根据二者形状不同,前者习称"北柴胡"(商品名又称"硬柴胡"或"黑柴胡");后者习称"南柴胡"(商品名又称"软柴胡"或"红柴胡")。

【性味归经】辛、苦,微寒。归肝、胆、肺经。

【功能主治】疏散退热,疏肝解郁,升举阳气。用于感冒发热,寒热往来,胸胁胀痛,月经不调,子宫脱垂,脱肛。

(二)金老论道地药材

【历史】本品始载于《神农本草经》,列为上品,原名"茈胡"。至宋代《本草图经》始易其名为"柴胡"。历代本草对柴胡的植物形态多有记述。《本草图经》载:"今关、陕、江湖间,近道皆有之,以银州者为胜。二月生苗,甚香,茎紫,叶似竹叶稍紧……七日开黄花……根淡赤色,似前胡而强。其根似芦头,有赤毛如鼠尾,独窠长者好。二月八月采根。"并有附图5幅,以及《本草纲目》的竹叶柴胡图和《植物名实图考》的柴胡图,均为柴胡属植物。根据上述本草记载的产地、分布及植物形态,主要种类应为柴胡和狭叶柴胡。

【产地】

1. 北柴胡 在我国大部分地区均有分布,以河南、河北、内蒙古、山西、黑龙江、吉林、辽宁、山东、陕西、北京、湖北为主要分布区,但以黑龙江、内蒙古、河北产量较大,过去集中在天津出口,中国香港市场上统称"津柴胡"。

2. 南柴胡 分布于华东、华中、东北、华北等地。主产于河南洛宁、洛阳、栾川、卢氏、西峡、嵩县、灵宝、桐柏,湖北襄阳、孝感、秭归、宜昌、郧西、房县、随州、保康,陕西宁强、勉县、商洛等地。过去集散于武汉,统称"红胡",主销长江流域。中华人民共和国成立前北京地区亦有少量应用。

(三)金老谈性状鉴别

【形色嗅味】

1. 北柴胡 根呈圆锥形,多有分支,根头部膨大,多具残茎基,向下渐细,长6~8cm,直径0.5~1.5cm。表面呈灰黑色或灰棕色,有纵皱纹、支根痕及横向突起的皮孔。质坚硬,不易折断,断面显纤维性,皮部呈浅棕色,木部呈黄白色。气微香,味微苦辛。

栽培的北柴胡与野生品性状有异,栽培品一般较野生品根条粗长,表面呈棕黄色或灰黄色,质硬脆,断面呈黄白色,纤维性强,气、味较淡。

2. 南柴胡 根呈圆锥形,多不分支或下部稍有短分支,长6~15cm,直径0.3~0.8cm。表面呈红棕色或红褐色,有纵皱纹及皮孔,近根头部有许多细而紧密的环纹,顶端通常簇生黑棕色纤维状叶基残留物。质脆,易折断,断面平坦呈淡棕色,不显纤维性,中间有油点,有显著败油气,味微苦、辛。

【优品质量】以身干、条粗长、整齐、无残留茎、叶及须根者为佳。

(四)金老说炮制加工

【历史沿革】唐代有熬法;宋代有焙法;元代有酒拌、酒炒等法;明、清有醋炒、炙制、蜜炙、鳖血制等方法。

【现代炮制】现行柴胡的炮制品有柴胡、醋炙柴胡、鳖血制柴胡。具体炮制加工内容见表 5-1。

表 5-1 柴胡的炮制加工

炮制品名称	炮制工艺	质量要求	功效
柴胡	取原药材,除去杂质及残茎,洗净,闷润 4~6 小时,至内外湿度一致,切厚片或中段,干燥,筛去碎屑	不规则厚片,外表黑褐色或浅棕色,有纵皱纹及支根痕,断面粗糙,显纤维性,黄白色,质坚硬,气微香,味微苦	升散作用较强,多用于解表退热
醋炙柴胡	取柴胡片或段,加米醋拌匀,闷润 1~2 小时,至醋被吸尽,置热锅内,用文火炒干,取出,晾凉。每 100kg 柴胡片(段),用米醋 20kg	表面淡棕黄色,微有醋香气,味微苦	缓和升散之性,增强疏肝止痛作用。适用于肝郁气滞的胸胁胀满,月经不调等症
鳖血制柴胡	取柴胡片,加入定量洁净的新鲜鳖血及适量冷开水或者定量黄酒拌匀,闷润至鳖血和水或黄酒被吸尽,置预热的炒制容器内,用文火加热,炒干,取出,晾凉	棕褐色,具血腥气,味微苦	抑制其浮阳之性,增强清肝退热的功效,并能填血滋阴

(五)金老做临床调剂

1. 金老谈柴胡处方审核技术 柴胡作为解表药中的常见中药,对柴胡的处方审核技术,要求执业药师收到处方后首先要审核处方的前记、后记等,然后审核处方的用药名称、炮制规格及用药剂量。

在《中国药典》2015 版中规定柴胡的用量为 3~10g,在处方审核过程中,如有超出范围时,应及时与临床医师进行沟通。处方中,柴胡的常用炮制品有醋炙柴胡,当遇到缺药的情况时,处方审核人员不应随意进行更改或将其划掉,应与临床医师进行沟通,并适当调换。

2. 金老谈柴胡处方应付技术 首先要确保柴胡的书写应规范整齐。其次是炮制应付,要注意处方名为"柴胡"时,应给付柴胡;为"炙柴胡"或"醋柴胡"时,应给付醋炙柴胡;为"鳖血制柴胡"时,应给付"鳖血制柴胡"。见表5-2。

表5-2 柴胡处方应付表

处方名	给付
柴胡	柴胡
炙柴胡、醋柴胡	醋炙柴胡
鳖血制柴胡	鳖血制柴胡

3. 金老谈柴胡发药交代技术

(1)柴胡的服药方法:汤剂分两次服,每日1剂。或入丸散。服药时间与次数根据不同的病证治疗。

(2)柴胡的使用注意与禁忌:柴胡其性升散,古人有"柴胡劫肝阴"之说,阴虚阳亢、肝风内动、阴虚火旺及气机上逆者忌用或慎用。

4. 金老谈柴胡临床煎煮技术 柴胡和醋炙柴胡应煎服。煎药前先加水浸泡半小时,没过药物表面2cm为宜。煎煮两次,合并药液,每次煎煮时间为30分钟,煎煮后药液300ml。儿童每剂一般煎至100~300ml,成人每剂一般煎至400~600ml,每剂等量分装2份,早晚各服一次,或遵医嘱。

(六)金老析合理用药

1. 小柴胡颗粒(片、胶囊)

● 基本情况

【收载】《中国药典》2015版一部

【组成】柴胡、姜半夏、黄芩、党参、甘草、生姜、大枣。

【功效】解表散热,疏肝和胃。

【适应证】外感风寒化热内传或风热邪气直入少阳。症见寒热往来,胸胁苦满,心烦喜呕,口苦咽干,苔薄黄,脉弦。

【剂型规格】颗粒剂,每袋装10g。片剂,每片重0.4g。胶囊剂,每粒装0.4g。

【用法用量】颗粒剂:开水冲服,1次10~20g,1日3次。片剂:口服,1次4~6片,1日3次。胶囊剂:口服,1次4粒,1日3次。

● 古方来源

【处方来源】汉《伤寒论》小柴胡汤

血弱气尽,腠理开,邪气因入,与正气相搏,结于胁下,正邪分争,往来寒热,休作有时,默默不欲饮食。藏府相连,其痛必下,邪高痛下,故使呕也。小柴胡汤主之。柴胡半斤(味苦,微寒)、黄芩三两(味苦寒)、人参三两(味甘温)、甘草三两(味甘平)、半夏半升(洗,味辛温)、生姜三两(切,味辛温)、大枣十三枚(掰,味甘温),右七味,以水一斗二升,煮取六升,去滓,再煎,取三升,温服一升,日三服。

● 金老传承

【方解】

君	柴胡	透半表之邪热
臣	黄芩	清半里之热
佐	半夏、生姜	和胃降逆
	党参、大枣	益气补中,扶正祛邪,防止邪热内传
使	甘草	调和诸药

● 现代应用

【现代研究】

a. 药理作用:小柴胡颗粒具有抗肝细胞损害、抗炎解热、抑菌、抗病毒和调节机体免疫功能,以及兴奋脑垂体–肾上腺皮质功能,改善造血功能,抗血小板聚集等作用。

b. 临床新用:近年来有临床验证,该药还可用于感染或炎症、发热、过敏性皮肤病、围绝经期综合征、妊娠恶阻、原发性痛经、传染性单核细胞增多症、癫痫等疾病。

【注意事项】

a. 忌烟、酒及辛辣、生冷、油腻食物。

b. 不宜在服药期间同时服用滋补性中成药。

c. 高血压、心脏病、肝病、肾病等慢性病严重者,应在医师指导下服用。

● 相关临床常用中成药的合理鉴别与应用

临床上常用小柴胡颗粒、少阳感冒颗粒、柴黄口服液治疗少阳感冒,往来寒热,胸胁苦满,口苦咽干等症。少阳感冒颗粒药力较强,用于发热较重者;柴黄口服液药力较缓,且无和胃之功。

2. 逍遥丸(水丸、浓缩丸)

● 基本情况

【收载】《中国药典》2015版一部

【组成】柴胡、当归、白芍、炒白术、茯苓、炙甘草、薄荷。

【功效】疏肝健脾,养血调经。

【适应证】用于肝郁血虚脾弱证。症见两胁作痛,头痛目眩,口燥咽干,神疲食少,或月经不调,乳房胀痛,脉弦而虚者。

【剂型规格】大蜜丸每丸重9g,小蜜丸每100丸重20g。水丸。浓缩丸每8丸相当于饮片3g。

【用法用量】丸剂:口服。大蜜丸1次1丸,小蜜丸1次9g,1日2次。水丸:口服,1次6~9g,1日1~2次。浓缩丸:口服,1次8丸,1日3次。

● 古方来源

【处方来源】宋《太平惠民和剂局方》逍遥散

治血虚劳倦,五心烦热,肢体疼痛,头目昏重,心忪颊赤,口燥咽干,发热盗汗,减食嗜卧,及血热相搏,月水不调,脐腹胀痛,寒热如疟。又疗室女血弱阴虚,荣卫不和,痰嗽潮热,肌体羸瘦,渐成骨蒸。

甘草(微炙赤,半两)、当归(去苗,锉,微炒)、茯苓(去皮,白者)、芍药(白)、白术、柴胡。上为粗末。每服二钱,水一大盏,烧生姜一块切破,薄荷少许,同煎至七分,去渣热服不拘时候。

● 金老传承

【方解】

君	柴胡	疏肝解郁
臣	白芍	养血敛阴、柔肝缓急
	当归	养血和血
佐	白术、茯苓、甘草	健脾益气,实土抑木,健运气血
	薄荷	疏散郁遏,透达肝经郁热
	生姜	降逆和中,且能辛散达郁
使	柴胡	引药入肝经

● 现代应用

【注意事项】

a. 忌食寒凉、生冷食物。

b. 孕妇服用时请向医师咨询。

c. 感冒时不宜服用本药。

d. 月经过多者不宜服用本药。

e. 平素月经正常,突然出现月经量少,或月经错后,或阴道不规则出血应去医院就诊。

● 相关临床常用中成药的合理鉴别与应用

由柴胡组成的临床常用中成药有小柴胡颗粒、逍遥丸、加味逍遥丸,三种药具体鉴别见表5-3。

表5-3 临床合理用药的鉴别

常用中成药	组方特点	主要功能	临床主治
小柴胡颗粒（片）	疏清为主,兼以扶正	解表散热,疏肝和胃	外感病邪犯少阳证,症见寒热往来、胸胁苦满、食欲不振、心烦喜呕、口苦咽干
逍遥丸（颗粒）	肝脾并治,补疏共施,气血兼调	疏肝健脾,养血调经	肝郁脾虚所致的郁闷不舒、胸胁胀痛、头晕目眩、食欲减退、月经不调
加味逍遥丸（口服液）	又能清肝热,善治肝郁脾虚有热者	疏肝清热,健脾养血	肝郁血虚,肝脾不和,两胁胀痛,头晕目眩,倦怠食少,月经不调,脐腹胀痛

六、知母

(一) 基本情况

【来源】本品为百合科植物知母 Anemarrhena asphodeloides Bge. 的干燥根茎。

【性味归经】苦、甘,寒。归肺、胃、肾经。

【功能主治】清热泻火,滋阴润燥。用于外感热病,高热烦渴,肺热燥咳,骨蒸潮热,内热消渴,肠燥便秘。

(二) 金老论道地药材

【历史】本品始载于《神农本草经》,列为中品。《名医别录》载:"知母生河内(今河北、山西一带)川谷,二月、八月采根曝干。"《本草纲目》记载:"宿根之旁初生子根,状如蚔虻之状,故谓之蚔母,讹为知母,蝭母也。"

【产地】知母分布于河北、山西、内蒙古、陕西、宁夏、甘肃、山东、黑龙江、辽宁等地。主产于河北易县、涞源、涞水、涿鹿、蔚县、张北、龙关、赤诚、承德,北京门头沟、房山、昌平、延庆、怀柔、密云、平谷,山西繁峙、代县、晋城、和顺、阳曲,内蒙古乌兰察布、赤峰、扎鲁特旗、翁牛特旗。此外,黑龙江齐齐哈尔、吉林白城、辽宁朝阳地区,也有部分出产。以河北、山西产量大,又以河北易县产品质量为优,习称"西陵知母",为传统"道地药材",行销全国及出口。

(三) 金老谈性状鉴别

【形色嗅味】

1. 毛知母 根茎呈压扁条状。长 3~15cm,直径 0.5~1.5cm(种植品比野生品粗壮近一倍)。全体弯曲,一般前端较粗,偶有分叉,后端较细。顶端有残留黄色叶基(习称"金包头"),上面有一道陷下的纵沟,并有紧密排列的环状横节。节上密生金黄色平细绒毛(系叶基枯朽后残存的纤维束或维管束组织),由两侧向根茎上方集中,毛绒合拢处显沟状。根茎下面略凸起有皱纹及许多陷下的须根痕。质坚脆,易折断,断面黄白色,有的显筋脉细点,水浸后有黏性。无臭,味甘,微苦。嚼之发黏。

2. 知母肉 外皮已除去,表面黄白色,有扭曲纵沟。有的残留陷下的点状须根痕。

【优品质量】

1. 毛知母 以身条肥大、外皮附金黄色细绒毛及金黄色叶基(金包头)、质坚实而柔润、断面白色、嚼之味苦发黏者为佳。

2. 知母肉 以条肥大、滋润、质坚、色白、嚼之发黏者为佳,北京习惯用知母肉。

(四)金老说炮制加工

【历史沿革】宋代有煨、炒、酒炒、盐水炒、盐酒拌炒等制法;明、清有蜜水拌炒、人乳汁盐酒炒、童便浸、姜汤浸等制法。

【现代炮制】现行知母的炮制品有知母、盐知母,具体炮制加工内容见表6-1。

表6-1　知母的炮制加工

炮制品名称	炮制工艺	质量要求	功效
知母	取原药材,除去杂质,洗净,闷润6~14小时,至内外湿度一致,稍晾(2~3小时),切薄片,干燥,筛去碎屑	不规则类圆形的厚片。外表皮黄棕色或棕色,可见少量残存的黄棕色叶基纤维和凹陷或凸起的点状根痕。切面黄白色至黄色。气微,味微甜,略苦,嚼之带黏性	苦寒滑利,长于清热泻火、生津润燥,泻肺、胃之火尤宜生用。多用于外感热病,高热烦渴,肺热燥咳,内热消渴,肠燥便秘
盐知母	取知母片,置热锅内,用文火微炒至变色时,喷洒盐水,不断翻动,炒干,取出放凉。每100kg知母片,用食盐2kg	色黄或微带焦斑。味微咸	盐炙可引药下行,专入肾,增强滋阴降火的作用,善清虚热。常用于肝肾阴亏,虚火上炎,骨蒸潮热,盗汗遗精

(五)金老做临床调剂

1. 金老谈知母处方审核技术 知母作为清热药中的常见中药,对知母的处方审核技术,要求执业药师收到处方后首先要审核处方的前记、后记等,然后审核处方的用药名称、炮制规格及用药剂量。

在《中国药典》2015版中规定知母的用量为6~12g,在处方审核过程中,如有超出范围时,应及时与临床医师进行沟通。处方中,应区分知母和盐知母。当遇到缺药的情况时,处方审核人员不应随意进行更改或将其划掉,应与临床医师进行沟通,并适当调换。

2. 金老谈知母处方应付技术 首先要确保知母的书写应规范整齐。其次是炮制应付,要注意处方名为"知母"时,应给付知母;为"炒知母"或"盐知母"时,应给付盐知母。见表6-2。

表6-2 知母处方应付表

处方名	给付
知母	知母
炒知母、盐知母	盐知母

3. 金老谈知母发药交代技术

(1)知母的服药方法:汤剂分两次服,每日1剂。或入丸散。服药时间与次数根据不同的病证治疗。

(2)知母的使用注意与禁忌:知母性寒质润,有滑肠作用,故脾虚便溏者不宜用。

4. 金老谈知母临床煎煮技术 煎药前先加水浸泡半小时,没过药物表面2cm为宜。煎煮两次,合并药液,每次煎煮时间为30分钟。煎煮后药液约300ml。儿童每剂一般煎至100~300ml,成人每剂一般煎至400~600ml,每剂等量分装2份,早晚各服一次,或遵医嘱。

(六)金老析合理用药

二母宁嗽丸(片、颗粒)

● 基本情况

【收载】《中国药典》2015版一部

【组成】川贝母、知母、石膏、栀子(炒)、黄芩、桑白皮(蜜炙)、瓜蒌子(炒)、茯苓、陈皮、枳实(麸炒)、五味子(蒸)、炙甘草。

【功效】清肺滋阴,定喘止嗽。

【适应证】清肺润燥,化痰止咳。用于燥热蕴肺所致的咳嗽,痰黄而黏不易咳出,胸闷气促,久咳不止,声哑喉痛。

【剂型规格】蜜丸,每丸重9g。片剂,每片重0.55g。颗粒剂,每袋装10g。

【用法用量】蜜丸:口服,1次1丸,1日2次。片剂:口服,1次4片,1日2次。颗粒剂:开水冲服,1次10g,1日2次。

● 古方来源

【处方来源】明《古今医鉴》二母宁嗽汤

功能清泻肺胃,化痰止咳,治因伤酒食,胃火上炎,冲逼肺金,以致咳嗽吐痰,经旬不愈者。知母(去毛)、贝母(去心)各二钱半,黄芩、栀子仁各一钱一分,生石膏一钱,桑白皮、茯苓、瓜蒌仁、陈皮各一钱,枳实七分,五味子十粒,生甘草二分。为粗末,加生姜三片,水煎,临卧服。

● 金老传承

【方解】

君	川贝母	性寒,清肺化痰止咳
	知母	甘寒,清肺润肺之治燥
臣	黄芩	清肺热
	石膏	清肺胃之火
	栀子	清热解毒,并清三焦火毒
佐	桑白皮	清泻肺热,止咳平喘
	瓜蒌子	润肺化痰止咳

续表

佐	五味子	敛肺止咳平喘
	枳实	化痰除痞
	陈皮	理气化痰
	茯苓	健脾渗湿,以除生痰之源
使	甘草	调和诸药

● 现代应用

【现代研究】

a. 药理作用:有解热、止咳、抑制毛细管通透性增加的作用。

b. 临床新用:可用于慢性支气管炎或哮喘性支气管炎干咳痰少者。

【注意事项】

a. 忌烟、酒及辛辣、生冷、油腻食物。

b. 不宜在服药期间同时服用滋补性中药。

c. 脾胃虚寒,症见腹痛、喜暖、泄泻者慎服。

d. 有支气管扩张、肺脓疡、肺心病、肺结核患者出现咳嗽时,应去医院就诊。

e. 儿童、年老体弱者应在医师指导下服用。

f. 孕妇禁用;糖尿病患者禁服。

● 相关临床常用中成药的合理鉴别与应用

养阴清肺丸、二母宁嗽丸、蜜炼川贝枇杷膏是临床常用的润肺止咳剂,具体鉴别见表6-3。

表6-3 临床合理用药的鉴别

常用中成药	主要功能	临床主治
养阴清肺丸(糖浆、口服液、膏)	养阴润燥,清肺利咽	阴虚燥咳,咽喉干痛,干咳少痰,或痰中带血
二母宁嗽丸	清肺润燥,化痰止咳	燥热蕴肺所致的咳嗽,症见痰黄而黏不易咳出、胸闷气促、久咳不止、声哑喉痛
蜜炼川贝枇杷膏	清热润肺,化痰止咳	肺燥咳嗽,痰黄而黏,胸闷,咽喉疼痛或痒,声音嘶哑

七、黄芩

（一）基本情况

【来源】 本品为唇形科植物黄芩 Scutellaria baicalensis Georgi 的干燥根。

【性味归经】 苦，寒。归肺、胆、脾、大肠、小肠经。

【功能主治】 清热燥湿，泻火解毒，止血安胎。用于湿温、暑湿胸闷呕恶，湿热痞满，泻痢，黄疸，肺热咳嗽，高热烦渴，血热吐衄，痈肿疮毒，胎动不安。

（二）金老论道地药材

【历史】 本品始载于《神农本草经》，列为中品。宋代，苏颂《本草图经》云："今川蜀、河东、陕西近郡皆有之，苗长尺余，茎干粗如箸，叶从地四面作丛生，类紫草，高一尺许，亦有独茎者，叶细长青色，两两相对，六月开紫花，根如知母粗细，长四五寸，二月、八月采根曝干。"以上所述植物形态与今所用的黄芩基本一致。明代，《本草纲目》谓："宿芩乃旧根，多中空，外黄内黑，即今所谓片芩……子芩乃新根，多内实，即今所谓条芩，或云西芩多中空而色黔，北芩多内实而色黄。"所云药材性状与今用黄芩完全相同。

【产地】 主产河北承德、围场、丰宁、赤城、隆化、青龙、滦平、涞源、阜平、涞水、易县、平泉、沽源等地，北京房山、门头沟、延庆、昌平、怀柔、密云、平谷，山西五台、忻州、寿阳、和顺、娄烦、交城、广灵、左权、阳曲、榆次、夏县、离石、灵丘等地，内蒙古赤峰、扎兰屯、扎鲁特旗、翁牛特旗、巴林左旗、达拉特旗、阿荣旗、丰镇、武川、卓资等地，河南灵宝、卢氏、林县、洛宁、嵩县，山东莒县、沂南、沂水、平邑、苍山，甘肃陇西、漳县等地。此外，东北三省、宁夏、陕西等均有分布。其中现山西产量大，以河北质量佳，尤其承德（旧称"热河"）产者质量优，习称"热河枝芩"，为驰名的"道地药材"，畅销全国和出口。北京市北部山区与承德地区土地接壤，山脉相连,土壤、气候基本相同,所以北京地区的怀柔、延庆、密云、平谷、昌平、门头沟等地所产的黄芩也非常著名,质量优良,产量颇丰。中华人民共和国成立前北京曾有专门经营地产山货药材商人,如刘德馨、刘子元、徐子荣等,他们在山区设厂收购药材,并加工、分档,除销售国内,也供出口。

中华人民共和国成立后,随着中医药事业的发展,中药用量猛增,黄芩仅靠野生品远不能满足药用需求,为此自20世纪80年代进行引种成功。现全国很多地区都有种植,如山东莒县、莒南、沂南、沂水、费县;河北承德、安国;北京门头沟、怀柔、密云、昌平;内蒙古赤峰、敖汗旗、奈曼旗;陕西商洛、商南;甘肃陇西、漳县;安徽亳州;山西等地。

(三)金老谈性状鉴别

【形色嗅味】根呈圆锥形,扭曲,长8~25cm,直径1~3cm。表面棕黄色或深黄色,有稀疏的疣状细根痕,上部较粗糙,有扭曲的纵皱或不规则的网纹,下部有顺纹及细皱纹。质硬而脆,易折断,断面黄色,中间红棕色;老根中间多枯朽为黑棕色,或已成空洞,俗称"枯黄芩"。因中空而劈破者俗称"黄芩瓣"。新根色鲜,内部充实,无空心,称"条黄芩"或"子芩",质坚而脆,易折断,断面皮部黄绿色,木部黄棕色,气微,味苦。

栽培品因生长地区不同,性状有异,生长在平原的根多细长,表面浅棕色,外皮紧贴,纵皱纹较细腻(多不撞皮),断面黄色或浅黄色,略呈角质样,多实心。味苦较淡。栽培在山区的黄芩,其性状与野生品基本相同,金老在北京市门头沟斋堂镇山区见到利用山脚下河流旁荒地,运土造田种植,生长4年的黄芩。其根条长短、栓皮及色泽空心与野生黄芩基本相同,建议黄芩种植应利用北方广大山区荒地为宜。

【优品质量】以条粗长、质坚实、色黄者为佳。

(四)金老说炮制加工

【历史沿革】唐代有切制;宋代有酒炒、酒煮、炒香、炒焦、微炒、煅存性、姜汁炒等制法;元代有去芦、醋浸炙、酒洗、酒浸焙、土炒等方法;明代有酒蒸制、童便炒、炒黑、醋浸、醋炒、猪胆汁炒、米泔制等方法;清代有皂角子仁侧柏制、吴茱萸制等炮制方法。

【现代炮制】现行黄芩的主要炮制品有黄芩片、酒黄芩、黄芩炭。具体炮制加工内容见表7-1。

表7-1 黄芩的炮制加工

炮制品名称	炮制工艺	质量要求	功效
黄芩片	取原药材,除去杂质,置沸水中煮10~20分钟或置适宜容器内蒸制20分钟,取出,闷润1~3小时至透,切薄片,干燥	为类圆形或不规则形薄片。外表皮黄棕色或棕褐色。切面黄棕色或黄绿色,具放射状纹理	清热燥湿,泻火解毒,止血安胎。用于湿温、暑湿胸闷呕恶,湿热痞满,泻痢,黄疸,肺热咳嗽,高热烦渴,血热吐衄,痈肿疮毒,胎动不安
酒黄芩	取黄芩片,加黄酒拌匀,闷润1~2小时,至酒被吸尽后,置热锅内,用文火炒干,取出,晾凉。每100kg黄芩片,用黄酒15kg	形如黄芩片,略带焦斑,微有酒香气	清热解毒,止血,止咳。用于目赤肿痛,瘀血壅盛,上部积血失血,上焦肺热咳嗽
黄芩炭	取黄芩片,置热锅内,用武火150~180℃炒至表面焦黑色,喷淋清水少许,熄灭火星,取出,晾干	形如黄芩片,表面黑褐色,体轻,有焦炭气	清热止血。用于吐血、衄血

（五）金老做临床调剂

1. 金老谈黄芩处方审核技术 黄芩作为清热药中的常见中药,对黄芩的处方审核技术,要求执业药师收到处方后首先要审核处方的前记、后记等,然后审核处方的用药名称、炮制规格及用药剂量。

在《中国药典》2015版中规定黄芩的用量为3~10g,在处方审核过程中,如有超出范围时,应及时与临床医师进行沟通。处方中,应区分黄芩、酒黄芩和黄芩炭。当遇到缺药的情况时,处方审核人员不应随意进行更改或将其划掉,应与临床医师进行沟通,并适当调换。

2. 金老谈黄芩处方应付技术　首先要确保黄芩的书写应规范整齐。其次是炮制应付,要注意处方名为"黄芩茶""黄花黄芩"或"大黄芩"时,均应给付黄芩;处方名为"酒黄芩"时,应给付酒黄芩;处方名为"黄芩炭"时,应给付黄芩炭。见表7-2。

表7-2　黄芩处方应付表

处方名	给付
黄芩茶、黄花黄芩、大黄芩	生黄芩
酒黄芩	酒黄芩
黄芩炭	黄芩炭

3. 金老谈黄芩发药交代技术

(1) 黄芩的服药方法:汤剂分两次服,每日1剂。或入丸散。服药时间与次数根据不同的病证治疗。

(2) 黄芩的使用注意与禁忌:黄芩苦寒伤胃,脾胃虚寒者不宜使用。

4. 金老谈黄芩临床煎煮技术　煎药前先加水浸泡半小时,没过药物表面2cm为宜。煎煮两次,合并药液,每次煎煮时间为30分钟。煎煮后药液约300ml。儿童每剂一般煎至100~300ml,成人每剂一般煎至400~600ml,每剂等量分装2份,早晚各服一次,或遵医嘱。

(六) 金老析合理用药

1. 一清胶囊(颗粒)

● 基本情况

【收载】《中国药典》2015版一部、《卫生部药品标准·中药成方制剂分册》

【组成】黄连、黄芩、大黄。

【功效】清热燥湿,泻火解毒,化瘀止血。

【适应证】用于热毒所致的身热烦躁、目赤口疮、咽喉、牙龈肿痛,大便秘结等症,及咽炎、扁桃体炎、牙眼炎见上述证候者。亦可用于热盛迫血妄行所致吐血、咯血、鼻血、内痔出血等症。

【剂型规格】胶囊剂,每粒装 0.5g。颗粒剂,每袋装 7.5g。

【用法用量】胶囊剂:口服,1 次 2 粒,1 日 3 次。颗粒剂:开水冲服,每次 7.5g,1 日 3~4 次。

● 古方来源

【处方来源】汉《金匮要略》泻心汤

心气不足,吐血,衄血,泻心汤主之。大黄(二两),黄连、黄芩(各一两)。右三味,以水三升,煮取一升,顿服之。

● 金老传承

【方解】

君	大黄	主清肠中火热,荡涤实热积滞,通泻大便,使三焦实火从大便排出,且大黄有凉血、化瘀、止血之功效,可治因火热引起迫血妄行的各种出血	本方用药虽简,但配伍精湛,为治疗火热为病之良药
臣	黄芩	清上焦肺热,善治头目、口腔、咽喉火热之疾	
	黄连	清中焦心、胃之火,可治心烦、口臭、易怒	

● 现代应用

【注意事项】

a. 忌烟、酒及辛辣食物。

b. 不宜在服药期间同时服用滋补性中药。

c. 有高血压、心脏病、肝病、糖尿病、肾病等慢性病严重者应在医师指导下服用。

d. 出现腹泻时可酌情减量。

2. 芩连片

● 基本情况

【收载】《中国药典》2015 版一部

【组成】黄芩、黄连、黄柏、连翘、赤芍、甘草。

【功效】清热解毒,消肿止痛,止痢止带。

【适应证】用于脏腑蕴热,头痛目赤,口鼻生疮,热痢腹痛,湿热带下,疮疖肿痛。

【剂型规格】片剂,每片重 0.55g。

【用法用量】口服,1 次 4 片,1 日 2~3 次。

● 古方来源

【处方来源】此方来源于经验方。

● 金老传承

【方解】

君	黄芩、黄连、黄柏	清泻三焦实火,解毒燥湿	本品清热泻火、解毒力强,可治疗肺胃实火,大肠湿热,血热疮肿诸证
臣	连翘、赤芍	清热解毒,凉血消肿	
佐使	甘草	解毒和药	

● 现代应用

【现代研究】药理作用:本品碾碎外用可治蚊虫叮咬的痒痛、流清水。

【注意事项】

a. 忌烟、酒及辛辣食物。

b. 不宜在服药期间同时服用滋补性中药。

c. 有高血压、心脏病、肝病、糖尿病、肾病等慢性病严重者,应在医师指导下服用。

● 相关临床常用中成药的合理鉴别与应用

一清胶囊、芩连片、龙胆泻肝丸、黄连上清片、黛蛤散、牛黄上清胶囊、清胃黄连丸、牛黄解毒胶囊、牛黄至宝丸、新雪颗粒、导赤丸、板蓝根颗粒、清热解毒口服液是临床常用的清热泻火解毒剂,具体鉴别见表 7-3。

表 7-3 临床合理用药的鉴别

常用中成药	主要功能	临床主治
一清胶囊(颗粒)	清热泻火解毒,化瘀凉血止血	火毒血热壅滞于上的病证
芩连片	清热解毒,消肿止痛	脏腑蕴热所致的实热火毒证
龙胆泻肝丸(颗粒、口服液)	清肝胆实火,泻下焦湿热	肝胆实火上炎及肝经湿热所致病证

续表

常用中成药	主要功能	临床主治
黄连上清片（丸）	散风清热，泻火止痛	风热上攻、肺胃热盛所致的上部风热火毒病证
黛蛤散	清肝利肺，降逆除烦	肝火犯肺所致的肝肺实热证
牛黄上清胶囊（片、丸）	清热泻火，散风止痛	热毒内盛、风火上攻所致的上部火热病证
清胃黄连丸（片）	清胃泻火，解毒消肿	肺胃火盛所致的热毒壅盛诸
牛黄解毒胶囊（片、丸、软胶囊）	清热解毒	火热内盛所致的热毒诸证
牛黄至宝丸	清热解毒，泻火通便	胃肠积热所致的头痛眩晕、目赤耳鸣、口燥咽干、大便燥结
新雪颗粒	清热解毒	外感热病，热邪入里所致的热毒壅盛证
导赤丸	清心泻火，利水通便	火热内盛所致的实热壅盛证
板蓝根颗粒（茶、糖浆）	清热解毒，凉血利咽	肺胃热盛所致的热毒蕴结及瘟疫时毒
清热解毒口服液	清热解毒	热毒壅盛所致的发热面赤、烦躁口渴、咽喉肿痛等

八、黄连

（一）基本情况

【来源】本品为毛茛科植物黄连 *Coptis chinensis* Franch. 三角叶黄连 *Coptis deltoidea* C.Y.Cheng et Hsiao 或云连 *Coptis teeta* Wall. 的干燥根茎。上述三种分别习称"味连""雅连"和"云连"。

【性味归经】苦，寒。归心、脾、胃、肝、胆经。

【功能主治】清热燥湿，泻火解毒。用于湿热痞满，呕吐吞酸，泻痢，黄疸，高热神昏，心火亢盛，心烦不寐，心悸不宁，血热吐衄，目赤，牙痛，消渴，痈肿疔疮；外治湿疹，湿疮，耳道流脓。酒黄连善清上焦火热。用于目赤，口疮。姜黄连清胃和胃止呕。用于寒热互结，湿热中阻，痞满呕吐。萸黄连疏肝和胃止呕。用于肝胃不和，呕吐吞酸。

（二）金老论道地药材

【历史】本品始载于《神农本草经》，列为上品。梁代《名医别录》云："黄连生巫阳（今重庆市巫山县）、川谷及蜀郡（今四川省雅安境内）、太山。二月、八月采。"可见自古以来即以四川为主产地。唐代《新修本草》载："蜀道者粗大节平，味极浓苦，疗渴为最，江东者节如连珠，疗痢大善。"明代李时珍云："其根连珠而色黄，故名。"又说："今虽吴、蜀皆有，惟以雅州、眉州者为良。药物之兴废不同如此，大抵有两种，一种根粗而有珠，如鹰鸡爪形而坚实，色深黄；一种无珠多毛而中虚，黄色稍淡，各有所宜。"前者系指"味连"，后者系指"雅连"而言。明代《滇南本草》记载："滇连，一名云连，人多不识，生陲山，形似车前，小细子，黄色根连结成条。此黄连功胜川连百倍，气味苦寒。无毒。"此即今之"云连"。

【产地】

1. 黄连（味连） 主产重庆市石柱、巫溪、城口、丰都、南川、武隆，四川彭州，湖北利川、恩施、建始、宣恩、来凤、巴东、竹溪、房县、神农架，陕西填平、平利、岚皋、湖南桑植、龙山等地。以重庆的石柱、湖北利川产量最大，素有"黄连之乡"之称。在石柱县主产于黄水镇（旧称"黄水坝"），多由土家族人栽种。该镇人多以此为生。该处所产黄连均由该县长江南岸"西界佗镇"装船输出。

2. 雅连 主产于四川峨眉、洪雅、马边、金河口、雅安、雷波，峨眉、洪雅被誉为"雅连之乡"。

3. 云连 分布于云南西北部横断山脉的德钦、福贡、贡山、维西、香格里拉（中甸）、西藏察隅等地。

（三）金老谈性状鉴别

【形色嗅味】

1. 黄连（味连） 根茎多弯曲，分支多，团结相抱，形如鸡爪。一般长3~9cm,直径3~10mm。表面黄褐色,粗糙,有不规则结节状隆起及须根残基,每分支上有间断横纹,形似连珠。有的无横纹,平滑如茎秆,俗称"过江枝",又称"过桥"。上部有残留的褐色鳞叶,顶端有未去净的残茎或叶柄。质坚实,可折断,断面不整齐,红黄色,皮部色暗棕,其厚度约占半径的1/3,木部金黄色,可见放射状纹理,中央有红棕色小型的髓,或有时空心,气微。味极苦,嚼之染唾液为红黄色。

黄连主要栽培于川东沿长江两岸,栽培南岸的以重庆的石柱、南川和湖北的利川为代表,称"南岸连";栽培北岸的以巫溪、城口为代表,称"北岸连"。由于栽培地理条件不同,其药材性状有所差异:南岸连根茎较瘦,过江枝多,毛团多(须根),外面黄褐色,内面红黄色,但产量大;北岸连根茎较肥壮,过江枝少,在撞皮工序中有少数撞掉表皮,从而显露出红色内皮,特称"大红虫",质量较佳,但产量少。

2. 雅连 根茎分支少,多为单支,略显圆柱形而弯曲,或有分支,长5~10cm,直径3~12mm。表面黄褐色,间断横纹多,连珠明显,形似蚕状。"过江枝"较长,但较黄连少,全体附有须根或须根痕。鳞叶多,触之刺手,俗称"鱼鳞甲",顶端有少数残茎,质地、气味与黄连同。

3. 云连 根茎许多为单枝,弯曲似钩状,如蝎尾,长2~5cm,直径2~4mm。表面黄绿色或棕黄色,须根许多除去而留硬根痕。质轻而脆,易折断,断面较平坦,呈黄绿色或棕黄色,中央常有空心。气味与黄连同。

【优品质量】黄连(味连)、雅连以身干、肥壮、连珠形,残留叶柄及须根少,"过江枝"短,质坚,体重,断面红黄色者为佳。

(四)金老说炮制加工

【历史沿革】唐代有炒法;宋代有酒炒、姜炒、蜜制、米泔制、麸炒、制炭、吴茱萸制、巴豆制等炮制方法;元代增加了土炒,童便制等法;明、清以后又增加了醋制、盐制、乳制、黄土姜酒蜜制、胆汁制、酒萸制等方法。

【现代炮制】现行黄连的炮制品有黄连、酒黄连、姜黄连、萸黄连。具体炮制加工内容见表8-1。

表 8-1 黄连的炮制加工

炮制品名称	炮制工艺	质量要求	功效
黄连	取原药材,除去须根及杂质,掰成枝;或迅速洗净,闷润2~6小时,至内外湿度一致,切薄片,干燥,筛去碎屑	为不规则的薄片。外表皮灰黄色或黄褐色,粗糙,有细小的须根。切面或碎断面鲜黄色或红黄色,具放射状纹理,气微,味极苦	苦寒性较强,长于泻火解毒,清热燥湿。适用于肠胃湿热所致的腹泻、痢疾、呕吐、热病、热盛火炽,壮热烦躁,神昏谵语,吐血、衄血,疔疮肿毒,口舌生疮,耳道流脓等症
酒黄连	取净黄连,用黄酒拌匀,闷润1~2小时,至黄酒被吸尽,置锅内用,文火炒干,取出,晾凉。每100kg黄连,用黄酒12.5kg	色泽加深,略有酒香气	能引药上行,缓其寒性,善清上焦火热,用于目赤,口疮
姜黄连	取净黄连,加姜汁拌匀,闷润1~2小时,至姜汁被吸尽,置锅内用,文火炒干,取出,晾凉。每100kg黄连,用生姜12.5kg或干姜4kg	表面棕黄色,有姜的辛辣味	缓和其过于苦寒之性,并增强止呕作用。以治胃热呕吐为主。清胃和胃止呕,用于寒热互结,湿热中阻,痞满呕吐
萸黄连	取黄连片,加入吴茱萸汁,闷润1~2小时,至吴茱萸汁被吸尽,置锅内用,文火炒干,取出,晾凉。每100kg黄连,用吴茱萸10kg	表面棕黄色,有吴茱萸的辛辣香气	抑制其苦寒之性,使黄连寒而不滞,以清气分实热,散肝胆郁火为主。疏肝和胃止呕,用于肝胃不和,呕吐吞酸

（五）金老做临床调剂

1. 金老谈黄连处方审核技术 黄连作为清热药中的常见中药,对黄连的处方审核技术,要求执业药师收到处方后首先要审核处方的前记、后记等,然后审核处方的用药名称、炮制规格及用药剂量。

在《中国药典》2015 版中规定黄连的用量为 2~5g,在处方审核过程中,如有超出范围时,应及时与临床医师进行沟通。处方中,应区分黄连、酒黄连和姜黄连、萸黄连。当遇到缺药的情况时,处方审核人员不应随意进行更改或将其划掉,应与临床医师进行沟通,并适当调换。

2. 金老谈黄连处方应付技术　　首先要确保黄连的书写应规范整齐。其次是炮制应付,要注意处方名为"黄连"或"川连"时,均应给付黄连;处方名为"酒黄连"时,应给付酒黄连;处方名为"姜黄连"时,应给付姜黄连;处方名为"萸黄连"时,应给付萸黄连。见表 8-2。

表 8-2　黄连处方应付表

处方名	给付
黄连、川连	黄连
酒黄连	酒黄连
姜黄连	姜黄连
萸黄连	萸黄连

3. 金老谈黄连发药交代技术

(1)黄连的服药方法:汤剂分两次服,每日 1 剂。或入丸散。服药时间与次数根据不同的病证治疗。外用适量。

(2)黄连的使用注意与禁忌:黄连大苦大寒,过服久服易伤脾胃,脾胃虚寒或脾虚泄泻者忌用。

4. 金老谈黄连临床煎煮技术　　煎药前先加水浸泡半小时,没过药物表面 2cm 为宜。煎煮两次合并药液,每次煎煮时间为 30 分钟。煎煮后药液约 300ml。儿童每剂一般煎至 100~300ml,成人每剂一般煎至 400~600ml,每剂等量分装 2 份,早晚各服一次,或遵医嘱。

(六)金老析合理用药

1. 左金丸(胶囊)

● 基本情况

【收载】《中国药典》2015 版一部

【组成】黄连、吴茱萸。

【功效】泻火,疏肝,和胃,止痛。

【适应证】肝火犯胃。症见脘胁疼痛,口苦嘈杂,呕吐酸水,不思饮食。

【剂型规格】水丸,1瓶18g。胶囊剂,每粒装0.35g。

【用法用量】水丸:口服,1次3~6g,1日2次。胶囊剂:饭后服用,1次2~4粒,1日2次。

● 古方来源

【处方来源】元《丹溪心法》左金丸

治肝火。一名回令丸。黄连六两(一本作芩)、吴茱萸一两或半两。上为末,水丸或蒸饼丸,白汤下五十丸。

● 金老传承

【方解】

君	黄连	重用苦寒泻火,降逆止呕	本品只有两味药物,一寒一热,具有辛开苦降,泻肝和胃作用。用于肝郁化火诸症
臣	吴茱萸	辛温之品,开郁散结,下气降逆	

● 现代应用

【现代研究】

a. 药理作用:有抑菌、抗炎、镇痛的作用。

b. 临床新用:本品可用于慢性胃炎,症见呕吐吞酸、口苦者,亦可用于热痢、热泻。

【注意事项】

a. 饮食宜清淡,忌酒及辛辣、生冷、油腻食物。

b. 忌愤怒、忧郁,保持心情舒畅。

c. 脾胃虚寒者不适用。

d. 有高血压、心脏病、肝病、糖尿病、肾病等慢性病严重者应在医师指导下服用。

e. 儿童、孕妇、哺乳期妇女、年老体弱者应在医师指导下服用。

● 相关临床常用中成药的合理鉴别与应用

左金丸、柴胡疏肝丸、四逆散、气滞胃痛颗粒、胃苏颗粒是临床常用的理气疏肝剂,具体鉴别见表8-3。

表 8-3　临床合理用药的鉴别

常用中成药	主要功能	临床主治	
左金丸(胶囊)	平肝降逆,疏郁止痛	肝火犯胃所致的胃痛,胁痛,症见脘胁疼痛,口苦嘈杂,呕吐酸水,不喜热饮	
柴胡疏肝丸	疏肝理气,和胃止痛	肝胃气滞所致的胃脘痛,症见胃脘胀痛,窜及两胁,得嗳气或矢气则舒,情绪郁怒则加重,胸闷食少,排便不畅,舌苔薄白,脉弦;慢性胃炎及消化性溃疡见上述证候者	
四逆散	疏肝解郁,透解郁热	肝气郁结所致的胁痛、痢疾,症见脘腹胁痛,热厥手足不温,泻痢下重	
气滞胃痛颗粒(片)	疏肝理气,和胃止痛	肝胃气滞所致的胃脘痛,症见胃脘胀痛,窜及两胁,得嗳气或矢气则舒,情绪郁怒则加重,胸闷食少,排便不畅	止痛力强
胃苏颗粒			消积力强

2. 香连丸(浓缩丸、片)

● 基本情况

【收载】《中国药典》2015 版一部

【组成】萸黄连、木香。

【功效】清湿热,化滞止痢。

【适应证】由湿热内滞大肠引起下痢赤白,脓血相杂,腹痛,里急后重等症。

【剂型规格】水丸,每 100 粒重 3g。浓缩丸,每 10 丸重 1.7g。片剂,大片每片重 0.3g;小片每片重 0.1g。

【用法用量】水丸:口服,1 次 3~6g,1 日 2~3 次,小儿酌减。浓缩丸:口服,1 次 6~12 丸,1 日 2~3 次,小儿酌减。片剂:口服,1 次 5 片(大片),小儿 1 次 2~3 片(小片),1 日 3 次。

● 古方来源

【处方来源】宋《太平惠民和剂局方》大香连丸

治丈夫、妇人肠胃虚弱,冷热不调,泄泻烦渴,米谷不化,腹胀肠鸣,胸膈胀满,或下痢脓血,里急后重,夜起频并,不思饮食,或小便不利,肢体急惰,并宜服之。黄连(去芦、须,二十两,用茱萸十两同炒令赤,去茱萸不用),木香(不见火,四两)。上件为细末,醋糊为丸,如梧桐子大。每服二十丸,饭饮吞下。

● 金老传承

【方解】

君	萸黄连	萸黄连苦寒之性减弱,能清化肠中湿热,解毒止痢,并能利气。	处方药物组成虽简,治疗湿热痢疾效用颇宏
臣	木香	辛温,可调理气机,消胀止痛	

● 现代应用

【现代研究】

a. 药理作用:有较强的抗金黄色葡萄球菌和痢疾杆菌作用,用于治疗细菌性痢疾。

b. 临床新用:可用于急性菌痢、急性肠炎。

【注意事项】

a. 孕妇慎用。

b. 忌食辛辣、生冷、油腻的食物。

● 相关临床常用中成药的合理鉴别与应用

香连丸、加味香连丸、加味香连片、香连化滞丸是临床上常用于治疗湿热痢疾、腹痛下坠、里急后重之症的中成药,具体鉴别见表8-4。

表8-4 临床合理用药的鉴别

常用中成药	香连丸	加味香连丸	加味香连片	香连化滞丸
相同点	均有清热祛湿,化滞止痢之功,可用治湿热痢疾,腹痛下坠,里急后重之症			
不同点	治疗湿热痢疾的基本方	清湿热与行气导滞作用均强于香连丸,故用于病情较重者	行气导滞作用强于香连丸,可用于治疗腹痛下坠	化滞作用较强,且兼有清利小便之功,适用于湿热痢疾,腹胀腹痛,小便不利者

九、黄柏

（一）基本情况

【来源】本品为芸香科植物落叶乔木黄皮树 Phellodendron chinense Schneid. 的干燥树皮。习称"川黄柏"。"关黄柏"为芸香科植物黄檗 Phellodendron amurense Rupr. 的干燥树皮。习惯认为川黄柏质量较佳，关黄柏产量较大。二者均原为野生，现多为栽培。

【性味归经】苦，寒。归肾、膀胱经。

【功能主治】清热燥湿，泻火除蒸，解毒疗疮。用于湿热泻痢，黄疸，带下，脚气，痿躄，骨蒸劳热，盗汗，遗精，疮疡肿毒，湿疹瘙痒。盐黄柏滋阴降火，用于阴虚火旺，盗汗骨蒸。

（二）金老论道地药材

【历史】本品始载于《神农本草经》，原名"檗木"，列为上品。梁代《名医别录》云："生汉中山谷及永昌。"《本草经集注》云："今出邵陵者，轻薄色深为胜，出东山者，厚而色浅。"《蜀本草图经》云："黄檗树高数丈，叶似吴茱萸，亦如紫椿，皮黄，其根如松下茯苓。今所在有，本出房（今湖北房县）、商（今陕西商洛）、合（今四川合川）等小川山谷，皮紧，厚二三分，鲜黄者上，二月、五月采皮，日干。"宋代《本草图经》说："今处处有之，以蜀中者佳。"以上诸家所说，论述了黄柏的产地、分布、生长环境及质量问题，均可认为与今用之川黄柏相符。

【产地】

1. 川黄柏 主产于重庆市巫溪、城口、武隆、秀山，四川都江堰、叙永、马边、广元、青川、平武，贵州湄潭、剑河、务川、印江、赫章、镇远，陕西紫阳、镇巴，湖北鹤峰、神农架、巴东、利川等地。

2. 关黄柏 主产于东北三省及内蒙古、河北等地，如黑龙江饶河、尚志、伊春、萝北、鹤岗、穆棱、五常、密山、集贤、林口等地，吉林永吉、桦甸、蛟河、舒兰、盘石、靖宇、抚松、珲春等地,辽宁桓仁、本溪、新宾、清原、凤城、岫岩等地。河北抚宁、青龙、承德等地。但产地以东北三省为主,又称"东黄柏"。

过去川黄柏、关黄柏均为野生,由于本品为优质木材,加之药用量逐年增加,致使野生黄柏遭到大量采伐,尤其关黄柏野生资源濒于枯竭,故近年来川黄柏与关黄柏均进行大面积栽培,但生长年限较长。当前我国药用的关黄柏多由朝鲜进口。据说朝鲜黄柏资源也很少了。

(三)金老谈性状鉴别

【形色嗅味】

1. 川黄柏 川黄柏呈板片状或浅槽状,长短不一,厚3~7cm。外表面黄棕色或黄褐色,较平坦,有不规则的纵向浅裂纹,偶有残存的灰褐色栓皮。嫩而较薄者,栓皮常未刮去,横向皮孔明显。内表面暗黄色或淡棕色,具细密的纵棱纹。体轻,易折断,断面鲜黄色,纤维状,呈裂片状分层,气微,味极苦,有黏性,嚼之可使唾液变成黄色。

2. 关黄柏 关黄柏较川黄柏稍薄,厚2~4cm。外表面淡黄棕色或黄绿色,有不规则的纵沟纹,残存灰黄色和稍具弹性的栓皮。内表面黄色或黄棕色。体轻,质坚,断面鲜黄色或黄绿色。气微,味极苦,嚼之有黏性。

【优品质量】 以皮厚、断面鲜黄、无栓皮者为佳。

(四)金老说炮制加工

【历史沿革】 南北朝刘宋时代有蜜炙法;唐代有炙制、醋制等法;宋代有炒、酒浸、炒炭、盐水浸炒、葱汁拌炒、胆汁制等制法;明代有童便酒蜜盐同制、乳汁制、童便制等;清代有米泔制、附子汁制、煅炭、姜汁炒黑等方法。

【现代炮制】 现行黄柏的炮制品有黄柏、盐黄柏、酒黄柏、黄柏炭。具体炮制加工内容见表9-1。

表 9-1　黄柏的炮制加工

炮制品名称	炮制工艺	质量要求	功效
黄柏	取原药材,拣去杂质,洗净,闷润3~5小时,切3~5mm丝,晒干或低温干燥,筛去碎屑	丝条状,外表面黄褐色或黄棕色。内表面暗黄色或淡棕色,具纵棱纹。切面纤维性,呈裂片状分层,深黄色。味极苦	苦燥,性寒而沉,清热燥湿、泻火解毒作用强。多用于湿热泻痢,黄疸,热淋,足膝肿痛,疮疡肿毒,湿疹等
盐黄柏	取黄柏丝,用盐水喷洒,拌匀,闷润1~2小时,至盐水被吸尽,置热锅内,用文火炒至表面颜色变深,取出,晾凉。每100kg黄柏丝,用食盐2kg,加适量开水溶化澄清	表面深黄色,偶有焦斑。味极苦,微咸	引药入肾,滋阴降火。缓和苦燥之性,增强滋肾阴、泻相火、退虚热的作用。多用于阴虚发热,骨蒸劳热,盗汗,遗精,足膝痿软,咳嗽咳血等
酒黄柏	取黄柏丝,用黄酒拌匀,稍闷,待酒被吸尽后,置热锅内,用文火炒至表面颜色变深,取出,晾凉。每100kg黄柏丝,用黄酒10kg	表面深黄色,偶有焦斑。略有酒气,味极苦	酒炙可降低苦寒之性,免伤脾阳,并借酒升腾之力,引药上行,清上焦及血分湿热。用于热壅上焦诸症及热在血分
黄柏炭	取黄柏丝,置热锅内,用武火180~220℃炒至表面焦黑色(但须存性),内部黑褐色,喷淋清水少许,熄灭火星,取出,晾干	表面焦黑色,内部深褐色或棕黑色。体轻,质脆,易折断。味苦涩	清湿热之中兼具有涩性,多用于便血、崩漏下血而兼有热象者,常配伍其他药共用

（五）金老做临床调剂

1. 金老谈黄柏处方审核技术　黄柏作为清热药中的常见中药,对黄柏的处方审核技术,要求执业药师收到处方后首先要审核处方的前记、后记等,然后审核处方的用药名称、炮制规格及用药剂量。

在《中国药典》2015版中规定黄柏的用量为3~12g,在处方审核过程中,如有超出范围时,应及时与临床医师进行沟通。处方中,应区分黄柏、酒黄柏和黄柏炭。当遇到缺药的情况时,处方审核人员不应随意进行更改或将其划掉,应与临床医师进行沟通,并适当调换。

2. 金老谈黄柏处方应付技术 首先要确保黄连的书写应规范整齐。其次是炮制应付,要注意处方名为"黄檗""元柏""檗木"或"黄柏"时,均应给付黄柏;处方名为"盐黄柏"时,应给付盐黄柏;处方名为"黄柏炭"时,应给付黄柏炭;处方名为"酒黄柏"时,应给付酒黄柏。见表9-2。

表9-2 黄柏处方应付表

处方名	给付
黄檗、檗木、元柏、黄柏	黄柏
盐黄柏	盐黄柏
黄柏炭	黄柏炭
酒黄柏	酒黄柏

3. 金老谈黄柏发药交代技术

(1)黄柏的服药方法:汤剂分两次服,每日1剂。或入丸散。服药时间与次数根据不同的病证治疗。外用适量。

(2)黄柏的使用注意与禁忌:黄柏苦寒,故脾虚泄泻,胃弱食少者忌服。

4. 金老谈黄柏临床煎煮技术 煎药前先加水浸泡半小时,没过药物表面2cm为宜。煎煮两次,合并药液,每次煎煮时间为30分钟。煎煮后药液约300ml。儿童每剂一般煎至100~300ml,成人每剂一般煎至400~600ml,每剂等量分装2份,早晚各服一次,或遵医嘱。

(六)金老析合理用药

1. 四妙丸

● 基本情况

【收载】《中国药典》2015版一部

【组成】苍术、盐黄柏、牛膝、薏苡仁。

【功效】清热利湿,强筋壮骨。

【适应证】肝肾不足,湿热下注,致成痿证。症见关节红肿灼热、疼痛不利,肢体无力,腰膝酸软,小便热赤,舌苔黄腻。

【剂型规格】水丸,每15粒重1g。

【用法用量】口服,1次6g,1日2次。

● 古方来源

【处方来源】元《丹溪心法》二妙散加味

主湿热下注,筋骨疼痛,脚膝无力;或足膝红肿热痛;或下部湿疮;以及湿热带下、淋浊等症。黄柏(炒)、苍术(米泔浸炒),各等分。上二味研为细末。

● 金老传承

【方解】

君	盐黄柏	苦寒清燥降泄,善除下焦之湿热
臣	苍术	辛散苦燥,长于健脾燥湿
	薏苡仁	甘淡渗利,利水不伤阴
使	牛膝	苦泄降,引药下行而直达下焦

● 现代应用

【现代研究】药理作用:有抗菌、解毒、镇静、降血糖的作用。

【注意事项】

a. 孕妇慎用。

b. 忌烟酒辛辣油腻及腥发食物。

c. 有高血压、心脏病、肝病、糖尿病、肾病等慢性病严重者,应在医师指导下服用。

2. 知柏地黄丸

● 基本情况

【收载】《中国药典》2015版一部

【组成】知母、黄柏、熟地黄、山茱萸（制）、牡丹皮、山药、茯苓、泽泻。

【功效】滋阴降火。

【适应证】阴虚火旺，潮热盗汗，口干咽痛，耳鸣遗精，小便短赤。

【剂型规格】大蜜丸，每丸重9g。浓缩丸，每10丸重1.7g。

【用法用量】蜜丸：口服，1次1丸，1日2~3次。浓缩丸：口服，1次8丸，1日3次。

● 古方来源

【处方来源】此方来源于经验方。

● 金老传承

【方解】

君	知母、黄柏	清热降火	滋阴降火，尤善清解下焦之热
臣	熟地黄	滋阴补肾，填精益髓	
	酒萸肉	温补肝肾，收敛精气	
	山药	健脾益阴，兼能固精	
佐使	泽泻	清泻肾火，防熟地黄滋腻	
	牡丹皮	清泻肝火，并制山茱萸之温涩	
	茯苓	淡渗脾湿，使山药补而不滞	

● 现代应用

【现代研究】临床新用：可用于治疗神经衰弱、甲状腺功能亢进及糖尿病等证见阴虚火旺者。亦可治疗阴虚阳亢型心脏病，肺心病，肾炎尿血；肾精不足，阴虚内热之眩晕等。

【注意事项】

a. 忌不易消化食物。

b. 感冒发热患者不宜服用。

c. 有高血压、心脏病、肝病、糖尿病、肾病等慢性病严重者，应在医师指导下服用。

● 相关临床常用中成药的合理鉴别与应用

六味地黄丸为治疗阴虚证的代表方剂，凡因肝肾阴虚引起的虚弱疾病均可应用。后世在本方的基础上加入不同药物又发展出多种地黄丸，其功效亦异。具体鉴别见表9-3。

表9-3 临床合理用药的鉴别

常用中成药	差异药味	功效
知柏地黄丸	知母、黄柏	重在滋阴降火，适用于阴虚火旺引起的潮热盗汗，口燥咽干等症
杞菊地黄丸	枸杞子、菊花	适用于肝肾阴虚所致的眼目昏花，视物不清等症
麦味地黄丸	麦冬、五味子	主治肺肾阴虚引起的劳伤久咳，痰少虚喘等症
桂附地黄丸	肉桂、附子	温补肾阳，用于肾阳不足，腰腹冷痛，小便不利或反多，足跗浮肿等症
归芍地黄丸	当归、白芍	适用于肝肾两亏，阴血虚少引起的头晕目眩、耳鸣咽干等症

十、金银花

（一）基本情况

【来源】本品为忍冬科植物忍冬 *Lonicera japonica* Thunb. 的干燥花蕾或带初开的花。

【性味归经】甘，寒。归肺、心、胃经。

【功能主治】清热解毒，疏散风热。用于痈肿疔疮，喉痹，丹毒，热毒血痢，风热感冒，温病发热。

（二）金老论道地药材

【历史】本品以忍冬之名，始载于南北朝时期的《名医别录》。明代《本草纲目》记载："忍冬在处有之，附树蔓延，茎微紫色，对节生叶。叶似薜荔而青，有涩毛，三、四月开花，长寸许，一蒂两花二瓣，一大一小，如半边状，长蕊。花初开者，蕊瓣俱色白，经二、三日则色变黄，新旧相参，黄白相映，俗呼金银花。气甚芬芳，四月采花，阴干。"又曰："忍冬，茎叶及花,功用皆同。"清代吴其睿云:"吴中暑月,以花入茶饮之,茶肆以新贩到金银花为贵,皆中州产也。"山东《费县志》记载:"金银花从前间有之,不过采以代茶,至嘉庆(1796—1820年)初,商旅贩往他处,辄获厚利,不数年山角水湄栽至几。"民国八年(1919年)《密县志》记载:"金银花出口换银八万两。"由此可见,金银花最早作为代茶的高级饮品均来自河南、山东的栽培品,并早有出口历史。金银花作为药物应用于临床,始于清代,由于本品具有清热解毒、宣散风热之功效,用于温病发热,风热感冒,热毒血痢,痈肿疔毒(包括现代医学的多种传染性和感染性疾病),故为当今的常用药。

【产地】主产于河南、山东的金银花均为栽培品。以河南黄河以南嵩山山区五指岭周围的密县(今新密市)、荥阳、巩县(今巩汉市)、登封等地产者质量最优,称"密银花"或"南银花",为著名的"道地药材",但产量较少;以山东沂蒙山区平邑为中心的费县、苍山、蒙阴、莒南、沂水、日照、邹县、滕州等地产者,称"济银花"或"东银花",品质略逊,但产量大,为金银花商品主要来源。当今河南新乡地区沿黄河以北的原阳、封丘、延津等地(地处平原)亦大量栽培金银花,并产量甚丰,统称"南银花",但花蕾质软、香气淡,较密银花稍差。近年来,河北邢台地区巨鹿在平原土地上大面积栽种金银花,且产量很大,现已形成河南、山东、河北金银花三大产区。

(三)金老谈性状鉴别

【形色嗅味】

1. 忍冬 花蕾呈棒状,上粗下细。略弯曲,长2~3cm,上部直径约3mm,下部直径约1.5mm。表面黄白色或绿白色,密被短柔毛,偶见叶状苞片。花萼绿色,先端五裂,裂片有毛长约2mm,开放者花冠筒状,先端二唇形,雄蕊五个,附于筒壁,黄色;雌蕊1个,子房无毛。气清香,味淡,微苦。

2. 密银花 花蕾呈棒状无开朵,表面绿白色(俗称带"绿影",质稍硬),用手均匀撒下,花与花可搭成十字架。气清香质优。济银花与密银花性状相同,皆因产量大,采收时间集中,故质地较软,颜色发黄,且有开朵,故品质较近。密银花中华人民共和国成立前在北京市主销著名大药店如同仁堂、乐仁堂、怀仁堂、鹤年堂、同济堂、永安堂,其余大多中、小药店均用济银花。

【优品质量】以花蕾长、饱满不开放、色黄白、鲜艳、气清香、无枝叶者为佳。

(四)金老说炮制加工

【历史沿革】金银花炮炙较晚,始载于宋《疮疡经验全书》,提出加辅料炮制法——酒炙法,云:"洗净入瓦罐内,用无灰(酒)浸(湿)候火一伏时,取出晒干末之。"以后明代诸书只记载了净选与切制,未涉及炮制内容。清《良朋汇集》始提出焙法。清《吴鞠通医案》首先提出"炒",其后一些书中更进一步提到了炒的不同要求。如清《温病条辨》提到"炒黑"。清《温热经纬》提到"炭"。此外,还有些特殊炙法,如清《本草害利》提出"酿酒代茶熬膏为妙,蒸露为佳"。综合古代对金银花的炮炙方法,主要有焙、炒、酿酒、熬膏、蒸露等。

【现代炮制】现行金银花的炮制品为金银花、金银花炭。具体炮制加工内容见表10-1。

表10-1 金银花的炮制加工

炮制品名称	炮制工艺	质量要求	功效
金银花	取原药材,除去杂质及残留的梗、叶,筛去灰屑	与原药材性状一致	清热解毒之力较强
金银花炭	取金银花,用中火加热,炒至表面焦褐色,取出凉透	形如金银花,表面焦褐色	炒炭后寒性减弱,并具涩性,有止血作用

(五)金老做临床调剂

1. 金老谈金银花处方审核技术 金银花作为清热药中的常见中药,对金银花的处方审核技术,要求执业药师收到处方后首先要审核处方的前记、后记等,然后审核处方的用药名称、炮制规格及用药剂量。

在《中国药典》2015版中规定金银花的用量为6~15g,在处方审核过程中,如有超出范围时,应及时与临床医师进行沟通。处方中,当遇到缺药的情况时,处方审核人员不应随意进行更改或将其划掉,应与临床医师进行沟通,并适当调换。

2. 金老谈金银花处方应付技术　首先要确保金银花的书写应规范整齐。其次要注意处方名为"金银花""二花""银花""忍冬花"或"双花"时,均应给付金银花;处方名为"金银花炭""银花炭""忍冬花炭"或"双花炭"时,均应给付金银花炭。见表10-2。

表10-2　金银花处方应付表

处方名	给付
金银花、二花、银花、忍冬花、双花	金银花
金银花炭、银花炭、忍冬花炭、双花炭	金银花炭

3. 金老谈金银花发药交代技术

(1) 金银花的服药方法:汤剂分两次服,每日1剂。或入丸散。服药时间与次数根据不同的病证治疗。外用适量,煎汤洗患处。疏散风热、清泄里热以生品为优品;炒炭宜用于热毒血痢;露剂多用于暑热烦渴。

(2) 金银花的使用注意与禁忌:金银花性寒,故脾胃虚寒及气虚疮疡脓清者忌用。

4. 金老谈金银花临床煎煮技术　煎药前先加水浸泡半小时,没过药物表面2cm为宜。煎煮两次,合并药液,每次煎煮时间为30分钟。煎煮后药液约300ml。儿童每剂一般煎至100~300ml,成人每剂一般煎至400~600ml,每剂等量分装2份,早晚各服一次,或遵医嘱。

(六) 金老析合理用药

1. 银黄口服液(颗粒、片)

● 基本情况

【收载】《中国药典》2015版一部

【组成】金银花提取物、黄芩提取物。

【功效】清热解毒。

【适应证】外感风热毒邪引起的发热,头痛,咽喉肿痛,舌质红,苔薄黄,脉浮数。用于呼吸道感染,急性扁桃体炎,咽炎属风热毒邪侵袭肺卫者。

【剂型规格】口服液,每支装 10ml。颗粒剂,每袋装 4g。片剂,薄膜衣片每片重 0.37g;糖衣片每片重 0.25g。

【用法用量】口服液:口服,1 次 10~20ml,1 日 3 次,小儿酌减。颗粒剂:开水冲服,1 次 1 袋,1 日 2 次。片剂:口服,1 次 2~4 片,1 日 4 次。

● 古方来源

【处方来源】此方来源于经验方。

● 金老传承

【方解】

君	金银花	既能清解毒热,又能透热邪外出
臣	黄芩	善清泻肺火,兼可解毒

● 现代应用

【现代研究】

a. 药理作用:体外抗菌试验表明,本品对金黄色葡萄球菌、溶血球菌、肺炎球菌等均有明显的抑制作用。同时,本品亦可抗炎。

b. 临床新用:临床上可应用于烧烫伤感染。

【注意事项】

a. 忌烟酒、辛辣、鱼腥食物。

b. 不宜在服药期间同时服用滋补性中药。

c. 糖尿病患者及有高血压、心脏病、肝病、肾病等慢性病严重者应在医师指导下服用。

d. 儿童、孕妇、哺乳期妇女、年老体弱、脾虚便溏者应在医师指导下服用。

e. 对本品过敏者禁用,过敏体质者慎用。

2. 双黄连口服液(颗粒、栓、片、胶囊)

● 基本情况

【收载】《中国药典》2015版一部、《卫生部药品标准·新药转正标准》

【组成】金银花、黄芩、连翘。

【功效】辛凉解表,清热解毒。

【适应证】用于外感风热引起的发热,咳嗽,咽痛。

【剂型规格】口服液,每支装:(1)10ml(每1ml相当于饮片1.5g);(2)20ml(每1ml相当于饮片1.5g);(3)10ml(每1ml相当于饮片3.0g)。颗粒剂,每袋装5g[(1)相当于净饮片15g;(2)相当于净饮片30g,无蔗糖]。栓剂,每粒重1.5g。片剂,每片重0.53g。胶囊剂,每粒装0.4g。

【用法用量】口服液:口服,1次20ml[规格(1)、(2)]或10ml[规格(3)],1日3次,小儿酌减或遵医嘱。颗粒剂:口服或开水冲服,1次10g,1日3次,小儿酌减或遵医嘱。栓剂:直肠给药,小儿1次1粒,1日2~3次。片剂:口服,1次4片,1日3次,小儿酌减或遵医嘱。胶囊剂:口服,1次4粒,1日3次,小儿酌减或遵医嘱。

● 古方来源

【处方来源】此方来源于经验方。

● 金老传承

【方解】

君	金银花	既能清热解毒,又能透热邪外出而辛凉解表
臣	黄芩	清泻肺火,兼可解毒
	连翘	辛凉解表,清热解毒且可散结

● 现代应用

【现代研究】

a. 药理作用:主要有抑菌、抗病毒、增强免疫力的作用。

b. 临床新用:用于治疗由细菌和病毒引起的上呼吸道感染、急性支气管炎、慢性支气管炎急性发作、急性咽炎、急性扁桃体炎、肺炎、肺脓肿、急性肠炎等而见上述症状者。

【注意事项】

a. 忌烟、酒及辛辣、生冷、油腻食物。

b. 不宜在服药期间同时服用滋补性中药。

c. 风寒感冒者不适用。

d. 糖尿病患者及有高血压、心脏病、肝病、肾病等慢性病严重者应在医师指导下服用。

e. 儿童、孕妇、哺乳期妇女、年老体弱及脾虚便溏者应在医师指导下服用。

● 相关临床常用中成药的合理鉴别与应用

银黄颗粒、双黄连口服液、板蓝根颗粒是临床上常用于治疗外感风热毒邪所致的发热，咽喉肿痛的中成药，均为清热解毒之品。双黄连清热解毒之力较强，板蓝根颗粒还可作为病毒性疾病的预防用药。

十一、连翘

（一）基本情况

【来源】本品为木犀科植物连翘 *Forsythia suspensa* (Thunb.) Vahl 的干燥果实。

【性味归经】苦，微寒。归心、肺、小肠经。

【功能主治】清热解毒，消肿散结。用于痈疽瘰疬，乳痈丹毒，风热感冒，温病初起，温热入营，高热烦渴，神昏发斑，热淋尿闭。

（二）金老论道地药材

【历史】本品始载于《神农本草经》，列为下品。宋代《本草图经》云："连翘盖有两种，一种似椿实之未开者，壳小坚而外完，无附萼。剖之则中解，气甚芳馥，其实才干，振之皆落，不著茎也。"《本草衍义》载："连翘亦不至翘出众草，下湿地亦无，太山山谷间甚多，今只用其子，折之，其间片片相比如翘，应以此得名尔。"此两段论述及《植物名实图考》之附图,与今用之连翘吻合。

【产地】主产于山西陵川、沁水、安泽、晋城、沁源、古县、吉县、夏县、浮山县,河南卢氏、灵宝、渑池、陕县、洛宁、嵩县、修武、西峡、栾川、南召,陕西黄龙、韩城、商南、丹凤等地。以山西产量最大,质量亦好,称为"道地药材"。

(三)金老谈性状鉴别

【形色嗅味】连翘果实呈长卵形至卵形,长1.5~2cm,直径0.5~1.3cm。表面有不规则的纵皱纹及许多凸起的小斑点,两面各有一条明显的纵沟。顶端锐尖,基部有小果柄或已脱落。青翘多不开裂,表面绿褐色,凸起的灰白色小斑点较少,质硬,种子多,黄绿色,细长,一侧有翅。老翘(黄翘)自顶端开裂或裂成两瓣,表面黄棕色或红棕色,内表面多为淡黄棕色,平滑,具一纵隔。质脆,种子棕色,多已脱落。气微香,味苦。

【优品质量】青翘以干燥、色黑绿、不裂口者为佳。老翘以色棕黄、壳厚、显光泽者为佳。

(四)金老说炮制加工

【现代炮制】连翘的炮制品为连翘,具体炮制加工内容见表11-1。

表11-1 连翘的炮制加工

炮制品名称	炮制工艺	质量要求
连翘	取原药材,除去杂质及枝梗,筛去脱落的种子及灰屑	与原药材性状一致

(五)金老做临床调剂

1. 金老谈连翘处方审核技术 连翘作为清热药中的常见中药,对连翘的处方审核技术,要求执业药师收到处方后首先要审核处方的前记、后记等,然后审核处方的用药名称、炮制规格及用药剂量。

在《中国药典》2015版中规定连翘的用量为6~15g,在处方审核过程中,如有超出范围时,应及时与临床医师进行沟通。处方中,当遇到缺药的情况时,处方审核人员不应随意进行更改或将其划掉,应与临床医师进行沟通,并适当调换。

2. 金老谈连翘处方应付技术　首先要确保连翘的书写应规范整齐。其次要注意处方名为"一串金"或"连翘"时,均应给付连翘。见表11-2。

表11-2　连翘处方应付表

处方名	给付
一串金、连翘	连翘

3. 金老谈连翘发药交代技术

(1) 连翘的服药方法:汤剂分两次服,每日1剂。或入丸散。服药时间与次数根据不同的病证治疗。

(2) 连翘的使用注意与禁忌:连翘性寒,故脾胃虚寒及气虚疮疡脓清者不宜用。

4. 金老谈连翘临床煎煮技术　煎药前先加水浸泡半小时,没过药物表面2cm为宜。煎煮两次,合并药液,每次煎煮时间为30分钟。煎煮后药液约300ml。儿童每剂一般煎至100~300ml,成人每剂一般煎至400~600ml,每剂等量分装2份,早晚各服一次,或遵医嘱。

(六) 金老析合理用药

1. 连翘败毒丸

● 基本情况

【收载】《卫生部药品标准·中药成方制剂分册》

【组成】连翘、金银花、苦地丁、天花粉、甘草、白芷、防风、薄荷、荆芥穗、麻黄、柴胡、羌活、当归、赤芍、苦参、黄芩、黄柏、黄连、大黄。

【功效】清热解毒,散风消肿。

【适应证】用于风热湿毒之疮疡初起。症见红肿热痛,疮疖溃烂,灼热流脓；以及风湿疙瘩,丹毒疤疹,痛痒不止,憎寒壮热等症。

【剂型规格】水丸,每100粒重6g。

【用法用量】水丸：口服,1次6g,1日2次。

● 古方来源

【处方来源】明·《证治准绳》连翘败毒散加减

羌活、独活、连翘、荆芥、防风、柴胡、升麻、桔梗、甘草、川芎、牛蒡子(新瓦上炒、研碎用)、当归尾(酒洗)、红花(酒洗)、苏木、天花粉。用水1钟,好酒1钟,同煎至1钟,去滓,徐徐温服。如未消,加穿山甲(蛤粉炒)1钱；肿至面者,加香白芷1钱,漏芦5分；如大便燥实者,加酒浸大黄1钱半,壮者,倍用之；凡内有热或寒热交作者,倍用柴胡,加酒洗黄芩1钱,酒炒黄连1钱。

● 金老传承

【方解】

君	连翘、金银花、苦地丁、天花粉、甘草	清热解毒,消肿散结	诸药合用,共奏清热解毒,散风消肿,活血止痛之功
臣	白芷、防风、薄荷、荆芥穗、麻黄、柴胡、羌活	散风除湿,消肿排脓	
佐	当归、赤芍	活血止痛	
	苦参、黄芩、黄柏、黄连	清热燥湿解毒	
使	大黄	活血祛癖,通大便,可导热下行	

● 现代应用

【现代研究】

a. 药理作用：具有抗炎、镇痛、抗感染等作用。

b. 临床新用：疖、蜂窝组织炎、急性淋巴结炎、丹毒、天疱疮、脓疱疮以及渗出性皮肤病等,属风热火毒蕴结之阳证者,均可应用。

【注意事项】

a. 孕妇忌服。

b. 忌食辛辣厚味。

c. 不宜在服药期间同时服用滋补性中药。

● 相关临床常用中成药的合理鉴别与应用

连翘败毒丸、牛黄醒消丸、如意金黄散是临床常用的解毒消肿剂,具体鉴别见表 11-3。

表 11-3 临床合理用药的鉴别

中成药名称	组方特点	服法	主要功能	临床主治	注意事项
连翘败毒丸	均治热毒瘀滞所致的疮痛,以肿痛、未溃为主。且均不宜用于孕妇、阴证疮疡,以及脾胃虚弱者	内服	清热解毒,消肿止痛	热毒蕴结肌肤所致的疮疡,症见局部红肿热痛、未溃破者	肝功能不良者慎用
牛黄醒消丸		内服	清热解毒,活血祛瘀,消肿止痛	热毒郁滞、痰瘀互结所致的痈疽发背、瘰疬流注、乳痈乳岩、无名肿毒	不宜长期使用
如意金黄散		外用	清热解毒,消肿止痛	热毒瘀滞肌肤所致疮疡肿痛、丹毒流注,症见肌肤红、肿、热、痛,亦可用于跌打损伤	皮肤过敏者慎用

2. 羚翘解毒丸(颗粒、口服液)

● 基本情况

【收载】《卫生部药品标准·中药成方制剂分册》

【组成】连翘、金银花、淡豆豉、荆芥穗、薄荷、淡竹叶、牛蒡子(炒)、桔梗、甘草、冰片、羚羊角。

【功效】疏风清热,解毒。

【适应证】用于风热感冒,恶寒发热,头晕目眩,咳嗽,咽痛,两腮赤肿等症。

【剂型规格】蜜丸,每丸重 9g。水丸,每袋装 5g。浓缩丸,每 8 丸相当于原药材 4g。

【用法用量】蜜丸:口服,1 次 1 丸,1 日 2~3 次。水丸:口服,1 次 5g,1 日 2~3 次。浓缩丸:口服,1 次 8 丸,1 日 3 次。

- 古方来源

【处方来源】清《温病条辨》银翘散加味

太阴风温、温热、温疫、冬温,但热不恶寒而渴者,辛凉平剂银翘散主之;连翘、银花各一两,苦桔梗、薄荷、牛蒡子、各六钱,竹叶、荆芥穗各四钱,生甘草、淡豆豉各五钱共杵为散,每服六钱,鲜苇根汤煎,香气大出,即取服,勿过煮。肺药取轻清,过煮则味厚出入中焦也。病重者约二时一服,日三服,夜一服;轻者三时一服,日二服,夜一服;病不解者,作再服。

- 金老传承

【方解】

君	连翘、金银花	清热解毒,芳香透邪
	羚羊角	性寒凛冽、清热
臣	荆芥穗、薄荷、牛蒡子、淡豆豉、冰片	疏散风热,助君药辛凉解表
佐	淡竹叶	清热除烦
	桔梗	宣肺止咳化痰
使	甘草	调和诸药,护胃安中

- 现代应用

【现代研究】

a. 药理作用:有明显的解热、抗炎、镇痛、镇静、抗病药微生物、提高免疫力等作用。

b. 临床新用:不仅适用于流感,还用于上感、伤风感冒、麻疹初起、急性扁桃体炎、腮腺炎、乙脑等初期阶段。

【注意事项】

a. 忌烟、酒及辛辣、生冷、油腻食物。

b. 不宜在服药期间同时服用滋补性中成药。

c. 风寒感冒者不适用,其表现为恶寒重,发热轻,无汗,鼻塞流清涕,口不渴,咳吐稀白痰。

d. 有高血压、心脏病、肝病、糖尿病、肾病等慢性病严重者、孕妇或正在接受其他治疗的患者,均应在医师指导下服用。

● 相关临床常用中成药的合理鉴别与应用

羚翘解毒丸、银翘解毒丸、桑菊感冒片、风热感冒颗粒、感冒舒颗粒是临床常用于治疗风热感冒的中成药,具体鉴别见表11-4。

表11-4 临床合理用药的鉴别

常用中成药	不同点
银翘解毒丸	辛凉平剂,最常用
羚翘解毒丸	解毒退热力强,用于风热感冒病情较重者
风热感冒颗粒	利咽止痛明显,风热咽痛者最宜
桑菊感冒片	药力较缓,适用于风热感冒之轻证,同时可治疗风热咳嗽
感冒舒颗粒	药力较缓,适用于风热感冒之轻证

十二、板蓝根

(一)基本情况

【来源】本品为十字花科植物菘蓝 *Isatis indigotica* Fort. 的干燥根。原植物系两年生草本,均为栽培,药材名"菘蓝"或"北板蓝根"。南方部分地区习用爵床科植物马蓝的根及根茎,原植物为多年生草本,野生或栽培,药材名"马蓝"或"南板蓝根"。其中菘蓝的叶为药材大青叶;菘蓝的茎叶和马蓝的茎叶经加工制得粉末或团块为药材"青黛"。

【性味归经】苦,寒。归心、胃经。

【功能主治】清热解毒,凉血利咽。用于温疫时毒,发热咽痛,温毒发斑,痄腮,烂喉丹痧,大头瘟疫,丹毒,痈肿。

(二)金老论道地药材

【历史】本品在《神农本草经》载有"蓝实"。梁代陶弘景《本草经集注》"蓝实"条下注云:"此(蓝)即今染襟碧所用者,尖叶者为胜。"唐代《新修本草》指出蓝的原植物有三种:"陶所引乃是菘蓝,其汁抨为靛者。""菘蓝为淀,唯堪染青。"明代《本草纲目》记载蓝凡五种,其中有"菘蓝,叶如白菘",所说应是十字花科植物。古本草中载"蓝"的原植物除菘蓝外,还有数种,如《本草纲目》提及的五种"蓝"中有一种"叶如苦荬,即郭璞所谓大叶冬蓝,俗中所谓板蓝根者"当为爵床科植物马蓝。现在我国南方一些地区仍以马蓝的根作为板蓝根入药。

【产地】板蓝根在中华人民共和国成立前用量不大。只有少数地区种植,如江苏如皋、南通,安徽亳州、太和,河北安国、定县、安平等地。由于本品具有清热解毒、凉血利咽的功效,善治温病发热、发斑、风热感冒、咽喉肿痛等症,现代临床研究尚具有抗菌、抗病毒的作用,可预防和治疗流行性感冒、流行性脑膜炎、乙型脑炎、肺炎、腮腺炎等病证,为此新研制的中成药很多品种配伍有板蓝根,如风热感冒颗粒、感冒退热颗粒、板蓝根颗粒、抗病毒颗粒、清热解毒口服液、利肝隆片、肝炎康复丸等 40 余种中成药中均用此药,所以板蓝根的用量逐年上升,已成为当今的热门药材。原有的产量已不能满足要求,因此,在原产地扩大种植的基础上,又扩展到陕西彬县、岐山,湖北浠水、罗田、黄冈,内蒙古赤峰等地。目前种植面积最大的应属甘肃张掖地区,以民乐为中心的各县,种植约 4 万亩。其次是黑龙江以大庆为中心的安达、肇州、肇源、青冈、泰来等地,种植约为 3 万亩。

(三)金老谈性状鉴别

【形色嗅味】根为圆柱形,稍扭曲。长 10~20cm,直径 0.5~1cm。根头部略膨大,可见绿色或暗棕色轮状排列的叶柄或残基和密集的疣状凸起。表面呈灰黄色或灰棕色,有纵皱纹及横向皮孔,有支根及支根痕。体实,皮略软,断面皮部呈黄白色,木部黄色呈"菊花心"。气微,味微甜后苦涩。

【优品质量】以身干、条长、均匀、质润者为佳。

（四）金老说炮制加工

【现代炮制】板蓝根的炮制品为板蓝根，具体炮制加工内容见表12-1。

表 12-1　板蓝根的炮制加工

炮制品名称	炮制工艺	质量要求
板蓝根	取原药材，除去杂质，洗净，闷润12~24小时，至内外湿度一致，切厚片，干燥，筛去碎屑	呈圆形的厚片。外表皮淡灰黄色至淡棕黄色，有纵皱纹。切面皮部黄白色，木部黄色。气微，味微甜后苦涩

（五）金老做临床调剂

1. 金老谈板蓝根处方审核技术　板蓝根作为清热药中的常见中药，对板蓝根的处方审核技术，要求执业药师收到处方后首先要审核处方的前记、后记等，然后审核处方的用药名称、炮制规格及用药剂量。

在《中国药典》2015版中规定板蓝根的用量为9~15g，在处方审核过程中，如有超出范围时，应及时与临床医师进行沟通。处方中，当遇到缺药的情况时，处方审核人员不应随意进行更改或将其划掉，应与临床医师进行沟通，并适当调换。

2. 金老谈板蓝根处方应付技术　首先要确保板蓝根的书写应规范整齐。其次要注意处方名为"靛青根""蓝靛根"或"大青根"时，均应给付板蓝根。见表12-2。

表 12-2　板蓝根处方应付表

处方名	给付
靛青根、蓝靛根、大青根	板蓝根

3. 金老谈板蓝根发药交代技术

（1）板蓝根的服药方法：汤剂分两次服，每日1剂。或入丸散。服药时间与次数根据不同的病证治疗。

（2）板蓝根的使用注意与禁忌：板蓝根苦寒，故体虚而无实火热毒者忌服,脾胃虚寒者慎用。

4. 金老谈板蓝根临床煎煮技术 煎药前先加水浸泡半小时,没过药物表面2cm为宜。煎煮两次,合并药液,每次煎煮时间为30分钟。煎煮后药液约300ml。儿童每剂一般煎至100~300ml,成人每剂一般煎至400~600ml,每剂等量分装2份,早晚各服一次,或遵医嘱。

(六)金老析合理用药

1. 板蓝根颗粒(片、糖浆)

● 基本情况

【收载】《中国药典》2015版一部

【组成】板蓝根。

【功效】清热解毒,凉血消肿,利咽。

【适应证】感受风热毒邪引起的发热,咽喉肿痛。用于扁桃体炎、腮腺炎;防治传染性肝炎,小儿麻疹等。

【剂型规格】颗粒剂:(1)每袋装5g(相当于饮片7g);(2)每袋装10g(相当于饮片14g);(3)每袋装3g(无蔗糖,相当于饮片7g);(4)每袋装1g(无蔗糖,相当于饮片7g)。

【用法用量】颗粒剂:开水冲服,1次5~10g[规格(1)、(2)],或1次1~2袋[规格(3)、(4)],1日3~4次。

● 古方来源

【处方来源】此方来源于时方。

● 金老传承

【方解】

| 君 | 板蓝根 | 性味苦寒,归肺、胃、肝经,有较强的清热解毒,消肿,利咽作用 |

● 现代应用

【现代研究】

a. 药理作用:有广谱抗菌、抗病毒、抗内毒素、抗炎、增强免疫力的药理作用。

b. 临床新用：可用于流行性乙型脑炎、传染性肝炎、红眼病、慢性咽炎、病毒性皮肤病、口腔黏膜溃疡等证。

【注意事项】

a. 忌烟、酒及辛辣、生冷、油腻食物。

b. 不宜在服药期间同时服用滋补性中成药。

c. 风寒感冒者不适用,其表现为恶寒重,发热轻,无汗,鼻塞流清涕,口不渴,咳吐稀白痰。

d. 有高血压、心脏病、肝病、糖尿病、肾病等慢性病严重者、孕妇或正在接受其他治疗的患者,均应在医师指导下服用。

2. 抗病毒颗粒(胶囊)

● 基本情况

【收载】《卫生部药品标准·中药成方制剂分册》

【组成】板蓝根、忍冬藤、山豆根、鱼腥草、重楼、贯众、白芷、青蒿、射干。

【功效】清热解毒。

【适应证】用于病毒性上呼吸道感染(病毒性感冒)属热毒者；风热感冒,症见发热,微恶风,有汗,口渴,鼻流浊涕,咽喉肿痛,咳吐黄痰。

【剂型规格】颗粒剂,每袋装 3g。胶囊剂,每粒装 0.3g。

【用法用量】颗粒剂：开水冲服,1 次 3~6g,1 日 3 次。胶囊剂：口服,1 次 4~6 粒,1 日 3 次,小儿酌减或遵医嘱。

● 古方来源

【处方来源】此方来源于经验方。

君	板蓝根、山豆根、射干	清热解毒,能利咽消肿
臣	白芷	祛风止痛
	青蒿	透邪外出
使	忍冬藤、鱼腥草、重楼、贯众	清热解毒

● 现代应用

【现代研究】药理作用：具有抗病毒、解热和抗炎等作用。

【注意事项】

a. 忌烟、酒及辛辣、生冷、油腻食物。

b. 不宜在服药期间同时服用滋补性中药。

c. 高血压、心脏病、肝病、肾病等慢性病严重者应在医师指导下服用。

d. 孕妇和糖尿病患者禁用。

十三、生地黄

(一) 基本情况

【来源】本品为玄参科植物地黄 Rehmannia glutinosa Libosch. 的新鲜或干燥块根,均为栽培。

【性味归经】生地黄甘,寒。归心、肝、肾经。

【功能主治】

1. 生地黄 清热凉血,养阴生津,凉血止血。用于热病,舌绛烦渴,阴虚,骨蒸劳热,内热消渴,吐血衄血,发斑发疹。

2. 鲜地黄 清热生津,凉血止血。用于热病伤阴,舌绛烦渴,发斑发疹,吐血衄血,咽喉肿痛。

(二) 金老论道地药材

【历史】本品始载于《神农本草经》,列为上品,原名干地黄。载有"填精髓,长肌肉,久服轻身不老"之功效。明代《本草蒙筌》记载:"地黄江浙种者,受南方阳气,质虽光润而力微。怀庆生者秉北方纯阴,皮有疙瘩而力大。"李时珍亦云:"今人唯以怀庆地黄为上。"清代《本草从新》云:"地黄以怀庆肥大而短、糯体细皮、菊花心者良。"清代《本草问答》说:"河南居天下之中,名产地黄,人见地黄色黑,而不知其未经蒸晒。其色本黄,河南地厚水浮,得中央湿土之气而生,内含润泽。"从上述历代医药学家所论述,再结合当今产品质量实际情况,都证明了河南所产的地黄是名副其实的"道地药材"。由于功效卓著,适应疾病较为广泛,常用于补益类、妇科类、清热类等汤剂配方和中成药制剂大量应用。

【产地】主产河南省焦作市所辖的武陟、博爱、温县、孟州、沁阳、修武等；山西省河津、芮城、绛县、平陆、襄汾、翼城；山东省成武、定陶；陕西省大荔、蒲城、渭南等地。此外，河北安国、安平也有少量出产。以河南、山西产量大，以河南质量佳。山西、山东有些县份产品质量也很好。这些产品不仅畅销国内，而且是历史上大宗出口药材。

（三）金老谈性状鉴别

【形色嗅味】

1. 生地黄 多呈不规则的团块状或长圆形，中间膨大，两端稍细。有的细小，呈长条状，稍扁扭曲，长 6~12cm，直径 2~6cm。表面棕黑色或棕灰色，极皱缩，具不规则的横曲纹。体重，质较软而韧，不易折断；断面呈紫黑色或乌黑色，有光泽，具黏性。气微，味微甜。

2. 鲜地黄 呈纺锤形或条状，长 8~24cm，直径 2~9cm。外皮薄，表面浅红黄色，具弯曲的纵皱纹、芽痕、横长皮孔样突起及不规则疤痕。肉质，易断，断面皮部淡黄白色，可见橘红色油点，木部黄白色，导管呈放射状排列。气微，味微甜、微苦。

【优品质量】以块根肥大、体重、断面乌黑色者为佳。小条者为次。

【使用注意】有芦头、生心、焦枯、霉变者均不符合药用要求。

（四）金老说炮制加工

【历史沿革】汉代有蒸制法；南齐有切制；梁代有酒浸法；南北朝刘宋时代有酒蒸法说；唐代有熬法、蜜煎等法；宋代有洒酒九蒸九曝法、酒洗、制炭、醋炒、姜制等法；元代有酒炒、酒煮、盐水炒等法；明代有酒炖、盐煅浸炒、蜜制、砂仁酒蒸制、砂仁酒茯苓制、砂仁茯苓煮、砂仁沉香制、砂仁炒、黄连制、煮等炮制方法；清代有炒焦、砂仁酒姜蒸、乳汁制、童便制、蛤粉炒、红花炒、煨制等方法。

【现代炮制】现行生地黄的炮制品为生地黄、鲜地黄、生地炭。具体炮制加工内容见表 13-1。

表 13-1　生地黄的炮制加工

炮制品名称	炮制工艺	质量要求	功效
生地黄	取原药材,除去杂质,大小分开,洗净,闷润8~12小时,至内外湿度一致,切厚片,干燥,筛去碎屑	为类圆形或不规则的厚片。表面棕黑色或棕灰色,极皱缩,具不规则的横曲纹。切面呈紫黑色或乌黑色,有光泽,具黏性。气微,味微甜	清热凉血,养阴生津,凉血止血。用于热病,舌绛烦渴,阴虚,骨蒸劳热,内热消渴,吐血衄血,发斑发疹
鲜地黄	取鲜药材,洗净泥土,除去须根,用时切厚片或绞汁	呈纺锤形或条状,长8~24cm,直径2~9cm。外皮薄,表面浅红黄色,具弯曲的纵皱纹、芽痕、横长皮孔样突起及不规则疤痕。肉质,易断,断面皮部淡黄白色,可见橘红色油点,木部黄白色,导管呈放射状排列。气微,味微甜、微苦	清热生津,凉血止血。用于热病伤阴,舌绛烦渴,发斑发疹,吐血衄血,咽喉肿痛
生地炭	取生地片,大小分开,置热锅中,用武火180~220℃炒至鼓起,表面焦黑色,内部黑褐色,喷淋清水少许,熄灭火星,取出,晾干	表面焦黑色,质轻松膨胀,外皮焦脆,中心部呈棕黑色并有蜂窝状裂隙,有焦苦味	凉血,止血。用于咯血、衄血,便血,尿血,崩漏

（五）金老做临床调剂

1. 金老谈生地黄处方审核技术　生地黄作为清热药中的常见中药,对生地黄的处方审核技术,要求执业药师收到处方后首先要审核处方的前记、后记等,然后审核处方的用药名称、炮制规格及用药剂量。

在《中国药典》2015版中规定鲜地黄的用量为12~30g,生地黄的用量为10~15g。在处方审核过程中,如有超出范围时,应及时与临床医师进行沟通。处方中,应区分生地黄,鲜地黄和生地炭,当遇到缺药的情况时,处方审核人员不应随意进行更改或将其划掉,应与临床医师进行沟通,并适当调换。

2. 金老谈生地黄处方应付技术　首先要确保生地黄的书写应规范整齐。其次是炮制应付,要注意处方名为"生地黄"时,应给付生地黄;处方名为"鲜地黄"时,应给付鲜地黄;处方名为"地黄炭"时,应给付生地炭。见表13-2。

表13-2　生地黄处方应付表

处方名	给付
生地黄	生地黄
鲜地黄	鲜地黄
地黄炭	生地炭

3. 金老谈生地黄发药交代技术

(1)生地黄的服药方法:汤剂分两次服,每日1剂。或入丸散。服药时间与次数根据不同的病证治疗。

(2)生地黄的使用注意与禁忌:脾虚湿滞,腹满便溏者不宜使用。

4. 金老谈生地黄临床煎煮技术　煎药前先加水浸泡半小时,没过药物表面2cm为宜。煎煮两次,合并药液,每次煎煮时间为30分钟。煎煮后药液约300ml。儿童每剂一般煎至100~300ml,成人每剂一般煎至400~600ml,每剂等量分装2份,早晚各服一次,或遵医嘱。

(六)金老析合理用药

1. 六味地黄丸(浓缩丸、胶囊、软胶囊、颗粒)

● 基本情况

【处方来源】《中国药典》2015版一部

【组成】熟地黄、酒萸肉、山药、泽泻、牡丹皮、茯苓。

【功效】滋补肝肾。

【适应证】用于肝肾阴虚。症见身体消瘦,腰酸腿软,头晕目眩,耳鸣,遗精盗汗,舌燥咽痛,口渴等。

【剂型规格】大蜜丸,每丸重9g。水丸,每袋装5g。浓缩丸,每8丸重1.44g(每8丸相当于饮片3g)。胶囊剂:(1)每粒装0.3g;(2)每粒装0.5g。软胶囊,每粒装0.38g。颗粒剂,每袋装5g。

【用法用量】蜜丸:口服,水蜜丸1次6g,小蜜丸1次9g,大蜜丸1次1丸,1日2次。水丸:口服,1次5g,1日2次。煎膏剂:温开水冲服,1次10~15g,1日2次。浓缩丸:口服,1次8丸,1日3次。胶囊剂:口服,1次1粒[规格(1)]或1次2粒[规格(2)],1日2次。软胶囊:口服,1次3粒,1日2次。颗粒剂:开水冲服,1次5g,1日2次。

● 古方来源

【处方来源】宋《小儿药证直诀》地黄丸

治肾怯失音,囟开不合,神不足,目中白睛多,面色㿠白等方。

熟地黄(八钱),山萸肉、干山药(各四钱),泽泻、牡丹皮、白茯苓(去皮各三钱)。上为末,炼蜜丸,如梧子大,空心,温水化下三丸。

● 金老传承

【方解】

君	熟地黄	滋阴补肾,填精益髓	补中有泻,寓泻于补
臣	山茱萸	温补肝肾,收敛精气	
	山药	健脾益阴,兼能固精	
佐使	泽泻	清泻肾火,防熟地黄滋腻	
	牡丹皮	清泻肝火,并制山茱萸之温涩	
	茯苓	淡渗脾湿,使山药补而不滞	

● 现代应用

【现代研究】临床新用:属于肝肾阴虚证的各科疾病:内科疾病如慢性高血压、神经衰弱、病理性室性期前收缩;泌尿生殖系统疾病如慢性肾炎、肾病综合征、乳糜尿、肾结石、输尿管结石、血尿、慢性尿路感染；内分泌疾病如糖尿病、甲状腺功能亢进；小儿发育不良；五官科疾病如瞳神散大症、耳聋、鼻干燥症、变态反应性鼻炎、口腔病等。

【注意事项】

a. 忌不易消化食物。

b. 感冒发热患者不宜服用。

c. 有高血压、心脏病、肝病、糖尿病、肾病等慢性病严重者，应在医师指导下服用。

d. 儿童、孕妇、哺乳期妇女应在医师指导下服用，儿童必须在成人监护下使用。

2. 左归丸

● 基本情况

【收载】《卫生部药品标准·中药成方制剂分册》

【组成】熟地黄、枸杞子、怀牛膝、山茱萸、山药、鹿角胶、龟甲胶、菟丝子。

【功效】补肝肾，益精血。

【适应证】用于肝肾虚弱，精血不足。症见形体消瘦，腰膝软，目暗耳鸣，骨蒸盗汗，遗精等。

【剂型规格】大蜜丸，每丸重9g；小蜜丸，每100粒重30g。

【用法用量】口服，大蜜丸1次1丸，小蜜丸1次30粒，1日2次。

● 古方来源

【处方来源】明《景岳全书》左归丸

治真阴肾水不足，不能滋养营卫，渐至衰弱，或虚热往来，自汗盗汗，或神不守舍，血不归原，或虚损伤阴，或遗淋不禁，或气虚昏运，或眼花耳聋，或口燥舌干，或腰酸腿软，凡精髓内亏，津液枯涸等证，俱速宜壮水之主，以培左肾之元阴，而精血自充矣。宜此方主之。

大怀熟（八两），山药（炒，四两），枸杞（四两），山茱萸肉（四两），川牛膝（酒洗，蒸熟，三两，精滑者，不用），菟丝子（制，四两），鹿胶（敲碎，炒珠，四两），龟胶（切碎，炒珠，四两，无火者，不必用）。上先将熟地蒸烂,杵膏,加炼蜜丸,桐子大。每食前用滚汤或淡盐汤送下百余丸。

● 金老传承

【方解】

君	熟地黄	滋补肝肾	补肝肾,益精血作用较六味地黄丸强
臣	山茱萸、龟甲胶、鹿角胶、枸杞子、山药	滋补肝肾,峻补精血	
佐使	怀牛膝、菟丝子	育阴潜阳,强筋健骨	

● 现代应用

【注意事项】

a. 孕妇忌服,儿童禁用。

b. 忌油腻食物。

c. 感冒患者不宜服用。

● 相关临床常用中成药的合理鉴别与应用

六味地黄丸、左归丸、大补阴丸、知柏地黄丸、河车大造丸、麦味地黄丸、玉泉丸、杞菊地黄丸是临床常用的滋阴剂,具体鉴别见表13-3。

表13-3 临床合理用药的鉴别

常用中成药	特点		主要功能	临床主治
六味地黄丸(胶囊、颗粒、口服液、片、软胶囊)	专于滋阴补肾,治疗肾阴虚证所致头晕耳鸣,腰膝酸软,骨蒸潮热,盗汗遗精,消渴等症	补泻兼顾、补而不腻	滋阴补肾	肾阴亏损,头晕耳鸣,腰膝酸软,骨蒸潮热,盗汗遗精,消渴
左归丸		重在填补,滋补力胜,但稍嫌滋腻		真阴不足,腰酸膝软,盗汗遗精,神疲口燥
大补阴丸		滋阴与清火并行,善治肾阴不足、阴虚火旺者	滋阴降火	阴虚火旺,潮热盗汗,咳嗽咯血,耳鸣遗精
知柏地黄丸				阴虚火旺,潮热盗汗,口干咽痛,耳鸣遗精,小便短赤

续表

常用中成药	特点		主要功能	临床主治
河车大造丸	补肺肾之阴,主治肺肾阴虚证	兼能清降虚火,善治肺肾阴虚、虚劳咳嗽	滋阴清热,补肾益肺	肺肾两亏,虚劳咳嗽,骨蒸潮热,盗汗遗精,腰膝酸软
麦味地黄丸（口服液）		兼能润燥敛肺,善治肺肾阴虚,咽干咳嗽	滋肾养肺	肺肾阴亏,潮热盗汗,咽干咳血眩晕耳鸣,腰膝酸软,消渴
玉泉丸	清热生津,善治津伤口渴、消渴		清热养阴,生津止渴	阴虚内热所致的消渴,症见多饮、多食、多尿;2型糖尿病见上述证候者
杞菊地黄丸（浓缩丸、片、口服液、胶囊）	补肾阴兼能养肝明目,善治肝肾阴虚,目涩目昏		滋肾养肝	肝肾阴亏,眩晕耳鸣,羞明畏光,迎风流泪,视物昏花

十四、牡丹皮

（一）基本情况

【来源】本品为毛茛科植物牡丹 Paeonia suffruticosa Andr. 的干燥根皮。

【性味归经】苦、辛,微寒。归心、肝、肾经。

【功能主治】清热凉血,活血化瘀。用于热入营血,温毒发斑,吐血衄血,夜热早凉,无汗骨蒸,经闭痛经,跌扑伤痛,痈肿疮毒。

（二）金老论道地药材

【历史】本品始载于《神农本草经》,列为中品。历代本草均有收载。梁代《名医别录》记载："牡丹生巴郡山谷及汉中,二、八月采根阴干。"又说："色赤者为好,用之去心。"宋代寇宗奭《本草衍义》谓："唯山中单叶花红者,根皮入药为佳。市人或以枝梗皮充之,尤谬。"明代李时珍《本草纲目》云:"唯取红白单瓣者入药。其千叶异品,皆人巧所致,气味不纯,不可用。"古时的药用牡丹皮大多为野生品。随着牡丹皮药用量扩大,野生采挖已不能满足供应,明末崇祯(1628—1644)年间,安徽铜陵县即进行栽培,清代同治(1862—1872)年间,牡丹皮紧俏,"凤丹市价之昂,竟至万斤稻谷易其担"。清末至民国初年,牡丹皮生产扩大到南陵,已具相当规模。铜陵、南陵二地药农都以此为生。

【产地】家种牡丹皮主产于安徽铜陵、南陵、青阳、泾县、繁昌,其中以铜陵(凤凰山、东山)产品质量最优,南陵(西山)的产品质量亦不错,均为"道地药材"。铜陵、南陵两地以往药农为生产的牡丹皮销售都建立交易场地,如凤凰山的金山场、西山的瑞瑶场,以便药农与客商看货议价。其他如四川的灌县(今都江堰)、邻水,重庆市的垫江、长寿、梁平,湖南的邵东、邵阳、祁东等,都是历史上牡丹皮的主要产地。上述产品都冠以产地之名,如产于安徽铜陵的名"凤凰丹",产于重庆和四川的名"川丹皮",产于湖南的名"湖丹皮"。中华人民共和国成立后牡丹皮产地发展很快,如安徽亳州、山东菏泽、河南洛阳、陕西商洛以及山西、浙江等均有栽培。尤其是近年来亳州牡丹皮种植面积很大,在亳州市郊的十九里镇、沙土镇、大杨镇、五马镇;涡阳县的周营、陶庙等产量甚丰,形成牡丹皮的主要产地。

此外,还有地方习用品,如矮牡丹,分布于山西、陕西、甘肃;粉牡丹分布于四川、陕西一带;黄牡丹分布于四川、云南、西藏;川牡丹分布于四川,均为野生。北京地区不用。

(三)金老谈性状鉴别

【形色嗅味】牡丹皮呈筒状或半筒状,有纵剖的裂缝,略向内卷曲或张开,长5~20cm,直径0.5~1.2cm,厚0.1~0.4cm。外表面呈灰褐色或黄褐色,有许多横长皮孔及细根痕,栓皮脱落处粉红色;内表面淡灰黄色或浅粉色,有明显的细皱纹,常见发亮的结晶。质硬而脆,易折断,断面较平坦,粉性,淡粉红色,气芳香,味微苦而涩。

【优品质量】以条粗、皮厚、断面淡粉红色、粉性足、香气浓者为佳。

（四）金老说炮制加工

【现代炮制】 牡丹皮的炮制品为牡丹皮，具体炮制加工内容见表 14-1。

表 14-1　牡丹皮的炮制加工

炮制品名称	炮制工艺	质量要求
牡丹皮	取原药材，除去残留木心，迅速洗净，闷润 1~2 小时。至内外湿度一致，切薄片，晒干或低温干燥，筛去碎屑	近半圆弧形薄片。外表面粉红色。内表面淡灰黄色或浅棕色，有明显的细皱纹，常见发亮的结晶。切面淡粉红色，粉性，气芳香，味微苦而涩

（五）金老做临床调剂

1. 金老谈牡丹皮处方审核技术　牡丹皮作为清热药中的常见中药，对牡丹皮的处方审核技术，要求执业药师收到处方后首先要审核处方的前记、后记等，然后审核处方的用药名称、炮制规格及用药剂量。

在《中国药典》2015 版中规定牡丹皮的用量为 6~12g，孕妇慎用。在处方审核过程中，如有超出范围时，应及时与临床医师进行沟通。处方中，当遇到缺药的情况时，处方审核人员不应随意进行更改或将其划掉，应与临床医师进行沟通，并适当调换。

2. 金老谈牡丹皮处方应付技术　首先要确保牡丹皮的书写应规范整齐。其次要注意处方名为"牡丹根皮""丹皮"或"丹根"时，均应给付牡丹皮。见表 14-2。

表 14-2　牡丹皮处方应付表

处方名	给付
牡丹皮根、丹皮、丹根	牡丹皮

3. 金老谈牡丹皮发药交代技术

（1）牡丹皮的服药方法：汤剂分两次服，每日 1 剂。或入丸散。服药时间与次数根据不同的病证治疗。

（2）牡丹皮的使用注意与禁忌：孕妇慎用。

4. 金老谈牡丹皮临床煎煮技术　煎药前先加水浸泡半小时，没过药物表面2cm为宜。煎煮两次，合并药液，每次煎煮时间为30分钟。煎煮后药液约300ml。儿童每剂一般煎至100~300ml，成人每剂一般煎至400~600ml，每剂等量分装2份，早晚各服一次，或遵医嘱。

（六）金老析合理用药

1. 丹皮酚软膏（丹皮酚霜）

● 基本情况

【收载】《卫生部药品标准·中药成方制剂分册》

【组成】丹皮酚、丁香油。

【功效】解毒止痒。

【适应证】抗过敏药，有消炎止痒作用。用于各种湿疹，皮炎，皮肤瘙痒，蚊臭虫叮咬红肿等各种皮肤疾患，对过敏性鼻炎和防治感冒也有一定效果。

【剂型规格】软膏剂。

【用法用量】外用，涂敷患处，一日2~3次；防治感冒可涂鼻下上唇处，鼻炎涂鼻腔内。

● 金老传承

【方解】

君	丹皮酚	丹皮苦辛微寒，入于血分可清热凉血，其提取成分丹皮酚外用治疗限局性渗出不显的皮炎湿疹，止痒抗炎作用较好
臣	丁香油	丁香性味辛温，但提取其挥发油成分后则芳香清凉，可杀虫止痒

● 现代应用

【注意事项】皮疹渗出明显者，不适用本品。

2. 安坤颗粒

● 基本情况

【收载】《卫生部药品标准·中药成方制剂分册》

【组成】牡丹皮、栀子、当归、白术、白芍、茯苓、女贞子、墨旱莲、益母草。

【功效】滋阴清热,健脾养血。

【适应证】用于节育放环术后引起的出血,月经紊乱,腰骶痛,下腹坠痛,心烦易怒,手足心热。

【剂型规格】颗粒剂,每袋装10g。

【用法用量】开水冲服,1次10g,1日2次。

● 古方来源

【处方来源】此方来源于经验方。

● 金老传承

【方解】

君	牡丹皮	清热凉血,活血化瘀	滋阴清热,养血调经
臣	当归、益母草	活血调经	
	白芍、女贞子、墨旱莲	养阴清热	
佐	栀子	清心除烦	
	白术、茯苓	益气健脾	

● 现代应用

【注意事项】

a. 孕妇禁用,糖尿病患者禁服。

b. 忌食辛辣食物。

c. 感冒时不宜服用。患有其他疾病者,应在医师指导下服用。

d. 月经量过多者应去医院就诊。

e. 月经量多服药5天出血不减少,应去医院就诊。

● 相关临床常用中成药的合理鉴别与应用

乌鸡白凤丸、逍遥丸、加味逍遥丸、血安胶囊、安坤颗粒均有调经作用,是临床上常用于治疗热扰冲任,冲任不固,月经提前的中成药,具体鉴别见表14-3。

表 14-3　临床合理用药的鉴别

常用中成药	不同点
乌鸡白凤丸	以补气养血为主,适用于素体血虚,肾阴不足,水亏火旺所致月经先期
逍遥丸	适用于情志郁结,肝失条达,疏泄不利而致月经不调
加味逍遥丸	在逍遥丸基础上加牡丹皮、栀子清血中伏火,导热下行,具有疏肝清热,养血调经的功效,主治肝郁血虚有热之月经不调
血安胶囊	以收敛止血为主,用于治疗月经提前而见经血过量,淋沥漓不止等症状
安坤颗粒	以滋阴清热凉血化瘀为主,用于阴虚血瘀化热而致的月经提前或月经不调

十五、大黄

(一) 基本情况

【来源】本品为蓼科植物掌叶大黄 *Rheum palmatum* L.、唐古特大黄 *Rheum tanguticum* Maxim. ex Balf 或药用大黄 *Rheum officinale* Baill. 的干燥根及根茎。

【性味归经】苦,寒。归脾、胃、大肠、肝、心包经。

【功能主治】泻下攻积,清热泻火,凉血解毒,逐瘀通经,利湿退黄。用于实热积滞便秘,血热吐衄,目赤咽肿,痈肿疔疮,肠痈腹痛,瘀血经闭,产后瘀阻,跌打损伤,湿热痢疾,黄疸尿赤,淋证,水肿;外治烧烫伤。

酒大黄善清上焦血分热毒,用于目赤咽肿、齿龈肿痛。

熟大黄泻下力缓、泻火解毒,用于火毒疮疡。

大黄炭凉血化瘀止血,用于血热有瘀出血症。

(二) 金老论道地药材

【历史】本品始载于《神农本草经》,列为下品。《吴普本草》云:"生蜀郡北部或陇西(今四川北部、甘肃西部)。"《名医别录》亦谓:"生河西山谷及陇西(今甘肃)。"可见自古大黄就以甘肃、四川北部为主要产地。

《本草图经》曰："大黄正月内生青叶,似蓖麻,大者如扇,根如芋,大者如碗,长一、二尺,旁生细根如牛蒡,小者亦如芋,四月开黄花,亦有青红似荞麦花者。茎青紫色,形如竹。"所述者叶似蓖麻、根如芋、开黄花的特征,与药用大黄相符,而开青红似荞麦花的特点,与掌叶大黄和唐古特大黄相符。

【产地】大黄分布地区很广,根据植物属种可分如下几种:

1. 掌叶大黄 掌叶大黄主产于甘肃岷县、文县、礼县、宕昌、武郡、临夏、武威,青海同仁、同德、贵德,西藏昌都、那曲地区,以及四川阿坝、甘孜自治州。

2. 唐古特大黄 唐古特大黄又称"鸡爪大黄",主产于青海玉树地区的治多、称多、杂多、囊谦;果洛地区的达日、班玛、久治、同仁、同德,以及祁连山北麓。

3. 药用大黄 药用大黄又称"南大黄""川大黄"。"南大黄"主产重庆的万州、巫溪、城口、南川;陕西的镇坪、镇巴、城固;湖北鄂西地区及贵州、云南等地。"川大黄"(马蹄大黄)主产四川阿坝藏族自治州的马尔康、汶川、茂县、理县、黑水、松潘。此外,甘孜地区和凉山地区均有分布。

(三)金老谈性状鉴别

【形色嗅味】本品呈类圆柱形、圆锥形、纺锤形、卵圆形,或一面平坦、一面隆起的块状,长3~17cm,直径3~10cm。除去外皮者表面呈黄棕色或红棕色,可见类白色网状纹理,有时可见放射状纹理的星点,似锦缎之花纹,故称"锦纹",即异性维管束散在;未除去外皮者表面棕褐色至棕黑色,粗糙,有横皱及纵沟,根茎顶端有茎叶残基痕。切开面多凹凸不平,质坚实或轻泡,有时中心多松软,不易折断。断面呈淡黄棕色或黄绿色或淡红棕色,颗粒性,根茎横切面髓部较宽,可见星点环列或散在。根部横切面无星点,木质部发达,具放射性纹理,形成层环明显。气清香,味苦而微涩,嚼之发黏,有沙粒感。注意本品在质量方面"十大九糠"。

大黄由于品种、产地、生长条件及加工方法的不同,在历史上品种繁

多,主要有以下几类:

1. 西宁大黄 一般指青海及甘南藏族自治州的野生品(现有家种品),因最初集散于西宁,故称"西宁大黄",常加工成蛋吉、片吉、中吉、苏吉、水根。质坚实,断面红白相间(俗称"槟榔碴"),纹理清晰,"星点"散列。气清香,味苦微涩。本品为大黄中优品,称为"道地药材"。出口品种还须撞去外皮。在包装方面:出口品种用箱装,内销品种用牛毛毯包装。

2. 凉州大黄 一般指甘肃武成(凉州)、张掖(甘州)、永登及河西地区的野生品。根及根茎呈不规则块状,似狗头,又称"狗头大黄",或纵切成瓣,似牛舌头状或鞋底状,又称"牛舌头大黄"或"鞋底大黄"。本品不去外皮,表面呈黑褐色,具横皱及纵沟。质坚实,断面槟榔碴样,纹理较混乱。气清香,味甘苦,嚼之有沙粒感,黏牙。此为大黄之佳品。可惜本品自20世纪40年代初就已少见,目前药材市场已经绝迹。

3. 铨水大黄 一般指甘肃礼县、岷县、宕昌、武都等县所产的栽培品,加工亦分蛋吉、片吉、中吉、苏吉等规格,均去净外皮,表面黄褐色,质坚实,断面"槟榔碴""星点"较明显,气清香,味微苦涩。尤以礼县铨水镇的产品质坚实,红度好,是大黄中优品,主供出口。

4. 文县大黄 一般指陇南地区的文县、康县及川、甘毗邻地带的栽培品。其根茎多纵切成瓣,称"文县瓣",或纵切成段,也分中吉、苏吉等规格。除去外皮,表面黄褐色。质地坚松不一。断面呈黄色或棕黄色,星点细小,中心质地常有发泡,并色深,气微香,味苦涩。品质略次。

5. 雅黄 一般指四川甘孜、阿坝、凉山,各自治州及雅安及云南北部山区的野生品。一般加工多切成短段,干后中间向内凹陷呈马蹄形,俗称"马蹄大黄"。去净外皮者,表面呈黄绿色,质较坚重或松泡;断面呈黄绿色或暗黄色,不具槟榔碴纹理。若不去外皮者,表面呈棕褐色,有皱纹,质轻泡,气微,味苦。品质较次。本品北京地区一向不用。

6. 南大黄 一般指川东、陕南、鄂西毗邻所产的栽培品。根茎已除去外皮，表面呈黄褐色或黄棕色，质坚实；断面呈黄棕色或黄绿色，不显槟榔碴。气微香，味苦涩。本品产量很少，市场少见商品供应。

上述大黄商品，在中华人民共和国成立前北京地区基本都用过。但销售对象不同，如同仁堂、永仁堂、继仁堂、怀仁堂、西鹤年堂、同济堂、永安堂等名药店，均用西宁大黄和铨水大黄。当时经营这类大黄商品的商号北京有永盛合，天津有同义公药行。

（四）金老说炮制加工

【历史沿革】汉代有炮熟、酒洗、酒浸、蒸制等法；唐代有炒、制炭、醋煎制、湿纸裹煨等法；宋代增加了九蒸九晒曝干、酒浸炒、蜜焙、醋炒、姜制、湿纸裹蒸、酒蒸、醋蒸、麸煨蒸、童便制、米泔浸等法；明、清又增加了酒煮、醋煨、黄连吴萸制等法。

【现代炮制】现行大黄的炮制品有生大黄、酒大黄、熟大黄、大黄炭。具体炮制加工内容见表15-1。

表15-1　大黄的炮制加工

炮制品名称	炮制工艺	质量要求	功效
生大黄	取原药材，除去杂质，大小分开，洗净，浸泡1~4小时，取出，闷润12~24小时，至内外湿度一致；或投入浸润罐，加水适量，浸润30~60分钟，至内无干心，取出，晾至内外软硬适宜时，切厚片或小块，干燥，筛去碎屑	不规则圆形厚片或块，大小不等。外表皮黄棕色或棕褐色，有纵皱纹及疙瘩状隆起。切面黄棕色至淡红棕色，较平坦，有明显散在或排列成环的星点，有空隙	苦寒沉降，气味重浊，走而不守，直达下焦，泻下作用峻烈，长于攻积导滞，泻火解毒。用于实热积滞便秘，血热吐衄，目赤咽肿，痈肿疔疮，肠痈腹痛，瘀血经闭，产后瘀阻，跌扑损伤，湿热痢疾，黄疸尿赤，淋证，水肿；外治烧烫伤

续表

炮制品名称	炮制工艺	质量要求	功效
酒大黄	取大黄片或块,用黄酒拌匀,闷1~2小时,至黄酒被吸尽,置热锅内,用文火炒干,取出,晾凉。大黄片或块每100kg,用黄酒10kg	形如大黄片,表面深棕黄色,有的可见焦斑。微有酒香气	苦寒泻下作用稍缓,并借酒升提之性,引药上行,善清上焦血分热毒。用于目赤咽肿,齿龈肿痛
熟大黄	取大黄片或块,用黄酒拌匀,闷1~2小时,至酒被吸尽,装入炖药罐内或适宜容器内,密闭,至表面呈黑褐色,内部黄褐色,取出,晾干。大黄片或块每100kg,用黄酒30kg	呈不规则的块片,表面黑色,断面中间隐约可见放射状纹理,质坚硬,气微香	泻下力缓,减轻了腹痛的副作用,并增强活血祛瘀的功效。用于治疗瘀血内停、腹部肿块、月经停闭
大黄炭	取大黄片或块,大小分开,置热锅内,用武火180~220℃炒至外表呈焦黑色,内部焦褐色,喷淋清水少许,熄灭火星,取出,晾干	形如大黄片,表面焦黑色,内部深棕色或焦褐色,具焦香气	泻下作用极微,长于凉血化瘀止血。用于血热有瘀出血症

(五)金老做临床调剂

1. 金老谈大黄处方审核技术 大黄作为泻下药中的常见中药,对大黄的处方审核技术,要求执业药师收到处方后首先要审核处方的前记、后记等,然后审核处方的用药名称、炮制规格及用药剂量。

在《中国药典》2015版中规定大黄的用量为3~15g,本药属于妊娠忌用药。在处方审核过程中,如有超出范围时,应及时与临床医师进行沟通。处方中,应区分生大黄、酒大黄、熟大黄和大黄炭,当遇到缺药的情况时,处方审核人员不应随意进行更改或将其划掉,应与临床医师进行沟通,并适当调换。

2. 金老谈大黄处方应付技术　首先要确保大黄的书写应规范整齐。其次是炮制应付,要注意处方名为"生大黄"或"大黄"时,均应给付生大黄;处方名为"酒大黄"或"酒军"时,均应给付"酒大黄";处方名为"熟大黄"时,应给付熟大黄;处方名为"大黄炭"时,应给付大黄炭。见表15-2。

表15-2　大黄处方应付表

处方名	给付
生大黄、大黄	生大黄
酒大黄、酒军	酒大黄
熟大黄	熟大黄
大黄炭	大黄炭

3. 金老谈大黄发药交代技术

(1)大黄的服药方法:汤剂分两次服,每日1剂。服药时间与次数根据不同的病证治疗。煎服,3~15g;外用适量。生大黄泻下力较强,泻下通便宜生用,宜后下,或用开水泡服,久煎则泻下力减弱;酒大黄泻下力较弱,活血作用较强,用于瘀血证及不宜峻下者;大黄炭则多用于出血证。

(2)大黄的使用注意与禁忌:大黄苦寒沉降,脾胃虚弱者慎用;妇女妊娠、月经期、哺乳期忌服。

4. 金老谈大黄临床煎煮技术　生大黄泻下力较强,泻下通便宜生用,宜后下,或用开水泡服,久煎则泻下力减弱。在其他药已煎煮10~15分钟后,再把大黄加进去同煎,一起煎5~15分钟即可。儿童每剂一般煎至100~300ml,成人每剂一般煎至400~600ml,每剂等量分装2份,早晚各服一次,或遵医嘱。

（六）金老析合理用药

1. 九制大黄丸

● 基本情况

【收载】《中国药典》2015版一部

【组成】大黄。

【功效】泻火，通便。

【适应证】胃肠滞热。症见头痛，牙痛，口苦，舌干，大便燥结，口臭，唇焦。

【剂型规格】蜜丸，每丸重6g。

【用法用量】口服，1次1丸，1日2次。

● 古方来源

【处方来源】清《饲鹤亭集方》九制大黄丸

治积瘀停滞，宿食，积痰，大便燥结。大黄不拘多少。将大黄串碎。用黄酒拌，于铜罐中密闭，隔水加热，九蒸九晒，研为细粉，过罗，炼蜜为小丸。

● 金老传承

【方解】

君	大黄	苦寒直降，攻坚破结，荡涤肠胃实热积滞，使阻塞大肠内的结热燥屎，一鼓荡平，酒制抑制其苦寒之性

● 现代应用

【现代研究】药理作用：有泻下、降血脂、抗感染、解热、抗炎、调节免疫功能、抗癌、利尿、降血压、改善肾功能、祛痰、抗肿瘤、保护肠黏膜的作用。

【注意事项】

a. 服药期间忌食生冷、辛辣油腻之物。

b. 久病、体弱者慎用。

c. 孕妇忌服。

- 相关临床常用中成药的合理鉴别与应用

九制大黄丸、当归龙荟丸、通便宁片是临床常用的寒下剂,具体鉴别见表15-3。

表15-3 临床合理用药的鉴别

常用中成药	主要功能	临床主治
九制大黄丸	泻下导滞	胃肠积滞所致的便秘、湿热下痢、口渴不休、停食停水、胸热心烦、小便赤黄
当归龙荟丸	泻火通便	肝胆火旺所致的心烦不宁、头晕目眩、耳鸣耳聋、胁肋疼痛、脘腹胀痛、大便秘结
通便宁片	宽中理气,泻下通便	肠胃实热积滞所致的便秘,症见大便秘结、腹痛拒按、腹胀纳呆、口干苦、小便短赤、舌红苔黄、脉弦滑数

2. 大黄䗪虫丸

- 基本情况

【收载】《中国药典》2015版一部

【组成】熟大黄、土鳖虫(炒)、干漆(煅)、桃仁、水蛭(制)、虻虫(去翅足、炒)、蛴螬(炒)、地黄、白芍、甘草、炒苦杏仁、黄芩。

【功效】活血破瘀,通经消癥。

【适应证】用于瘀血内阻。症见癥瘕结块,肌肤甲错,干燥如鳞,形体消瘦,午后潮热,腹胀疼痛,按之有压痛,以及妇女经闭等。

【剂型规格】丸剂,大蜜丸每丸重3g,小蜜丸每袋装3g,水蜜丸每瓶装36g。

【用法用量】口服,水蜜丸1次3g,小蜜丸1次3~6丸,大蜜丸1次1~2丸,1日1~2次。

- 古方来源

【处方来源】汉《金匮要略》大黄䗪虫丸

大黄十分(蒸),黄芩二两,甘草三两,桃仁一升,杏仁一升,芍药四两,干地黄十两,干漆一两,虻虫一升,水蛭百枚,蛴螬一升,䗪虫半升。右十二味,末之,炼蜜和丸小豆大,酒饮服五丸,日三服。

● 金老传承

【方解】

君	大黄、土鳖虫(炒)、干漆(煅)、桃仁、水蛭(制)、虻虫(去翅足、炒)、蛴螬(炒)	活血通络,消瘀破癥	活血破瘀,通经消癥
臣	地黄、白芍、甘草	滋养血脉,缓急止痛	
	炒苦杏仁、黄芩	宣肺气以解郁热	
佐使	黄酒	助药势,增强疗效	

● 现代应用

【现代研究】临床新用:用于周围血管病,如下肢深部静脉血栓形成,静脉曲张并发症或后遗症等证属久病瘀血者。

【注意事项】

a. 孕妇禁用。

b. 皮肤过敏者停服。

十六、独活

(一)基本情况

【来源】为伞形科植物重齿毛当归 *Angelica pubescens* Maxim. f. *biserrata* Shan et Yuan 的干燥根。

【性味归经】辛,苦,微温。归肾、膀胱经。

【功能主治】祛风除湿,通痹止痛。用于风寒湿痹,腰膝疼痛,少阴伏风头痛,风寒夹湿头痛。

(二)金老论道地药材

【历史】独活始载于《神农本草经》,列为上品,但其将独活、羌活并称。云:"一名羌活,一名羌青,一名护羌使者。"陶弘景云:"羌活形细而多节软润,气息极猛烈。出益州北部、西川为强活,色微白,形虚大,为用亦相似而小不如,其一茎直上,不为风摇,故名独活。"以后诸家本草，众说纷纭，分合不一。李时珍曰："独活、羌活乃一类二种，以他地者为独活，西羌者为羌活。"可见李时珍把羌活和独活相混。《本草品汇精要》载："本羌独不分，混而为一，然其形色、功用不同，表里行经亦异，故分为二则，各适其用也。"《植物名实图考》绘有牛尾独活图，与现时云南、贵州和四川等地区用的牛尾独活基本相同。可见，独活自古以来就有多种，大部分是伞形科植物，少数为五加科植物。

【产地】主产于四川的重庆、奉节、巫山、巫溪、灌县等地，湖北巴东、长阳、鹤峰、五峰、兴山、神农架、房县、竹山、竹溪等地，陕西安康市。此外，甘肃岷县、天水等地也有栽培。产量大，品质优，销全国，并出口，称为"道地药材"。

（三）金老谈性状鉴别

【形色嗅味】

1. 川独活 根略呈圆柱形，有数个分支，长 10~20cm，直径 0.5~1.5cm。根头部呈圆锥状，多横皱纹，直径 1.5~3cm，顶端有密集的环状叶痕及凹陷的茎痕。表面粗糙，呈灰黄色至棕色，具纵皱纹、横长皮孔样突起及稍突起的细根痕。质较硬，受潮则变软，断面皮部呈灰白色，有许多散在的棕色油室。木部呈灰黄色至黄棕色，形成层环棕色。有特异香气，味苦、辛，微麻舌。

2. 香独活 根呈类圆柱形，略弯曲，长 5~12cm，直径 1.5~3cm，多分支。根头部膨大，圆锥形，顶端残留茎基和叶鞘。表面棕褐色或灰棕色，具纵皱纹、皮孔及细根痕。质柔韧，受潮则变软。断面皮部呈灰白色，有裂隙，并有许多棕黄色油点，木部暗紫色。气芳香，味微甘辛。

【优品质量】以身干、粗壮、气香浓者为佳。

（四）金老说炮制加工

【现代炮制】现行独活的炮制品为独活，具体炮制加工内容见表 16-1。

表 16-1 独活的炮制加工

炮制品名称	炮制工艺	质量要求
独活	取原药材,除去杂质,大小分开,洗净,浸泡 2~4 时,至约七成透时,取出,闷润 12~18 小时,至内外湿度一致,切薄片,晒干或低温干燥,筛去碎屑	呈类圆形薄片。外表面棕褐色或灰棕色,具皱纹。切面皮部呈灰白色至灰褐色,有许多棕黄色油点,木部灰黄色至黄棕色,形成层环棕色。有特异香气。味苦、辛,微麻舌

（五）金老做临床调剂

1. 金老谈独活处方审核技术 独活是祛风湿药的常见中药。对其进行处方审核,要求执业药师收到处方后,首先审核处方的前记、后记等,然后审核处方的用药名称、炮制规格及用药剂量。

在《中国药典》2015 版中规定独活的用量为 3~10g,在处方审核过程中,如有超出范围时,应及时与临床医师进行沟通。处方中,当遇到缺药的情况时,处方审核人员不应随意进行更改或将其划掉,应与临床医师进行沟通,并适当调换。

2. 金老谈独活处方应付技术 确保独活的书写应规范整齐。见表 16-2。

表 16-2 独活处方应付表

处方名	给付
独活	独活

3. 金老谈独活发药交代技术

（1）独活的服药方法：汤剂分两次服,每日 1 剂。或入丸散。服药时间与次数根据不同的病证治疗。

（2）独活的使用注意与禁忌：为辛散温燥之品,凡非风寒湿邪而气血不足之证忌用。

4. 金老谈独活临床煎煮技术 独活先加水浸泡半小时,没过药物表面 2cm 为宜。煎煮两次,合并药液,每次煎煮时间为 30 分钟。煎煮后药液约 300ml。儿童每剂一般煎至 100~300ml,成人每剂一般煎至 400~600ml,每剂等量分装 2 份,早晚各服一次,或遵医嘱。

(六)金老析合理用药

1. 追风活络丸

● 基本情况

【收载】《吉林省药品标准》(1977 版)

【组成】乌梢蛇、荆芥、防风、土鳖虫、醋香附、独活、威灵仙、桂枝、羌活、地龙、制川乌、制草乌。

【功效】祛风散寒,胜湿通络。

【适应证】用于风寒湿痹引起肢体关节疼痛,腰腿肩背窜痛,手足麻木、行步困难等症。

【剂型规格】大蜜丸,每丸重 3.5g。

【用法用量】口服,1 次 1~2 丸,1 日 2 次。

● 古方来源

【处方来源】此方来源于经验方。

● 金老传承

【方解】

君	羌活、独活、防风	散风祛湿、疏肌解表	综观本方,具有散风胜湿、温经通络之效
臣	荆芥	助其散风除湿之力	
	桂枝、威灵仙	通经达络、散肢节之风湿	
佐	制川乌、制草乌	温经散寒止痛	
	乌梢蛇	搜经络之风邪	
	地龙、土鳖虫	通经络、活血	
使	醋香附	疏导气滞、引活血散风	

● 现代应用

【现代研究】药理作用:具有抗炎、镇痛、改善局部血液循环、改善实验性骨性关节炎和对急性软组织损伤有明显的保护作用。

【注意事项】孕妇忌服。

2. 独活寄生丸（合剂）

● 基本情况

【收载】《中国药典》2015 版一部、《卫生部药品标准·中药成方制剂分册》

【组成】独活、桑寄生、秦艽、防风、细辛、当归、白芍、川芎、熟地黄、杜仲（盐制）、川牛膝、党参、茯苓、甘草、桂枝。

【功效】益肝肾，补气血，祛风湿，止痹痛。

【适应证】用于肝肾两亏引起风寒湿痹，腰膝冷痛，屈伸不利。

【剂型规格】大蜜丸，每丸重 9g；水蜜丸，每袋装 6g。合剂，每瓶装：（1）20ml；（2）100ml。

【用法用量】丸剂：口服。大蜜丸 1 次 1 丸，水蜜丸 1 次 6g，1 日 2 次。合剂：口服，1 次 15~20ml，1 日 3 次，用时摇匀。

● 古方来源

【处方来源】宋《太平惠民和剂局方》独活寄生汤

治肾气虚弱，腰背疼痛，此病因卧冷湿地当风所得，不时速治，流入脚膝缓弱疼重。或腰痛脚重、挛痹，宜急服此。独活（三两），桑寄生（《古今录验》用续断，即寄生亦名，非正续断）、当归（酒浸，焙皮）、防风、甘草（炙，各二两）。上为锉散。每服四大钱，水一盏半，煎七分，去滓，空心服。气虚下痢，除地黄。并治新产腹痛，不得转动，及腰脚挛痛痹弱，不得屈伸。此汤最能除风消血。《肘后方》有附子一枚，无寄生、人参、甘草、当归。近人将治历节风并脚气流注，甚有效。

● 金老传承

【方解】

君	独活、细辛	入肾经，搜风除痹，驱邪外出	诸药相配，扶正祛邪，标本兼顾。对肝肾两亏所致的风寒湿痹，有较好疗效
臣	桂枝、秦艽、防风	祛风湿，止痹痛	
佐使	熟地黄、杜仲、川牛膝、桑寄生、当归、川芎、白芍、党参、茯苓、甘草	补益肝肾，强筋壮骨，和营养血，益气扶脾	

● 现代应用

【现代研究】

a. 药理作用：主要有抗炎、镇痛、提高非特异性免疫功能、调节免疫平衡、扩张血管、改善循环等作用。

b. 临床新用：本品可用于风湿性关节炎、类风湿性关节炎、腰肌劳损、坐骨神经痛、骨质增生等属于肝肾两虚、气血不足者。

【注意事项】

a. 孕妇禁用。

b. 忌生冷、油腻食物。

c. 小儿、年老患者应在医师指导下使用。

d. 高血压、心脏病、肝病、糖尿病、肾病等慢性病严重者，应在医师指导下服用。

e. 发热患者暂停使用。

● 相关临床常用中成药的合理鉴别与应用

独活寄生合剂、天麻片、仙灵骨葆胶囊、尪痹颗粒、壮腰健肾丸是临床常用的补虚通痹剂，具体鉴别见表16-3。

表16-3 临床合理用药的鉴别

常用中成药	主要功能	临床主治
独活寄生合剂	养血舒筋，祛风除湿，补益肝肾	风寒湿闭阻、肝肾两亏、气血不足所致的痹症，症见腰膝冷痛、屈伸不利
天麻丸（片）	祛风除湿，通络止痛，补益肝肾	风湿瘀阻、肝肾不足所致的痹病，症见肢体拘挛、手足麻木、腰腿酸痛。方中附子有毒，故孕妇慎用
仙灵骨葆胶囊	滋补肝肾，活血通络，强筋壮骨	肝肾不足，瘀血阻络所致骨质疏松症，症见腰脊疼痛，足膝酸软，乏力
尪痹颗粒（片）	补肝肾，强筋骨，祛风湿，通经络	肝肾不足、风湿痹阻所致的尪痹，症见肌肉、关节疼痛、局部肿大、僵硬畸形、屈伸不利、腰膝酸软、畏寒乏力；类风湿关节炎见上述证候者
壮腰健肾丸（口服液）	壮腰健肾，祛风活络，缩尿	肾亏腰痛、风湿骨痛，症见膝软无力、小便频数

十七、秦艽

(一) 基本情况

【来源】本品为龙胆科植物秦艽 *Gentiana macrophylla* Pall.、麻花秦艽 *Gentiana straminea* Maxim.、粗茎秦艽 *Gentiana crassicaulis* Duthie ex Burk. 或小秦艽 *Gentiana dahurica* Fisch. 的干燥根。前三种按性状不同分别习称"秦艽"和"麻花艽",后一种习称"小秦艽"。

【性味归经】辛、苦,平。归胃、肝、胆经。

【功能主治】祛风湿,清湿热,止痹痛,退虚热。用于风湿痹痛,中风半身不遂,筋脉拘挛,骨节酸痛,湿热黄疸,骨蒸潮热,小儿疳积发热。

(二) 金老论道地药材

【历史】本品始载于《神农本草经》。列为中品。陶弘景曰:"今为甘松、龙洞、蚕陵,以根作螺纹相交,长大黄白色为佳。"李时珍称:"秦艽出秦中,以根作螺纹纠交者佳,故名秦艽。"

【产地】秦艽、麻花秦艽、粗茎秦艽主要分布于四川西北部,青海南部,甘肃、陕西南部。小秦艽主要分布于内蒙古东南部,河北北部,北京山区,山西、宁夏、甘肃、四川北部均有出产。近年来,秦艽和粗茎秦艽产量较少,药材市场已少见,现在多为麻花秦艽和小秦艽供应市场。

(三) 金老谈性状鉴别

【形色嗅味】

1. 秦艽 根呈类圆柱形,上端较粗,下端较细。长 10~25cm,直径 1~3cm。根头部常膨大,多由数个根茎合生,残存的茎基上有时可见纤维状叶迹维管束。表面灰黄色或棕黄色,有纵向或扭曲的纵沟。质坚脆,易折断,断面皮部棕黄色,木部土黄色,味特殊,味苦微涩。

2. 麻花秦艽 根呈类圆柱形,为许多小根相互缠绕交错而成,形如麻花或发辫状(又称"辫子艽"),长 15~30cm,表面棕色,粗糙,具许多旋转扭曲纹理。质松脆,易折断,断面多枯朽状。独根者常具网状裂隙。体干枯,疏松,多空隙。嗅微,味苦微涩。

3. 粗茎秦艽 根多为独根,稍粗大,不分支(又称"萝卜艽"),很少相互缠绕。根头部有淡黄色叶柄残基及纤维状的叶基维管束。表面黄棕色或暗棕色,外皮松泡,有纵向扭曲皱纹。嗅味同上。

4. 小秦艽 根呈细长圆柱形,长 8~20cm,直径 0.2~1cm。根头部一个或数个合生,残存茎基上有纤维状叶鞘。中部以下常有分支。表面呈黄棕色,有纵向或扭曲的沟纹。质松,易折断,断面黄白色。嗅味同上。

【优品质量】均以质实、色棕黄、气味浓厚、主根粗壮者为佳。

上述品种北京地区都曾经使用过,前两种货源很少,现市场供应以麻花秦艽和小秦艽为主。但麻花秦艽断面多成枯朽,饮片切制后,多成碎末,损耗大,故北京地区不习用。北京地区多年来习惯应用小秦艽。本品切割后饮片整齐,而且颜色漂亮。

(四)金老说炮制加工

【现代炮制】现行秦艽的炮制品为秦艽,具体炮制加工内容见表 17-1。

表 17-1 秦艽的炮制加工

炮制品名称	炮制工艺	质量要求	功效
秦艽	取原药材,除去杂质,大小分开,洗净,闷润 1~2 小时,至内外湿度一致,切中段,晒干或低温干燥,筛去碎屑	呈类圆形的厚片。外表皮黄棕色、灰黄色或棕褐色,粗糙,有扭曲纵纹或网状孔纹。切面皮部黄色或黄棕色,木部黄色,有的中心呈枯朽状。气特异,味苦,微涩	祛风湿,清湿热,止痹痛,退虚热。用于风湿痹痛,中风半身不遂,筋脉拘挛,骨节酸痛,湿热黄疸,骨蒸潮热,小儿疳积发热

（五）金老做临床调剂

1. 金老谈秦艽处方审核技术 秦艽是祛风湿药的常见中药。对其进行处方审核,要求执业药师收到处方后,首先审核处方的前记、后记等,然后审核处方的用药名称、炮制规格及用药剂量。

在《中国药典》2015 版中规定秦艽的用量为 3~10g,在处方审核过程中,如有超出范围时,应及时与临床医师进行沟通。处方中,当遇到缺药的情况时,处方审核人员不应随意进行更改或将其划掉,应与临床医师进行沟通,并适当调换。

2. 金老谈秦艽处方应付技术 确保秦艽的书写应规范整齐。见表 17-2。

表 17-2 秦艽处方应付表

处方名	给付
秦艽	秦艽

3. 金老谈秦艽发药交代技术

（1）秦艽的服药方法:汤剂分两次服,每日 1 剂。或入丸散。服药时间与次数根据不同的病证治疗。

（2）秦艽的使用注意与禁忌:气血亏虚,身疼发痛,或虚寒疼痛及尿清便溏者忌用。

4. 金老谈秦艽临床煎煮技术 秦艽先加水浸泡半小时,没过药物表面 2cm 为宜。煎煮两次,合并药液,每次煎煮时间为 30 分钟。煎煮后药液约 300ml。不宜久煎。儿童每剂一般煎至 100~300ml,成人每剂一般煎至 400~600ml,每剂等量分装 2 份,早晚各服一次,或遵医嘱。

（六）金老析合理用药

1. 豹骨木瓜酒

● 基本情况

【收载】《卫生部药品标准·中药成方制剂分册》

【组成】豹骨（制）、防风、秦艽、天麻、当归、红花、茄根、续断、玉竹、五加皮、木瓜、川牛膝、川芎、桑枝。

【功效】祛风定痛,除湿散寒。

【适应证】用于筋脉拘挛,四肢麻木,骨节酸痛,历节风痛。

【剂型规格】药酒剂,每瓶 250g。

【用法用量】口服,一次 10~15ml,一日 2 次。

● 金老传承

【方解】

君	豹骨	追风定痛,强筋壮骨
	木瓜	柔筋养血
臣	续断	补肝肾,行瘀血,续筋骨,补而不滞
	五加皮、桑枝、防风、秦艽、茄根	散寒除湿,通利关节,疗风寒湿痹
佐	玉竹	滋阴润燥
	天麻	平肝柔肝,补阴血以柔筋骨,可缓筋脉拘挛
	当归	补阴养血
使	川牛膝、川芎、红花	活血化瘀,通达经络
	酒	活血通络

● 现代应用

【注意事项】孕妇忌服。

2. 骨筋丸(片、胶囊)

● 基本情况

【收载】《卫生部药品标准·中药成方制剂分册》

【组成】乳香、没药、白芍、延胡索(醋制)、三七、木香、红花、郁金、独活、牛膝、秦艽、桂枝、血竭、马钱子(制)。

【功效】活血化瘀,舒筋活络,祛风止痛。

【适应证】用于肥大性脊椎炎,颈椎病,跟骨刺,增生性关节炎,大骨节病等。

【剂型规格】大蜜丸,每丸重 10g。片剂,每片 0.9g。胶囊剂,每粒装 0.3g。

【用法用量】大蜜丸,口服,1次1丸,1日3次。片剂,口服,1次3~4片,1日3次.胶囊剂,口服,1次3~4粒,1日3次。

● 金老传承

【方解】

君	乳香、没药、血竭、马钱子、三七	活血化瘀,通络散结,消肿止痛
臣	白芍	养血柔肝,舒筋活络
	延胡索、木香	行气活血止痛
	红花、郁金	活血散瘀止痛
佐使	独活、牛膝	祛风寒,补肝肾,强筋骨
	秦艽	祛风散寒
	桂枝	祛风散寒,温经通脉

● 现代应用

【注意事项】孕妇忌服。有出血性疾病,出血倾向及月经期禁服。

十八、苍术

(一)基本情况

【来源】本品为菊科植物茅苍术 Atractylodes lancea (Thunb.) DC. 或北苍术 Atractylodes chinensis (DC.) Koidz. 的干燥根茎。

【性味归经】辛、苦,温。入脾、胃经。

【功能主治】燥湿健脾,祛风散寒,明目。用于湿阻中焦,脘腹胀满,泄泻,水肿,脚气痿躄,风湿痹痛,风寒感冒,夜盲,眼目昏涩。

(二)金老论道地药材

【历史】本品始载于《神农本草经》,列为上品。原名"术",而不分白术和苍术。至梁代,陶弘景提及术有白术及赤术(即苍术)两种。据《本草逢原》载:"《本经》未分苍、白。而仲祖(即仲景)《伤寒论》中皆用白术,《金匮要略》中又用赤术,至《别录》则分为二。""须知赤白之分,始载于仲祖,非弘景始分之也。"宋代《本草衍义》中正式出现苍术之名。《本草图经》云："术今处处有之,以嵩山、茅山者为佳。"

【产地】

1. 南苍术 主产江苏句容（茅山）、镇江、溧水,湖北襄阳、南樟,河南桐柏、唐河等地；浙江、安徽、江西亦产。以河南桐柏、安徽太平、江苏句容（茅山地区）所产质量最佳,但产量少。湖北产量大,但较江苏产品个大质松,多集散在汉口,故称"汉苍术"。

2. 北苍术 主产河北、山西、陕西等省。此外,内蒙古、辽宁、吉林、黑龙江、山东、甘肃等省亦产。北京地区所辖山区产量甚丰,如平谷、密云、怀柔、延庆、昌平、门头沟、房山等均产,且加工稍细,畅销全国,为苍术中的主流品种。

（三）金老谈性状鉴别

【形色嗅味】

1. 茅苍术 根茎呈不规则链珠状或结节状圆柱形,略弯曲,偶有分支。长3~10cm,直径1~2cm。表面呈灰棕色,有皱纹、横曲纹及残留须根。顶端具茎基痕或残留茎基。质坚实,断面呈黄白色,或灰白色,散有许多橙黄色或棕红色油点,习称"朱砂点"。遇水湿折断面暴露稍久,可析出白色毛状结晶,习称"起霜"（即析出苍术醇,此为本品特征）。香气特殊,味微甘、辛、苦。

2. 北苍术 北苍术又称山苍术,根茎呈疙瘩状或结节状圆柱形。长4~9cm,直径1~4cm。表面呈黑棕色,除去外皮者为黄棕色。上端带有圆形茎痕。质较疏松,断面呈浅黄白色,散有黄棕色油点,遇水湿后断面不起白霜。因含苍术醇少之故,香气较浊,味微辛苦。

【优品质量】均以质坚实、断面朱砂点多、香气浓者为佳。南、北苍术同等入药。但经验认为,南苍术品质较优,可惜产量也只能供给北京地区少数大药店应用。

（四）金老说炮制加工

【历史沿革】唐代有米汁浸炒、醋煮的方法；宋代有炒黄、米泔浸后麸炒、米泔浸后醋炒、皂角煮后盐水炒、米泔水浸后葱白罨再炒黄、米泔浸后盐炒、土炒等炮制方法；金、元时代增加了用多种辅料制法；清代增加了九蒸九晒法、炒焦法、土炒炭法和烘制等方法。

【现代炮制】现行苍术的炮制品有苍术、麸炒苍术、焦苍术。具体炮制加工内容见表18-1。

表18-1 苍术的炮制加工

炮制品名称	炮制工艺	质量要求	功效
苍术	取原药材,除去杂质,大小分开,洗净,浸泡1~2小时,至约七成透时,取出,闷润8~12小时,至内外湿度一致,切厚片,干燥,筛去碎屑	呈不规则类圆形或条形厚片。外表皮灰棕色至黄棕色,有皱纹,有时可见根痕。切面黄白色或灰白色,散有多数橙黄色或棕红色油室,有的可析出白色细针状结晶。气香特异,味微甘、辛、苦	温燥而辛烈,燥湿,祛风,散寒力强。用于风湿痹痛,肌肤麻木不仁,脚膝疼痛,风寒感冒,肢体疼痛,湿温发热,肢节酸痛
麸炒苍术	先将锅烧热,撒入麦麸,用中火加热,待冒烟时投入苍术片,不断翻动,炒至深黄色时取出,筛去麦麸,放凉。苍术片每100kg,用麦麸10kg	表面深黄色,散有多数棕褐色油室。有焦香气	辛味减弱,燥性缓和,气变芳香,增强了健脾和胃的作用,用于脾胃不和,痰饮停滞,脘腹痞满,青盲,雀目
焦苍术	取苍术片置炒制容器内,用中火加热,炒至焦褐色时,喷淋少许清水,再用文火炒干,取出,晾凉	表面焦褐色,有焦香气	辛燥之性大减,以固肠止泻为主。用于脾虚泄泻,久痢,或妇女的淋带白浊

（五）金老做临床调剂

1. 金老谈苍术处方审核技术 苍术作为化湿药中的常见中药,对苍术的处方审核技术,要求执业药师收到处方后,首先审核处方的前记、后记等,然后审核处方的用药名称、炮制规格及用药剂量。

在《中国药典》2015版中规定苍术的用量为3~9g,在处方审核过程中,如有超出范围时,应及时与临床医师进行沟通。处方中,当遇到缺药的情况时,处方审核人员不应随意进行更改或将其划掉,应与临床医师进行沟通,并适当调换。

2. 金老谈苍术处方应付技术　首先要确保苍术的书写应规范整齐。其次要注意炮制应付,处方名为"苍术"时,应给付苍术;处方名为"炒苍术"时,应给付炒苍术;处方名为"焦苍术"时,应给付焦苍术。见表18-2。

表18-2　苍术处方应付表

处方名	给付
苍术	苍术
炒苍术	炒苍术
焦苍术	焦苍术

3. 金老谈苍术发药交代技术

(1)苍术的服药方法:汤剂分两次服,每日1剂。或入丸散。服药时间与次数根据不同的病证治疗。生品燥性强,炒用燥性稍减。

(2)苍术的使用注意与禁忌:本品苦温燥烈,故阴虚内热或气虚多汗者忌用。

4. 金老谈苍术临床煎煮技术　苍术先加水浸泡半小时,没过药物表面2cm为宜。煎煮两次,合并药液,每次煎煮时间为30分钟。煎煮后药液约300ml。儿童每剂一般煎至100~300ml,成人每剂一般煎至400~600ml,每剂等量分装2份,早晚各服一次,或遵医嘱。

(六)金老析合理用药

1. 愈风丹

● 基本情况

【收载】《卫生部药品标准·中药成方制剂分册》

【组成】苍术、白芷、制川乌、制草乌、天麻、防风、荆芥穗、羌活、独活、麻黄、当归、川芎、石斛、制何首乌、甘草。

【功效】散风祛寒,除湿止痛。

【适应证】用于风寒湿邪引起四肢关节疼痛,筋脉拘挛,屈伸不利,沉重难移,手足麻木等症。

【剂型规格】大蜜丸,每丸重6g。

【用法用量】口服,1次1丸,1日2次。

● 古方来源

【处方来源】金《儒门事亲》愈风饼子加减

雷头,胸中有寒痰,多沐,使头上赤肿核,或如生姜片酸枣之状;妇人头风眩晕,登车乘船亦眩晕眼涩,手麻发脱,健忘喜怒者。川乌半两(炮制),川芎1两,甘菊1两,白芷1两,防风1两,细辛1两,天麻1两,羌活1两,荆芥1两,薄荷1两,甘草(炙)1两。上为细末,水浸蒸饼为剂,捏作饼子。每服3~5饼子,细嚼,茶酒送下,不拘时候。

● 金老传承

【方解】

君	苍术	健脾燥湿	本方配伍,对于寒湿偏胜的痹证,用之为宜
	白芷	祛风胜湿	
	川乌、草乌	温通经络,祛寒湿	
臣	防风、天麻、荆芥穗、独活、羌活、麻黄	疏散肌表之风湿	
佐	当归、川芎	养血和血	
	何首乌、石斛	育阴柔肝,以防燥药过多,耗伤阴分	
使	甘草	协调诸药,且能益气	

● 现代应用

【注意事项】孕妇忌服。

2. 二妙丸(苍柏祛湿丸)

● 基本情况

【收载】《中国药典》2015版一部

【组成】苍术(炒)、黄柏(炒)。

【功效】清热燥湿,消肿止痛。

【适应证】湿热下注引起足膝红肿热痛,或下肢痿软无力,下肢丹毒,白带,阴囊湿痒。

【剂型规格】水丸,每100粒重6g。

【用法用量】口服,1次6~9g,1日2次。

● 古方来源

【处方来源】元·《丹溪心法》二妙散

主湿热下注,筋骨疼痛,脚膝无力;或足膝红肿热痛;或下部湿疮;以及湿热带下、淋浊等症。黄柏(炒)、苍术(米泔浸炒),各等分。上二味研为细末。

● 金老传承

【方解】

君	黄柏	苦寒,善清下焦湿热	两药配伍,共起清热燥湿,消肿止痛之功
臣	苍术	苦温燥湿,以绝生湿之源	

● 现代应用

【现代研究】

a. 药理作用:此方有抗菌、解毒、镇静、降血糖和对胃肠的影响等作用。

b. 临床新用:可治疗盆腔炎、坐骨神经痛、黄疸型肝炎、泌尿系感染等疾病。

【注意事项】

a. 忌烟酒、辛辣、油腻及腥发食物。

b. 有高血压、心脏病、肝病、糖尿病、肾病等慢性病严重者,应在医师指导下服用。

c. 儿童、孕妇、哺乳期妇女、年老体弱者应在医师指导下服用。

十九、厚朴

（一）基本情况

【来源】本品为木兰科植物厚朴 Magnolia officinalis Rehd et Wils. 或凹叶厚朴（又称庐山厚朴）Magnolia officinalis Rehd. et Wils. var. biloba Rehd. et Wils. 的干燥干皮、根皮及枝皮。

【性味归经】苦、辛，温。归脾、胃、肺、大肠经。

【功能主治】燥湿消痰，下气除满。用于湿滞伤中，脘痞吐泻，食积气滞，腹胀便秘，痰饮喘咳。

（二）金老论道地药材

【历史】本品始载于《神农本草经》，列为中品。陶弘景云："出建平、宜都（今四川东部、湖北西部），极厚，肉紫色为好。"与现在四川、湖北生产的厚朴紫色而油润是一致的，是厚朴的正品。《本草图经》云："叶如槲叶。""红花而青实。"其特征似为武当玉兰。从历代本草描述来看，可知古代的原植物除厚朴外，尚有同科其他植物的树皮也作厚朴药用。

【产地】根据来源和产地不同，商品分为"川厚朴"与"温厚朴"两大类：

1. 川厚朴（原植物为厚朴） 主产于重庆市开县、城口、巫山、巫溪、万源、通江、石柱、酉阳、黔江，四川通江、都江堰，湖北恩施、鹤峰、宣恩、巴东、建始、来凤、神农架、秭归、兴山、利川，贵州开阳、遵义、桐梓，湖南安化、慈利，以及陕西、广西等地，产品统称为"川厚朴"。以湖北恩施地区产量较大，质量亦佳，称为"道地药材"。近年来，在恩施市郊以新塘乡为中心建立了 2 000 亩生产基地，以生产小凸尖型优质厚朴为主。

2. 温厚朴 主产浙江温州地区龙泉、景宁、云和、松阳、庆元，福建浦城、福安、尤溪、政和、松溪、建瓯。此外，江西潜山、岳西亦有少量出产，但以浙江温州地区龙泉的八都镇、大门店所产品质量佳，且产量亦大。

（三）金老谈性状鉴别

【形色嗅味】

1. 筒朴　筒朴为树的干皮,呈单卷筒状或双卷筒状,两端平齐,因形似如意,故有"如意卷厚朴"之称。长40cm,厚3~8cm。外表面灰棕色或灰褐色,粗糙,有时呈鱼鳞状,易剥落,有明显的圆形皮孔和纵皱纹。内表面较平滑,紫棕色或紫褐色,具细密皱纹,划之显油痕。质坚硬,不易折断,断面颗粒性,外层灰棕色,内层紫褐色或棕色,有油性。有的可见许多亮银星。气香,味辛辣,微苦。

2. 箦朴（靴脚朴）　箦朴为靠近根部的干皮和根皮,又称"阳块"。上端呈卷筒状,下端展开呈喇叭口状。长70cm,厚3~8cm。因形似靴,故称"靴朴""靴脚朴"或"脑朴"。皮内外表面颜色、质地、气味均同筒朴。

3. 枝朴　枝朴为树枝的皮,形状与筒朴略同,但较薄,厚约2mm。外表面灰褐色,内表面黄棕色。易折断,断面纤维状。气味较上述品种为淡。

4. 根朴　根朴为主根的根皮,又称"阴块"。形状不一,有卷筒形、片块状、羊耳状等,故又称"羊耳朴"。其细小的根皮形弯曲似鸡肠者称"鸡肠朴",厚3~5mm。外表面灰黄色或灰褐色,内表面深紫色。质稍坚韧,易折断,断面内层纤维性。气味较上述品种为淡。

此外,中华人民共和国成立前筒朴皮薄者,根据尺寸长短截成不同的段,如五寸朴、尺二朴等。还有应用较薄的筒朴,蒸软,切成圆片,形如盘香,俗称"盘香片"（温厚朴常切此规格）。

【优品质量】厚朴均以皮厚肉细、油性大、断面紫棕色、有小亮星、气味浓厚者为佳。中华人民共和国成立前双如意卷优质厚朴,常在表皮上贴以红纸,印有"紫油厚朴"字样的标签。

（四）金老说炮制加工

【历史沿革】汉代有去皮炙法;唐代有姜汁炙;宋代有生姜枣制、糯米粥制等法;明代有炒、盐炒、煮制、醋制、酥炙及姜汁浸后炒干,醇醋淬透再炒,酒浸炒等方法;清代有醋炒等法。近代有姜炙、姜汁煮、姜汁浸、姜汁蒸、生姜紫苏汁蒸、生姜紫苏加水煮等方法。

【现代炮制】现行厚朴的炮制品为厚朴、姜厚朴。具体炮制加工内容见表19-1。

表19-1 厚朴的炮制加工

炮制品名称	炮制工艺	质量要求	功效
厚朴	取原药材,刮去粗皮,洗净,润透,切丝,干燥,筛去碎屑	呈弯曲的丝条状或单、双卷筒状。外表面灰褐色或灰黄色,内表面紫棕色或紫褐色,较平滑,具细密纵纹,划之显油痕。切面颗粒状,有油性,有的可见小亮星。气香,味辛辣、微苦	燥湿消痰,下气除满。味辛辣,对咽喉有刺激性,一般内服不生用
姜厚朴	取厚朴丝,加姜汁拌匀,闷润,待姜汁被吸尽后置炒制容器内,用文火加热炒干,取出晾凉。或者取生姜切片,加水煮汤,另取刮净粗皮的药材,扎成捆,置姜汤中,反复浇淋,并用微火加热共煮,至姜液被吸尽时取出,切丝,干燥。筛去碎屑。每100kg净厚朴或厚朴丝,用生姜10kg	表面灰褐色,偶见焦斑。略具姜的辛辣气	能消除对咽喉部的刺激性,增强宽中和胃的作用。用于湿阻气滞,脘腹胀满或呕吐泻痢,积滞便秘,痰饮咳喘,梅核气

（五）金老做临床调剂

1. 金老谈厚朴处方审核技术 厚朴作为化湿药中的常见中药,对厚朴的处方审核技术,要求执业药师收到处方后,首先审核处方的前记、后记等,然后审核处方的用药名称、炮制规格及用药剂量。

在《中国药典》2015版中规定厚朴的用量为3~10g,在处方审核过程中,如有超出范围时,应及时与临床医师进行沟通。处方中,当遇到缺药的情况时,处方审核人员不应随意进行更改或将其划掉,应与临床医师进行沟通,并适当调换。

2. 金老谈厚朴处方应付技术 首先要确保厚朴书写应规范整齐。其次要注意炮制应付,处方名为"厚朴"时,应给付厚朴;处方名为"姜厚朴"时,应给付姜厚朴。见表19-2。

表19-2 厚朴处方应付表

处方名	给付
厚朴	厚朴
姜厚朴	姜厚朴

3. 金老谈厚朴发药交代技术

(1)厚朴的服药方法:汤剂分两次服,每日1剂。或入丸散。服药时间与次数根据不同的病证治疗。

(2)厚朴的使用注意与禁忌:体虚患者及孕妇慎用。

4. 金老谈厚朴临床煎煮技术 厚朴先加水浸泡半小时,没过药物表面2cm为宜。煎煮两次,合并药液,每次煎煮时间为30分钟。煎煮后药液约300ml。儿童每剂一般煎至100~300ml,成人每剂一般煎至400~600ml,每剂等量分装2份,早晚各服一次,或遵医嘱。

(六)金老析合理用药

中满分消丸

● 基本情况

【收载】《卫生部药品标准·中药成方制剂分册》

【组成】厚朴(姜制)、枳实、姜黄、猪苓、茯苓、泽泻、砂仁、陈皮、法半夏、白术(麸炒)、党参、甘草、黄芩、黄连、知母。

【功效】健脾行气,利水消胀。

【适应证】由于肝失疏泄,脾失健运,气机阻滞引起胸脘痞闷,肚腹膨胀如鼓,日久不消,不思饮食,小便不利,肤色苍黄,四肢消瘦等症。

【剂型规格】水丸,每100粒重6g。

【用法用量】口服,1次6g,1日2次。

● 古方来源

【处方来源】明《东垣十书》中满分消汤加减

川乌2分,泽泻2分,黄连2分,人参2分,青皮2分,当归2分,生姜2分,麻黄2分,柴胡2分,干姜2分,荜澄茄2分,益智仁3分,半夏3分,茯苓3分,木香3分,升麻3分,黄芩5分,吴茱萸5分,厚朴5分,草豆蔻仁5分,黄柏5分。上锉,如麻豆大,都作一服。水2大盏,煎至1盏,食前热服。本方为治中满热胀、鼓胀、气胀、水胀而由湿热阻滞,脾胃受伤,气机失畅所致者。

● 金老传承

【方解】

君	厚朴、枳实	通畅气机,消胀除满	各药合用,具有通畅气机,消胀散满,升清降浊之功
臣	砂仁、陈皮	利气宽中,醒脾开胃	
佐	猪苓、茯苓、泽泻	渗利水湿,通小便	
	姜黄	辛散活血	
	法半夏	行水消痰	
	白术、党参、甘草	扶脾益气,增强运化	
	黄芩、黄连	清利胃肠湿热,且消痞满	
	知母	清热养阴,以防燥药伤胃	

● 现代应用

【注意事项】

a. 本品为中满热胀、二便不利而设,若寒湿困脾所致膨胀者不宜使用。

b. 本药内破气活血之品,有碍胎气,孕妇慎用。

c. 服药期间饮食宜清淡,食易消化之品,慎食辛辣肥腻之物。

二十、茯苓

(一) 基本情况

【来源】本品为多孔菌科真菌茯苓 *Poria cocos* (Schw.) Wolf 的干燥菌核。

【性味归经】甘、淡,平。归心、肺、脾、肾经。

【功能主治】利水渗湿,健脾宁心。用于水肿尿少,痰饮眩晕,脾虚食少,便溏泄泻,心神不安,惊悸失眠。

茯苓皮重在利水消肿,治小便不利。

赤茯苓偏于利湿清热,治湿热腹泻。

茯神偏于宁心安神,治心悸失眠。

茯神木祛风止痛,治诸筋挛缩痹痛,中风,口眼㖞斜。

(二) 金老论道地药材

【历史】本品始载于《神农本草经》,列为上品。以后历代本草均有记述。梁代《本草经集注》云:"茯苓今出郁州(今江苏省灌云县)……彼土人乃假斫松作之,形多小,虚赤不佳。"宋代《本草图经》载有:"今东人采之法:山中古松久为人斩伐者,其枯折搓籜,枝叶不复上生者,谓之茯苓拨。见之即于四面丈余地内,以铁头锥刺地。如有茯苓,则锥固不可拔,于是掘土取之。其拨大者,茯苓亦大,皆自作块,不附着根上。其抱根而轻虚者为茯神。"南宋周密《癸辛杂识》载有:"近世村民乃择其小者,以大松根破而系于其中,而紧束之,使脂掺入于内,然后择其地之沃者,坎而瘗之,三年乃取,则成大苓矣。"这是最早记载的人工栽培茯苓方法。明代《本草纲目》始有茯苓皮、茯苓木的药用记载。清代《滇海虞衡志》载:"茯苓天下无不推云南,曰云苓……往往有一枚重二、三十斤者,亦不之异,惟以轻重为准。"当时云南茯苓每年择两个重10多斤大苓向朝廷进贡,颇受赞赏。

【产地】茯苓在我国分布广泛。野生茯苓主产于云南丽江、兰坪、维西、剑川、榕丰、永胜、中甸。四川凉山彝族自治州、雅安,以及浙江、江西、湖南、贵州等地均有野生,以云南产品质量为优,故称"云茯苓",属于著名"道地药材"。

茯苓历史上就集中在安徽、湖北、河南三省接壤地区的大别山区广为栽培,主产于安徽霍山、金寨、太湖、岳西、潜山,湖北罗田、英山、麻城,河南商城、固始等地。其中以安徽岳西产量大,质量优,习称"安苓",属于"道地药材"。新产区有广东信宜、高州,广西岑溪、苍梧,福建龙溪、三明、沙县,湖南会同、靖州、道县,云南禄劝、武定等地。其中以广东、广西、福建产品个较大,但质地松泡,质量次。目前茯苓主要集散市场为安徽岳西和湖南靖州两地,湖南靖州的茯苓多来自贵州、云南、广西产品。

(三) 金老谈性状鉴别

【形色嗅味】

1. 茯苓个(皮苓) 呈圆球形、椭圆形、扁圆形或不规则团块,大小不一。外皮薄而粗糙,棕褐色至黑棕色,有明显的皱缩纹理。体重,质坚实,断面颗粒性,有的具裂隙,外层淡棕色,内部白色,少数淡红色。有的中间抱有松根。气微,味淡,嚼之黏牙。

野生茯苓皮黑亮,皱纹深而粗糙,质坚实,断面黄白色,细腻,黏牙力强。

2. 茯苓皮 茯苓皮是削下的茯苓外皮,多为长条形,外面黑褐色,内部灰棕色。

3. 赤茯苓 赤茯苓是除去茯苓外皮后的部分,呈黄赤色或淡粉红色,切成扁平形块,厚 0.6cm,长宽 4~5cm。

4. 白茯苓 白茯苓是切去赤茯苓后的白色部分。均切成片、块或骰方等。过去也有不经任何规格的切制品,称"白块苓",运往各地用时剁块。

(1) 白苓片:切成薄片。白色或灰白色,质细,厚 1~1.5cm,对光视之,可见"云彩花纹",又称"冰纹"。片张整齐的称"天字片",较碎的称"地字片"。茯苓片质量以安徽的金寨县产品最著名,为出口免检商品。

(2) 白苓块:为茯苓去净外皮后,切成扁平方块,白色或灰白色,厚度 0.4~0.6cm,长宽 1.5cm 以上。

(3) 骰方:又称"方苓",为茯苓去净外皮后,切成立方形块,白色,质坚实。长、宽、厚均在 1cm 以内。

5. 茯神块 茯神块是茯苓去净外皮切成扁平方形块。色泽不分,每块应含有松木心。厚 0.4~0.6cm,长宽 4~5cm,木心直径不超过 1.5cm。

6. 茯神木 茯神木为茯苓中间生长的松木,多为弯曲不直的松根,似朽木状,质轻体松。

此外,加工茯苓时难免出现碎片或碎块,其中白色或灰白色的称"白碎苓",赤黄色的称"赤碎苓",均分别作为茯苓和赤茯苓应用。

上述一切加工品均来自茯苓个(皮苓),其品质以茯苓个为主。

【优品质量】茯苓个以个大形圆、体重坚实、皮褐色、有光泽、无破裂、断面白色、细腻、嚼之黏牙者为优。

(四)金老说炮制加工

【历史沿革】南北朝时代有去皮心;唐代有煮法;宋代有炒、乳拌制;金元明时期有蒸、焙、酒制、面裹煨、米泔制、砂仁蒸等方法;清代有雄黄制、土炒、乳汁、肉桂、酒、童便等制法。

【现代炮制】现行茯苓的炮制品为茯苓,具体炮制加工内容见表 20-1。

表 20-1　茯苓的炮制加工

炮制品名称	炮制工艺	质量要求
茯苓	取原药材,除去杂质,浸泡,洗净。润后稍蒸,及时削去外皮,切制成块或厚片,晒干	立方块状、方块状或不规则厚片,大小、厚薄不一。白色、淡红色或淡棕色。体重,质坚实。气微,味淡,嚼之黏牙

(五)金老做临床调剂

1. 金老谈茯苓处方审核技术　茯苓是利水渗湿药的常见中药。对其进行处方审核,要求执业药师收到处方后,首先审核处方的前记、后记等,然后审核处方的用药名称、炮制规格及用药剂量。

在《中国药典》2015 版中规定茯苓的用量为 10~15g,在处方审核过程中,如有超出范围时,应及时与临床医师进行沟通。处方中,当遇到缺药的情况时,处方审核人员不应随意进行更改或将其划掉,应与临床医师进行沟通,并适当调换。

2. 金老谈茯苓处方应付技术　首先要确保茯苓的书写应规范整齐。其次要注意处方名为"云苓""松苓"或"茯苓"时,均应给付茯苓;处方名为"茯苓皮"时,应给付茯苓皮。见表 20-2。

表 20-2　茯苓处方应付表

处方名	给付
云苓、松苓、茯苓	茯苓
茯苓皮	茯苓皮

3. 金老谈茯苓发药交代技术

（1）茯苓的服药方法：汤剂分两次服，每日1剂。或入丸散。服药时间与次数根据不同的病证治疗。

（2）茯苓的使用注意与禁忌：阴虚而无湿热、虚寒滑精、气虚下陷者慎服。

4. 金老谈茯苓临床煎煮技术　茯苓先加水浸泡半小时,没过药物表面2cm为宜。煎煮两次，合并药液,每次煎煮时间为30分钟。煎煮后药液约300ml。儿童每剂一般煎至100~300ml，成人每剂一般煎至400~600ml，每剂等量分装2份，早晚各服一次，或遵医嘱。

（六）金老析合理用药

1. 桂枝茯苓胶囊

● 基本情况

【收载】《中国药典》2015版一部、《卫生部药品标准·中药成方制剂分册》

【组成】桂枝、茯苓、赤芍、牡丹皮、桃仁。

【功效】活血,化瘀,消癥。

【适应证】用于妇人宿有癥块,或血瘀闭经,行经腹痛,产后恶露不尽。

【剂型规格】胶囊剂,每粒重0.31g。

【用法用量】口服,1次3粒,1日3次,饭后服。一般于经期服用,或遵医嘱。

● 古方来源

【处方来源】汉《金匮要略》茯苓桂枝丸

妊娠六月动者,前三月经水利时,胎下血者,后断三月下血也。所以血不止者,其癥不去故也。当下其癥,桂枝茯苓丸主之。

桂枝、茯苓、牡丹(去心)、桃仁(去皮尖,熬)、芍药各等分。

右五味末之,炼蜜和丸,如兔屎大,每日食前服一丸。不知,加至三丸。

● 金老传承

【方解】

君	桂枝	温通血脉	活血化瘀,缓消癥块
臣	茯苓	健脾养心,祛痰行水	
	赤芍	养血柔肝,缓急止痛	
佐使	牡丹皮、桃仁	消癥散结,兼清瘀热	

● 现代应用

【现代研究】临床新用:用于子宫肌瘤(尤其是小型子宫肌壁间肌瘤)、慢性盆腔炎、子宫内膜不规则剥脱之宫血、卵巢囊肿、痛经、子宫内膜异位症等。

【注意事项】

a. 偶见药后胃脘不适,隐痛,停药后可自行消失。

b. 妊娠者忌服,或遵医嘱。

2. 五苓散(片)

● 基本情况

【收载】《中国药典》2015版一部

【组成】茯苓、泽泻、猪苓、肉桂、炒白术。

【功效】通阳化气,渗湿利尿。

【适应证】水湿内停,膀胱气化不利。症见小便不利,小腹胀满,泄泻,甚则皮肤水肿;或内有蓄水,外有表证所致的头痛,发热,烦渴欲饮,水入即吐等症。

【剂型规格】散剂:(1)每袋装6g;(2)每袋装9g。片剂,每片重0.35g。

【用法用量】散剂:口服,1次6~9g,1日2次。片剂:口服,1次4~5片,1日3次。

● 古方来源

【处方来源】汉《伤寒论》五苓散

病在阳,应以汗解之,反以冷水潠之若灌之,其热被劫不得去,弥更益烦,肉上粟起,意欲饮水,反不渴者,服文蛤散。若不差者,与五苓散。猪苓(十八铢,去黑皮)、白术(十八铢)、泽泻(一两六铢)、茯苓(十八铢)、桂枝(半两,去皮)。右五味为散,更于臼中治之。白饮和方寸匕服之,日三服,多饮暖水,汗出愈。

- 金老传承

【方解】

君	茯苓、猪苓	甘淡渗湿,通利小便	诸药配伍,具有健脾祛湿,化气利尿作用。本品对于脾失健运,水湿内停所致的小便不利,泄泻,水肿等症,确有卓效
臣	肉桂	辛温通阳,助膀胱气化利小便	
佐使	泽泻	甘寒利水渗湿	
	白术	苦温健脾燥湿,增强输布之效,使水湿不致停蓄	

- 现代应用

【现代研究】

a. 药理作用:有降血压,抗动脉粥样硬化的作用。

b. 临床新用:肾性水肿、肾炎、肾盂积水、脑积水、胸水、关节腔积水、呕吐、肠炎腹泻因脾虚膀胱气化不利者均可用本品治疗。

【注意事项】阴虚津液不足,口渴,小便不利者不宜使用。

- 相关临床常用中成药的合理鉴别与应用

五苓散、萆薢分清丸是临床常用的温化水湿剂,具体鉴别见表20-3。

表20-3 临床合理用药的鉴别

常用中成药	主要功能	临床主治
五苓散(片)	温阳化气、利湿行水	阳不化气、水湿内停所致的水肿,症见小便不利、水肿腹胀、呕逆泄泻、渴不思饮
萆薢分清丸	分清化浊、温肾利湿	肾不化气、清浊不分所致的白浊、小便频数。膀胱湿热者慎用

二十一、附子

（一）基本情况

【来源】本品为毛茛科植物乌头 Aconitum carmichaeli Debx. 的子根的加工品。

【性味归经】辛、甘,大热;有毒。归心、肾、脾经。

【功能主治】回阳救逆,补火助阳,逐风寒湿邪。用于亡阳虚脱,肢冷脉微,阳痿宫冷,心腹冷痛,虚寒吐泻,阴寒水肿,阳虚外感,寒湿痹痛。

注意事项:孕妇禁用,不宜与半夏、瓜蒌、天花粉、贝母、白蔹、白及同用。

（二）金老论道地药材

【历史】本品始载于《神农本草经》,列为下品,载有附子、乌头、天雄三条并列。唐代《蜀本草》云:"似乌鸟头为乌头,两歧者为乌喙,细长三四寸为天雄,旁生如芋名附子,连生者为侧子,五物同出而异名。"当今药材商品与临床应用,只有附子和乌头(即川乌),至于天雄,有名无实(即大个附子)。

【产地】主产四川绵阳地区,沿涪江两岸江油县的中坝镇、河西镇、太平镇、彰明镇(原为彰明县,已划归江油县,现改为彰明镇)、治城镇、三合镇、永顺镇等。其中以中坝镇产品品质最优,称为"道地药材",畅销全国及出口。此外,陕南地区的城固、南郑、勉县、洋县也为历史上的产区,但产量较少。中华人民共和国成立后又发展了很多新产区,其中以四川凉山彝族自治州布拖(沿金沙江流域,西溪河地区)产量最大,大量产品供应市场;其他如云南丽江地区的永胜、大理地区的巍山,湖北的竹山、竹溪、房县等地均有少量出产。由于产地土质、气候等自然条件的影响,所产附子有些变形,如云南永胜产品形状近圆球形,美姑产品较细长(因不受买方欢迎,现已不种)。

（三）金老谈性状鉴别

【形色嗅味】

1. 盐附子 盐附子呈圆锥形，长 4~7cm，直径 3~5cm。表面灰黑色，被盐霜，顶端有凹陷的芽痕，周围有瘤状突起的支根或支根痕。体重，横切面灰褐色，可见充满盐霜的小空隙及多角形的形成层环纹，环纹内侧导管束排列不整齐。气微，味咸而麻，辣舌。

2. 黑顺片 黑顺片为纵切片，上宽下窄，长 1.7~5cm，宽 0.9~3cm，厚 0.2~0.5cm。外皮呈黑褐色，切面呈淡黄白色，油润具光泽，半透明状，并有纵向导管束。质硬而脆，断面角质样。气微，味淡。

3. 白附片 白附片为纵切片，无外皮，黄白色，半透明，厚约 0.3cm。

【优品质量】

1. 盐附子 以个大、体重、色灰黑、表面起盐霜者为佳。

2. 黑顺片 以身干、片大、均匀、皮黑褐色、切面油润有光泽者为佳。

3. 白附片 以身干、片大、均匀、色黄白、半透明者为佳。

（四）金老说炮制加工

【历史沿革】 汉代有火炮法；晋代有炒炭法；隋唐时期有黑豆水浸、蜜炙、纸裹煨等法；宋代有水浸、烧黑、烧灰存性、醋浸、醋炙、姜汤煮、盐制、黄连制、黑豆青盐制等方法；明清时期有煮、甘草汤浸炒、地黄制、童便制等法。

【现代炮制】 现行附子的炮制品为盐附子、黑顺片、白附片、淡附片、炮附片，具体炮制加工内容见表21-1。

（五）金老做临床调剂

1. 金老谈附子处方审核技术 附子作为温里药中的常见中药，对附子的处方审核技术，要求执业药师收到处方后，首先审核处方的前记、后记等，然后审核处方的用药名称、炮制规格及用药剂量。

表 21-1 附子的炮制加工

炮制品名称	炮制工艺	质量要求	功效
盐附子	选择个大、均匀的泥附子,洗净,浸入食用胆巴的水溶液中过夜,再加食盐继续浸泡,每日取出晾晒,并逐渐延长晾晒时间,直至附子表面大量出现结晶的盐粒(盐霜),质变硬为止	与原药材形状一致	为生附子,有毒,只作外用(产地加工成盐附子,可以防止药物腐烂,利于贮藏)
黑顺片	取泥附子按大小分别洗净,浸入食用胆巴的水溶液中数日,连同浸液煮至透心,捞出,水漂,纵切成约0.5cm的厚片(过去还用红糖、菜油制成调色液将附片染成浓茶色,现已不用),再蒸至出现油面、光泽后,烘制半干,再晒干或继续烘干即可	为纵切片,上宽下窄,长1.7~5cm,宽0.9~3cm,厚0.2~0.5cm。外皮呈黑褐色,切面呈淡黄白色,油润具光泽,半透明状,并有纵向导管束。质硬而脆,断面角质样。气微,味淡	毒性降低,可直接入药
白附片	选择大小均匀的泥附子,洗净,浸入食用胆巴的水溶液中数日,连同浸液煮至透心,捞出,剥去外皮,纵切成厚约0.3cm的片,用水浸漂,取出,蒸透,再放入竹匾内,均匀平放,不能重叠,晒至全干(过去还要用硫黄熏,使之色白)即可	为纵切片,无外皮,黄白色,半透明,厚约0.3cm	毒性降低,可直接入药

续表

炮制品名称	炮制工艺	质量要求	功效
淡附片	取净盐附子，用清水浸漂，每日换水2~3次，至盐分漂尽，与甘草、黑豆加水共煮透心，至切开口尝无麻舌感时，取出，除去甘草、黑豆，切薄片，干燥。每100kg净盐附子，用甘草5kg、黑豆10kg	为纵切片，上宽下窄，厚0.2~0.5cm。外皮褐色。切面褐色，半透明，有纵向导管束。质硬，断面角质样。气微，味淡，口尝无麻舌感	长于回阳救逆，散寒止痛。用于亡阳虚脱，肢冷脉微，阴寒水肿，阳虚感冒，寒湿痹痛，心腹疼痛
炮附片	取净河砂置炒制容器内，用武火加热至滑利状态时，加入净附片，不断翻动，炒至表面鼓起并微变色，取出，筛去河砂，放凉	形如黑顺片或白附片，表面鼓起，黄棕色，质松脆。气微，味淡	以温肾暖脾、补命门之火力胜。用于心腹冷痛，虚寒吐泻，冷痢腹痛，冷积便秘或久痢赤白

在《中国药典》2015版中规定附子的用量为3~15g，在处方审核过程中，如有超出范围时，应及时与临床医师进行沟通，并双签字。处方中，当遇到缺药的情况时，处方审核人员不应随意进行更改或将其划掉，应与临床医师进行沟通，并适当调换。

2. 金老谈附子处方应付技术 首先要确保附子的书写应规范整齐。其次要注意炮制应付，处方名为"黑附子""黑附片""黑顺片""附片"或"附子"，应给付黑顺片；处方名为"白附片"或"制白附片"时，应给付白附片。处方名为"淡附片"时，应给付淡附片。处方名为"炮附片"时，应给付炮附片。见表21-2。

表21-2 附子处方应付表

处方名	给付
黑附子、黑附片、黑顺片、附片、附子	黑顺片
白附片、制白附片	白附片
淡附片	淡附片
炮附片	炮附片

3. 金老谈附子发药交代技术

（1）附子的服药方法：汤剂分两次服，每日1剂。或入丸散。服药时间与次数根据不同的病证治疗。

（2）附子的使用注意与禁忌：阴虚阳亢及孕妇忌用。反半夏、瓜蒌、天花粉、贝母、白蔹、白及。需要根据患者的详细情况用药，若内服过量，或炮制、煎煮方法不当，可引起中毒。附子含有毒性成分乌头碱，主要对心肌、迷走神经、末梢神经有兴奋麻痹作用，中毒症状如舌尖麻木、肢体麻木，有蚁走感，头晕、视物模糊、恶心、呕吐等，严重者可危及生命。

4. 金老谈附子临床煎煮技术　附子先加水浸泡半小时，没过药物表面2cm为宜。煎煮两次，合并药液，每次煎煮时间为30分钟。煎煮后药液约300ml。宜先煎30~60分钟，以减弱其毒性。儿童每剂一般煎至100~300ml，成人每剂一般煎至400~600ml，每剂等量分装2份，早晚各服一次，或遵医嘱。

（六）金老析合理用药

1. 参附注射液

● 基本情况

【收载】《卫生部药品标准·中药成方制剂分册》

【组成】红参、附片。

【功效】回阳救逆，益气固脱。

【适应证】用于阳气暴脱之厥脱证（感染性、低血容量性休克）；也可用于阳虚（气虚）所致的惊悸、怔忡、咳喘、胃疼、泄泻、痹病。

【剂型规格】注射剂，每支装2ml，或10ml。

【用法用量】肌内注射，1次2~4ml，1日1~2次；静脉滴注，1次20~100ml（用5%~10%葡萄糖注射液250~500ml稀释后使用）；静脉推注，1次5~20ml（用5%~10%葡萄糖注射液20ml稀释后使用）。或遵医嘱。

● 古方来源

【处方来源】此方来源于时方。

● 金老传承

【方解】

君	红参	益气固脱	回阳救逆、益气固脱
臣	附片	回阳救逆	

● 现代应用

【注意事项】尚不明确。

2. 右归丸

● 基本情况

【收载】《卫生部药品标准·中药成方制剂分册》

【组成】熟地黄、酒萸肉、枸杞子、菟丝子、山药、鹿角胶、当归、盐杜仲、肉桂、炮附片。

【功效】温补肾阳，填充精血。

【适应证】用于肾阳不足，命门火衰。症见年老、久病而出现的气虚神倦，畏寒肢冷，阳痿滑精，腰膝软，小便自遗，脐腹冷痛。

【剂型规格】大蜜丸，每丸重9g。小蜜丸每10丸重1.8g。

【用法用量】口服，大蜜丸1次1丸，小蜜丸1次9g，1日3次。

● 古方来源

【处方来源】明《景岳全书》右归丸

治元阳不足，或先天禀衰，或劳伤过度，以致命门火衰，不能生土，而为脾胃虚寒，饮食少进，或呕恶膨胀，或反胃噎膈，或怯寒畏冷，或脐腹多痛，或大便不实，泻痢频作，或小水自遗，虚淋寒疝，或寒侵溪谷而肢节痹痛，或寒在下焦而水邪浮肿。总之，真阳不足者，必神疲气怯，或心跳不宁，或四体不收，或眼见邪祟，或阳衰无子等证，俱速宜益火之原，以培右肾之元阳，而神气自强矣，此方主之。

大怀熟（八两），山药（炒，四两），山茱萸（微炒，三两），枸杞（微炒，四两），鹿角胶（炒珠，四两），菟丝子（制，四两），杜仲（姜汤炒，四两），当归（三两，便溏勿用），肉桂（二两，渐可加至四两），制附子（自二两，渐可加至五、六两）。

上丸法如前,或丸如弹子大。每嚼服二、三丸。以滚白汤送下,其效尤速。

- 金老传承

【方解】本品是在左归丸原方的基础上,减去怀牛膝、龟甲胶,加入川附子、肉桂、当归、杜仲炭所组成。

【药性发挥】凡肾阴不足,虚火上炎引起的咽干口燥之症,不宜使用。

- 现代应用

【现代研究】临床新用:可用于神经衰弱、慢性肾炎、糖尿病等。

【注意事项】尚不明确。

- 相关临床常用中成药的合理鉴别与应用

右归丸、金匮肾气丸是临床常用的具有温补肾阳作用的中成药,具体鉴别见表21-3。

表21-3 临床合理用药的鉴别

常用中成药	相同点	不同点
右归丸	温补肾阳	兼能化气行水,是补中有泻
金匮肾气丸		兼补益精血,纯补无泻,适用于肾阳不足,命门火衰比较严重的证候

二十二、干姜

(一)基本情况

【来源】本品为姜科植物姜 Zingiber officinale Rosc. 的干燥根茎。

【性味归经】辛,热。归肺、胃、肾、心、脾经。

【功能主治】温中散寒,回阳通脉,燥湿消痰。用于脘腹疼痛、呕吐泄泻、肢冷脉微、痰饮喘咳。

(二)金老论道地药材

【历史】始载于《神农本草经》。案《说文》云:"姜,御湿之菜也。"

《广雅》云："茯廉姜也。"《吕氏春秋·本味篇》云："和之美者,阳朴之姜。"

【产地】全国大部分地区均产。干姜作为药用应以四川犍为、沐川,贵州长顺、兴仁产量大,质量优。就是同一个县因姜种和栽培地区不同,其质量优劣也有差异。例如四川犍为县龙华场的产品体瘦,皮粗,多筋,色带黄较次;建板场的产品块大,肥实,皮细,粉质足,内色白较好;贵州长顺产品体亦肥壮,质量也很好;浙江天台、临海产者,称"台干姜""均姜",质较逊。

(三)金老谈性状鉴别

【形色嗅味】干姜呈不规则扁平块状,具指状分支,长3~7cm,厚1~2cm。表面灰黄色或灰棕色,有细皱纹或粗糙,有明显的环状节。分支顶端平圆,中部有一凹形茎痕。断面灰白色或黄白色,有细小油点(油室),内皮层环纹明显,质坚有粉性,质松的则显粗糙。香气特异,味辛辣。

【优品质量】以身干、个匀、质坚实、粉性足、气味浓者为佳。

(四)金老说炮制加工

【历史沿革】汉代有火炮法;宋代有烧存性、甘草水制、炒令黑、盐炒、煅存性、爁制、巴豆制、黄泥裹煨、土炒等法;明代有硇砂炒、童便炒黑、炒黄、炒焦、水浸火煨、慢火煨至极黑等法;清代有姜炭、炮姜炭、酒蒸炮姜等方法。

【现代炮制】现行干姜的炮制品为干姜、炮姜、姜炭。具体炮制加工内容见表22-1。

(五)金老做临床调剂

1. 金老谈干姜处方审核技术 干姜作为温里药中的常见中药,对干姜的处方审核技术,要求执业药师收到处方后,首先审核处方的前记、后记等,然后审核处方的用药名称、炮制规格及用药剂量。

表 22-1　干姜的炮制加工

炮制品名称	炮制工艺	质量要求	功效
干姜	取原药材,除去杂质,闷润 2~4 小时,至内外湿度一致,切厚片,晒干或低温干燥,筛去碎屑	为不规则片或块状,具指状分枝;外皮灰黄色或浅黄棕色,粗糙,具纵皱纹及明显的环节,切面灰黄色或灰白色,略显粉性,可见较多的纵向纤维,有的呈毛状	性热偏燥,能守能走,故对中焦寒邪偏盛而兼湿者以及寒饮伏肺的喘咳尤为适宜。又因本品力速而作用较强,故用于回阳救逆,其效甚佳。常用于脘腹冷痛,呕吐,泄泻,肢冷脉微,痰饮喘咳
炮姜	取净河砂,置热锅内,用武火 180~220℃炒至灵活状态,加入大小分开的干姜片,不断翻动,烫至表面鼓起,筛去河砂,晾凉	呈不规则膨胀的块状,表面棕黑色或棕褐色;质轻泡,断面边缘处显棕黑色,中心棕黄色;气香、特异,味微辛、辣	温经止血,温中止痛,其辛燥之性较干姜弱,温里之力不如干姜迅猛,但作用缓和持久,且长于温中止痛、止泻和温经止血。用于阳虚失血,吐衄崩漏,脾胃虚寒,腹痛吐泻
姜炭	取干姜块,置热锅内,用武火 180~220℃炒至鼓起,表面黑色,内部棕褐色,喷淋清水少许,熄灭火星,取出,晾干	表面焦黑色,内部棕褐色,体轻,质松脆;味微苦,微辣	性味苦、涩,温。归脾、肝经。其辛味消失,守而不走,长于止血温经。其温经作用弱于炮姜,固涩止血作用强于炮姜,可用于各种虚寒性出血,且出血较急,出血量较多者

在《中国药典》2015 版中规定干姜的用量为 3~10g,在处方审核过程中,如有超出范围时,应及时与临床医师进行沟通。处方中,当遇到缺药的情况时,处方审核人员不应随意进行更改或将其划掉,应与临床医

师进行沟通,并适当调换。

2. 金老谈干姜处方应付技术　首先要确保干姜的书写应规范整齐。其次要注意炮制应付,处方名为"白姜""均姜"或"干姜"时,均应给付干姜;处方名为"炮姜"时,应给付炮姜;处方名为"姜炭"时,应给付姜炭。见表22-2。

表22-2　干姜处方应付表

处方名	给付
白姜、均姜、干姜	干姜
炮姜	炮姜
姜炭	姜炭

3. 金老谈干姜发药交代技术

(1) 干姜的服药方法:汤剂分两次服,每日1剂。或入丸散。服药时间与次数根据不同的病证治疗。

(2) 干姜的使用注意与禁忌:阴虚有热者及孕妇均忌用。

4. 金老谈干姜临床煎煮技术　干姜先加水浸泡半小时,没过药物表面2cm为宜。煎煮两次,合并药液,每次煎煮时间为30分钟。煎煮后药液约300ml。儿童每剂一般煎至100~300ml,成人每剂一般煎至400~600ml,每剂等量分装2份,早晚各服一次,或遵医嘱。

(六)金老析合理用药

理中丸

● 基本情况

【收载】《中国药典》2015版一部

【组成】炮姜、土白术、党参、炙甘草。

【功效】温中散寒,健胃。

【适应证】脾胃虚寒,呕吐泄泻,胸满腹痛,消化不良。

【剂型规格】大蜜丸:每丸重9g。

【用法用量】口服。大蜜丸1次1丸。1日2次,小儿酌减。

- 古方来源

【处方来源】汉《伤寒论》理中丸

人参(甘温)、甘草(炙,甘平)、白术(甘温)、干姜(辛热)。以上各三两。右四味,捣筛为末,蜜和丸,如鸡黄大,以沸汤数合,和一丸,研碎,温服之。日三服,夜二服,腹中未热,益至三四丸,然不及汤。汤法,以四物,依两数切,用水八升,煮取三升,去滓,温服一升,日三服。

- 金老传承

【方解】

君	炮姜	大辛大热,归脾胃经,温经散寒,健运脾阳	诸药合用,共奏温中散寒、健脾之功
臣	党参	甘温入脾,补中益气,培补后天之本,气旺阳复	
佐	土白术	甘苦,健脾燥湿,以资化源	
使	炙甘草	甘温,补脾益气,调和诸药	

- 现代应用

【注意事项】

a. 阴虚内热、感冒发热者不宜使用。

b. 湿热中阻所致胃痛、呕吐、泄泻者不宜使用。

- 相关临床常用中成药的合理鉴别与应用

理中丸(党参理中丸)、小建中合剂、良附丸、香砂养胃颗粒、附子理中丸、香砂平胃丸是临床常用的温中散寒剂,具体鉴别见表22-3。

表22-3 临床合理用药的鉴别

常用中成药	主要功能	临床主治
理中丸(党参理中丸)	温中散寒,健胃	以呕吐泄泻、胸满腹痛为主症的脾胃虚寒证
小建中合剂	温中补虚,缓急止痛	脾胃虚寒所致的脘腹疼痛、喜温喜按、嘈杂吞酸、食少;胃及十二指肠溃疡属脾胃虚寒者用之亦佳
良附丸	温胃理气	寒凝气滞所致脘痛吐酸、胸腹胀满等

续表

常用中成药	主要功能	临床主治
香砂养胃颗粒（丸）	温中和胃	以胃阳不足、湿阻气滞所致的胃痛、痞满，症见胃痛隐隐、脘闷不舒、呕吐酸水、嘈杂不适等
附子理中丸	温中健脾	脾胃虚寒所致的脘腹冷痛、呕吐泄泻、手足不温等
香砂平胃丸（颗粒）	理气化湿，和胃止痛	湿浊中阻、脾胃不和所致的胃脘疼痛、胸膈满闷、恶心呕吐等

二十三、肉桂

（一）基本情况

【来源】本品为樟科植物肉桂 Cinnamomum cassia Presl 的干燥树皮。

【性味归经】辛、甘，大热。归肾、脾、心、肝经。

【功能主治】补火助阳，引火归元，散寒止痛，温通经脉，用于阳痿宫冷，腰膝冷痛，肾虚作喘，虚阳上浮，眩晕目赤，心腹冷痛，虚寒吐泻，寒疝腹痛，痛经经闭。

注意事项：有出血倾向者及孕妇慎用；不宜与赤石脂同用。

（二）金老论道地药材

【历史】本品始载于《神农本草经》，列为上品，并分为牡桂、筒桂两条。《新修本草》载："桂有两种，唯皮稍有不同，若筒桂老皮坚极无肉，全不堪用；其小枝薄卷及二、三重者，或名筒桂，其牡桂嫩枝皮，亦名肉桂，亦名桂枝。"《本草拾遗》记载："牡桂，叶长如枇杷叶，坚硬有毛及锯齿，其花白色，皮多脂。筒桂叶如柿叶，而尖狭光滑……其花有黄有白，其皮薄而卷。"综上所述，牡桂、筒桂为同一物，因其皮之老嫩、薄厚、味之浓淡不同而引出不同名称。

商品上分为国产肉桂与进口肉桂两类。

【产地】

1. 国产肉桂 原产于越南,故有"交趾肉桂"之称。后逐渐向北移植,目前我国广西东南部及广东西南部的沟漏山、十万大山及云浮山脉间的广大山区都有桂树栽培。主产于广西防城、平南、容县、桂平、藤县、岑溪、钦州、博白、陆川、北流、苍梧,广东信宜、高安、德庆、罗定等地。广西栽培历史悠久,产量约占全国的90%。

2. 进口肉桂 主产于越南、柬埔寨,其次为斯里兰卡、印度,以往均由越南进口。品种有清化桂、企边桂、桂楠、油条桂等规格(实际都是中国香港药商加工的)。其外形与国产肉桂略同。品质有高山与低山之分。产于越南北圻清化省的"净挽山""冷精山"的肉桂系野生,品质最优,是著名的"清化桂",但产量很少。中圻会安所产多系家种,产量颇大,品质亦佳。

(三)金老谈性状鉴别

【形色嗅味】

1. 企边桂(广西产品) 呈长凹槽形,左右两侧向内卷边。卷边呈半圆筒形,凹槽中心略凸起,从外皮看则略下凹,长30~45cm,宽10~13cm,厚3~5mm。外表皮灰棕色或棕褐色。两端各有5mm剥去栓皮部分,呈棕色,全体有不规则的横长皮孔和许多微凸起的小油点;偶有略突起的横皱纹及灰绿色、灰白色花斑(苔藓类植物着生后的痕迹,俗称彩皮)。内表面黄棕色或棕色,光洁,用指甲划之可显深棕油纹。质硬而脆,易折断,断面不平坦,外层棕色而显粗糙,内层红棕色而油润,两层间有一条黄棕色的浅纹。气香浓烈,味甜、微辣。

2. 油桂(玉桂) 广西地区多选皮厚超过5mm,栓皮较细,含油较大,不能加工企边桂的干皮,切成长30~40cm,宽6~10cm的片块作为油桂。两边微向内卷,中部向内微弓呈弧形,外皮内色气味等均与企边桂相同。

3. 大板桂 呈片状,长25~40cm,宽7~10cm,厚4~6mm。外皮粗糙,多为桂树基部干皮加工而成,少油多渣,香甜,辛味较淡。质次。

4. 桂通 呈双圆筒形或圆筒形，长35cm，厚0.1~0.3cm，外皮颜色、气味略同企边桂。

5. 桂心 形态与桂通相同，只是外表的栓皮已刮净，内外皮均呈棕色。

另外，肉桂商品中有将不能制成企边桂或板桂的老桂皮制成桂楠，多呈不规则块片状，大小不一，厚约0.4~0.8cm，皮较厚而粗糙，略扭曲，油少，嚼之渣多。味微辛辣。

进口肉桂常称为安南肉桂，国产肉桂常称为西玉桂，故分别有安企边桂、安板桂、安桂楠；西企边桂、西板桂、西桂楠之称。进口肉桂与国产肉桂性状主要区别为：进口肉桂通常较相应国产肉桂皮厚，香气浓；进口肉桂内表面颜色较深，呈棕色至棕褐色（国产肉桂呈棕红或紫红色）且具细密纵纹，光滑（国产肉桂则不平坦）；进口肉桂通常栓皮比相应国产肉桂薄，且"彩皮"明显；进口肉桂断面白细胞环带不及国产肉桂明显，且味甜明显。

进口肉桂中，又有高山肉桂、低山肉桂之分；据说高山肉桂系野生品，低山肉桂系栽培品，二者区别如下：

高山肉桂：外皮表面细皱，"彩皮"明显，皮厚，体重，断面白细胞环带不明显，内表面细致光润。含油量高，香气浓，辛味淡而甜味厚。最优品者习称"绿水清化肉桂"，用开水冲泡，其水清而带绿色（有人认为绿水系加工而成）。

低山肉桂：外表粗糙，皮薄，体较轻，断面石细胞环带较明显，内表面略粗糙。含挥发油量较少，香气差，甜味淡，辛味较浓。

【优品质量】 以皮厚、体重、表面细致、含油量高、香气浓、甜味重而微辛者为佳。

（四）金老说炮制加工

【现代炮制】 现行肉桂的炮制品为肉桂，具体炮制加工内容见表23-1。

表 23-1　肉桂的炮制加工

炮制品名称	炮制工艺	质量要求
肉桂	取原药材,除去杂质及粗皮,加工成块	呈大小不等的不规则块状。内外表面均为红棕色,外表面具明显的刀刮痕,内表面略平坦,有细纵纹,划之有油痕。断面外层棕色而较粗糙,内层红棕色而油润,两层间有一条黄棕色的线纹。气香浓烈,味甜、辣

（五）金老做临床调剂

1. 金老谈肉桂处方审核技术　肉桂作为温里药中的常见中药,对肉桂的处方审核技术,要求执业药师收到处方后,首先审核处方的前记、后记等,然后审核处方的用药名称、炮制规格及用药剂量。

在《中国药典》2015 版中规定肉桂的用量为 1~5g,不宜与赤石脂同用。在处方审核过程中,如有超出范围时,应及时与临床医师进行沟通,并双签字。处方中,当遇到缺药的情况时,处方审核人员不应随意进行更改或将其划掉,应与临床医师进行沟通,并适当调换。

2. 金老谈肉桂处方应付技术　首先要确保肉桂的书写应规范整齐。其次要注意处方名为"玉桂"或"肉桂"时,应给付肉桂。见表 23-2。

表 23-2　肉桂处方应付表

处方名	给付
玉桂、肉桂	肉桂

3. 金老谈肉桂发药交代技术

（1）肉桂的服药方法:汤剂分两次服,每日 1 剂。或入丸散。服药时间与次数根据不同的病证治疗。研末冲服,每次 1~2g。

（2）肉桂的使用注意与禁忌:本品能助阳动血,故凡阳盛阴虚,一切血证及孕妇均当忌用。

4. 金老谈肉桂临床煎煮技术　肉桂不宜久煎,应后下。在其他药已煎煮 10~15 分钟后,再把肉桂加进去同煎,一起煎 5~15 分钟即可。煎煮两次,合并药液,煎煮后药液约 300ml。儿童每剂一般煎至 100~300ml,成人每剂一般煎至 400~600ml,每剂等量分装 2 份,早晚各服一次,或遵医嘱。

(六)金老析合理用药

1. 金匮肾气丸(桂附地黄丸)

● 基本情况

【收载】《中国药典》2015 版一部、《卫生部药品标准·中药成方制剂分册》

【组成】肉桂、附子(制)、熟地黄、酒萸肉、山药、茯苓、泽泻、牡丹皮。

【功效】温补肾阳。

【适应证】用于肾阳不足。症见腰腿软,下半身常有冷感,小便不利或小便反多,以及痰饮、脚肿、消渴等。

【剂型规格】大蜜丸,每丸重 9g。

【用法用量】口服,1 次 1 丸,1 日 2 次。

● 古方来源

【处方来源】汉《金匮要略》八味丸

治脚气上入,少腹不仁。

干地黄(八两),山茱萸、薯蓣(各四两),泽泻、茯苓、牡丹皮(各三两),桂枝、附子(炮,各一两)。右八味,末之,炼蜜和丸梧子大。酒下十五丸,日再服。

● 金老传承

【方解】

君	肉桂、附子(制)	温补肾阳,鼓舞肾气	诸药合用,使阴阳协调,肾气充盛,诸症自愈
臣	熟地黄 酒萸肉 山药	滋阴补肾,填精益髓 温补肝肾,收敛精气 健脾益阴,兼能固精	
佐使	泽泻 牡丹皮 茯苓	清泻肾火,防熟地黄滋腻 清泻肝火,并制山茱萸之温涩 淡渗脾湿,使山药补而不滞 宣泄肾浊,行水利尿	

- 现代应用

【现代研究】临床新用：可用于晚期血吸虫病腹水、顽固性遗尿、过敏性鼻炎、骨结核、胃癌、咽痛、足跟痛、口咸、不孕症、席汉综合征、老年性白内障、老年性慢性气管炎、唾涎症、慢性荨麻疹。

【注意事项】

a. 孕妇忌服。

b. 忌房欲、气恼。

c. 忌食生冷食物。

- 相关临床常用中成药的合理鉴别与应用

金匮肾气丸、右归丸、五子衍宗丸、济生肾气丸、青娥丸是临床常用于治疗肾阳虚证的中成药，具体鉴别见表23-3。

表23-3 临床合理用药的鉴别

常用中成药	相同点	特点	主要功能	临床主治
金匮肾气丸（胶囊）	均有温肾之功，主治肾阳虚证，腰膝酸冷疼痛，阳痿宫冷，夜尿频多等症	阴中求阳，阴阳兼顾，补泻兼施，补而不腻不燥。是补肾助阳的温和之剂	温补肾阳	肾阳不足，腰膝酸冷，肢体浮肿，小便不利或反多，痰饮喘咳，消渴
右归丸（胶囊）		填补精血之力稍强，阴中求阳，兼能固精止遗	温补肾阳，填精止遗	肾阳不足，命门火衰，腰膝酸冷，精神不振，怯寒畏冷，阳痿遗精，大便溏薄，尿频而清
五子衍宗丸（片、口服液）		补泻结合，尤善温肾固涩止遗，治阳虚遗滑	补肾益精	肾虚精亏所致的阳痿不育、遗精早泄、腰痛、尿后余沥
济生肾气丸（片）		温通利水力强，善治阳虚水饮内停	温肾化气，利水消肿	肾阳不足、水湿内停所致的肾虚水肿、腰膝酸重、小便不利、痰饮咳喘
青娥丸		温肾，尤善健骨强腰，善治肾虚腰痛，膝软无力	补肾强腰	肾虚腰痛，起坐不利，膝软乏力

2. 肾炎温阳片

● 基本情况

【收载】《卫生部药品标准·新药转正标准》

【组成】人参、黄芪、附子(盐制)、党参、茯苓、肉桂、木香、香加皮、葶苈子、大黄、白术等。

【功效】温肾健脾,化气行水。

【适应证】用于慢性肾炎,脾肾阳虚,症见全身浮肿,面色苍白,脘腹疼痛,纳少便溏,神倦尿少。

【剂型规格】片剂,每片重0.32g。

【用法用量】口服,1次4~5片,1日3次。20天为1疗程,可连续3个疗程。

● 古方来源

【处方来源】此方来源于经验方。

● 金老传承

【方解】

君	人参、附子(盐制)、肉桂	峻补元阳,益火之源	全方配伍,温阳健脾,化气行水,兼有活血祛瘀之功
臣	党参、黄芪	健脾益气升阳	
	茯苓、香加皮、葶苈子	利水消肿	
佐	大黄	泻火,清除体内毒邪,又有活血祛瘀之功,还可清热泻浊,使补阳而无过燥之弊	
使	木香	行气以助利水消肿	

● 现代应用

【现代研究】

a. 药理作用:具有提高机体免疫功能的作用。尚有改善肾功能的作用。

b. 临床新用:可用于痛风性肾病,狼疮性肾炎,慢性肾炎及肾病综合征等属脾肾阳虚者。

【注意事项】服用过程中如发生感冒应暂停服药 1 周。

● 相关临床常用中成药的合理鉴别与应用

肾炎解热片、肾炎消肿片、肾炎舒片、肾炎温阳片、肾炎康复片、强肾片是临床常用于治疗肾炎浮肿之症的中成药,具体鉴别见表 23-4。

表 23-4　临床合理用药的鉴别

常用中成药	不同点	
肾炎解热片	有疏散风热,宣肺利水之功,宜用于肾炎初期,兼有表证,眼睑浮肿者	
肾炎消肿片	利水消肿之功较佳,宜用于脾虚湿胜,症见足肿腹胀者	
肾炎舒片	有温补脾肾之功,宜用于肢冷、神倦、便溏者	偏补脾阳
肾炎温阳片		偏温肾阳
强肾片	阴阳俱补	
肾炎康复片	有益气养阴之功,宜用于慢性肾炎,气阴两虚,症见乏力,腰膝软,耳鸣口干者	

二十四、吴茱萸

(一)基本情况

【来源】本品为芸香科植物吴茱萸 *Euodia rutaecarpa*(Juss.)Benth.、石虎 *Euodia rutaecarpa*(Juss.)Benth. var. *officinalis*(Dode)Huang 或疏毛吴茱萸 *Euodia rutaecarpa*(Juss.)Benth. var. *bodinieri*(Dode)Huang 的干燥近成熟果实。

【性味归经】辛、苦,热;有小毒。归肝、脾、胃、肾经。

【功能主治】散寒止痛,降逆止呕,助阳止泻。用于厥阴头痛,寒疝腹痛,寒湿脚气,经行腹痛,脘腹胀痛,呕吐吞酸,五更泄泻。

(二)金老论道地药材

【历史】吴茱萸始载于《神农本草经》,列为中品。《名医别录》谓:

"吴茱萸生上谷、川谷及冤句九月九日采,阴干。陈久者良。"陈藏器说:"茱萸南北总有,入药以吴地者为好,所以有吴之名也。"苏颂说:"今处处有之,江浙、蜀汉尤多,木高丈余,皮青绿色,叶似椿而阔厚,紫色,三月开红紫细花,七月、八月结实似椒子,嫩时微黄,至熟则深紫。或云颗粒紧小,经久色青绿者是吴茱萸,颗粒大,经久色黄黑者是食茱萸。"李时珍曰:"茱萸枝柔而肥,叶长而皱,其实结于梢头,垒垒成簇而无核,与椒不同,一种粒大,一种粒小,小者入药为胜。"由以上产地和记述来看,与现今所用吴茱萸及其几个变种基本相似。所指粒大的原植物可能是吴茱萸,粒小的原植物可能是石虎。唯"三月开红海紫细花"与实际不符,可能系将幼果误认为花所致。

【产地】吴茱萸主要来源于栽培品,亦有少量来源于野生资源。吴茱萸在我国主要分布于贵州、四川、云南、湖北、湖南、浙江、福建,石虎主要分布于贵州、四川、湖北、湖南、浙江、江西及广西,疏毛吴茱萸主要分布于贵州、江西、湖南、广东及广西。吴茱萸商品主产于贵州铜仁、松桃、印江、德江、沿河、江口、务川、凤岗、习水、遵义、镇远、施秉、安顺、清镇、关岭,重庆酉阳、秀山、彭水、石柱、黔江、开县、忠县,湖北利川、新阳,云南富宁、广南、丽江、云龙,湖南新晃、保靖、湘阴,广东怀集,广西百色、龙津,福建泰宁,浙江缙云,安徽广德、贵池,江西波阳、靖安,陕西洋县、石泉、城固、南郑、镇巴等地。以贵州、湖南所产量大质优,过去由于交通不便,贵州、湖南产品多集中在湖南常德集散,故有"常吴萸"之称,为道地药材。

(三)金老谈性状鉴别

【形色嗅味】呈球形或略带五棱的扁球形,直径2~5mm。表面暗黄绿色至褐色,粗糙,有众多点状突起或凹下的油点。上端有五角星状的裂隙,基部残留被有黄色茸毛的果梗。横切面可见子房五室,每室有种子1~2粒。质硬而脆。气香浓烈,味辛辣而微苦。

【优品质量】以饱满、色绿、香气浓烈者为佳。

(四)金老说炮制加工

【历史沿革】 汉代有汤洗、炒等制法;隋唐时期有熬、盐水洗、酒煮、醋煮、姜汁制等法;宋代有炒熟、炒焦、煨、焙、汤浸、水浸炒、醋浸炒、酒浸炒、汤浸大豆炒、黑豆制、酒醋童便制、盐制等方法;元代有汤洗焙干、酒浸焙、盐炒等法;明清时期有汤浸炒黄、煮、糯米煮、酒洗、黄连炒、黄连水炒、破故纸炒、黄连木香汁炒等方法。

【现代炮制】 现行吴茱萸的炮制品有吴茱萸、制吴茱萸。具体炮制加工内容见表24-1。

表 24-1 吴茱萸的炮制加工

炮制品名称	炮制工艺	质量要求	功效
吴茱萸	即原药材,除去杂质,洗净,干燥	与原药材性状一致	生品有小毒,多外用。以散寒定痛力强,用于口腔溃疡、牙痛、湿疹
制吴茱萸	取甘草捣碎,加适量水,煎汤,去渣,加入净吴茱萸,煮至汤被吸尽,取出,干燥。每100kg吴茱萸段,用甘草片6kg	形如吴茱萸,表面棕褐色至暗褐色,气清香,味微辛辣、微苦甜	甘草制后降低毒性,缓和燥性。用于厥阴头痛,寒疝腹痛,寒湿脚气,经行腹痛,脘腹胀痛,呕吐吞酸,五更泄泻

(五)金老做临床调剂

1. 金老谈吴茱萸处方审核技术 吴茱萸作为温里药中的常见中药,对吴茱萸的处方审核技术,要求执业药师收到处方后,首先审核处方的前记、后记等,然后审核处方的用药名称、炮制规格及用药剂量。

在《中国药典》2015版中规定吴茱萸的用量为2~5g,在处方审核过程中,如有超出范围时,应及时与临床医师进行沟通,并双签字。处方中,当遇到缺药的情况时,处方审核人员不应随意进行更改或将其划掉,应与临床医师进行沟通,并适当调换。

2. 金老谈吴茱萸处方应付技术 首先要确保吴茱萸的书写应规范整齐。其次要注意炮制应付,处方名为"吴茱萸"时,应给付吴茱萸;处方名为"制吴茱萸"时,应给付制吴茱萸。见表24-2。

表24-2 吴茱萸处方应付表

处方名	给付
吴茱萸	吴茱萸
制吴茱萸	制吴茱萸

3. 金老谈吴茱萸发药交代技术

(1) 吴茱萸的服药方法:汤剂分两次服,每日1剂。或入丸散。服药时间与次数根据不同的病证治疗。

(2) 吴茱萸的使用注意与禁忌:本品辛热燥烈,能损气动火,故阴虚有热者不宜服。

4. 金老谈吴茱萸临床煎煮技术

吴茱萸先加水浸泡半小时,没过药物表面2cm为宜。煎煮两次,合并药液,每次煎煮时间为30分钟。煎煮后药液约300ml。儿童每剂一般煎至100~300ml,成人每剂一般煎至400~600ml,每剂等量分装2份,早晚各服一次,或遵医嘱。

(六)金老析合理用药

加味左金丸

● 基本情况

【收载】《中国药典》2015版一部、《卫生部药品标准·中药成方制剂分册》

【组成】姜黄连、制吴茱萸、醋香附、陈皮、木香、白芍、醋青皮、麸炒枳壳、柴胡、醋延胡索、当归、郁金、黄芩、甘草。

【功效】清肝泻火,理气活血,降逆止痛。

【适应证】气郁肝旺证,见胸膈堵闷,两胁胀满,胃脘刺痛,肩背窜痛,呕吐吞酸,食欲不振等症。

【剂型规格】水丸,每100丸重6g。

【用法用量】口服,1次6g,1日2次。

● 古方来源

【处方来源】清《集验良方》加味左金丸

因酒食怒气所伤,致肝火郁结,两胁胀痛,及胃脘当心痛,吐酸,不思饮食。黄连(姜汁炒)半斤,吴萸(汤泡)3两,青皮(醋炒)2两,木香2两,槟榔4两,川芎2两。水为丸,如梧桐子大。

● 金老传承

【方解】

君	姜黄连、制吴茱萸	清肝泻火,降逆止呕	诸药合用,具有清肝泻火、理气活血、降逆止痛之功
臣	柴胡、白芍、黄芩、醋香附	疏肝解郁,清泻肝火	
佐	陈皮、醋青皮、麸炒枳壳、木香	理气止痛	
	当归、醋延胡索、郁金	活血止痛	
使	甘草	调和诸药	

● 现代应用

【现代研究】

a. 药理作用:具有较强的抗胃黏膜急性损伤的作用。

b. 临床新用:可降压,还可治疗萎缩性胃炎。

【注意事项】

a. 忌气怒,忌食辛辣食物。

b. 重度胃痛应在医师指导下服用。

c. 按照用法用量服用,小儿及年老体虚患者应在医师指导下服用。

● 相关临床常用中成药的合理鉴别与应用

左金丸与加味左金丸是临床常用于治疗肝火犯胃的中成药,具体鉴别见表24-3。

表 24-3 临床合理用药的鉴别

常用中成药	相同点	不同点	特点
左金丸	都具有清肝泻火,和胃止痛的作用。肝火犯胃,胃失和降之胁肋胀痛,呕吐口苦者均可使用	药味及功用专一,主要用于肝火犯胃,肝胃不和证	重在清热止呕
加味左金丸		增加了大量行气疏肝、和血止痛药物,可用于气郁肝旺,兼有肝胃郁热等多种证候,临床适用范围较广	重在行气止痛

二十五、陈皮

(一) 基本情况

【来源】芸香科植物橘 Citrus reticulata Blanco 及其栽培变种的干燥成熟果皮。陈皮又分为广陈皮(广陈皮为变种的茶枝柑果皮)和陈皮两类,以广陈皮品质为优。

【性味归经】苦、辛,温。归肺、脾经。

【功能主治】理气健脾,燥湿化痰。用于脘腹胀满,食少吐泻,咳嗽痰多。

(二) 金老论道地药材

【历史】陈皮始载于《神农本草经》,原名"橘柚",又名"橘皮"。《名医别录》云:"橘柚生江南及山南山谷。"宋代《本草图经》云:"今江浙、荆襄、湖岭皆有之。"明代《本草品汇精要》云:"道地广东。"陈仁山《药物出产辨》云:"产广东新会为最。"

【产地】

1. 广陈皮 主产于广东的新会、江门(冈州)及四会等地。以新会产量大,质优;江门产品又称"冈州皮",品质较逊;四会产量最少。中华人民共和国成立前均在新会集散。当时经营者为了开创本品的优质名牌曾有刘财兴、林恒利、伍合兴三牌最为著名。

2. 陈皮 主产于重庆江津、綦江、合川、永川、涪陵、江北、南川、长寿等地,称"川陈皮";福橘主产于福建的闽侯、闽清、福清、永泰等地,称"建陈皮"。

（三）金老谈性状鉴别

【形色嗅味】

1. 广陈皮 呈不规则片状,外表面紫红色或深红色,有皱纹,稍粗糙,有密集大而深陷的凹形油室,俗称"大棕眼";内表面白色,略呈海绵状,附有少量黄白色筋络状的维管束（橘络）,质地柔软,较油润,手握之可并拢十起,撒手后自然逐渐伸开,皮薄者质较脆。气香浓郁,味微甘、辛而不苦。

2. 陈皮 为不规则的3~4个裂片,基部相连,有的呈不规则单个片状,皮层较薄,厚约1mm。外表面深红色或橙红色,较鲜艳。有排列紧密的凹下的小油室;内表面淡黄白色,常带有线形易剥离的维管束（橘络）和薄膜残留,质脆易碎。气香不浊,味辛、微苦。

【优品质量】广陈皮以外表面紫红色或深红色、"大棕眼"明显、对光视之半透明、香气浓郁者为佳。陈皮以外表面深红色鲜艳,气香者为佳。

（四）金老说炮制加工

【现代炮制】现行陈皮的炮制品为陈皮、广陈皮、陈皮炭。具体炮制加工内容见表25-1。

（五）金老做临床调剂

1. 金老谈陈皮处方审核技术 陈皮作为理气药中的常见中药,对陈皮的处方审核技术,要求执业药师收到处方后,首先审核处方的前记、后记等,然后审核处方的用药名称、炮制规格及用药剂量。

表 25-1 陈皮的炮制加工

炮制品名称	炮制工艺	质量要求	功效
陈皮	取原药材,除去杂质,迅速洗净,闷润4~8小时,至内外湿度一致,切窄丝,阴干或低温干燥,筛去碎屑	呈不规则条状或丝状。外表面深红色或橙红色,有细皱纹和凹下的点状油室。内表面淡黄白色,粗糙,附黄白色或黄棕色筋络状维管束。气香,味辛、苦	理气健脾,燥湿化痰。用于胸脘胀满,食少吐泻,咳嗽痰多
广陈皮	取原药材,除去杂质,加工成块	呈不规则块状,点状油室大,质较柔软。气香,味辛、苦	
陈皮炭	取陈皮丝,置热锅内,用武火150~180℃炒至表面黑褐色,喷淋清水少许,熄灭火星,取出,晾干	呈丝状,表面黑褐色,质松脆易碎。气微,味淡	止血,化痰。用于痰中带血

在《中国药典》2015版中规定陈皮的用量为3~10g。在处方审核过程中,如有超出范围时,应及时与临床医师进行沟通,并双签字。处方中,当遇到缺药的情况时,处方审核人员不应随意进行更改或将其划掉,应与临床医师进行沟通,并适当调换。

2. 金老谈陈皮处方应付技术 首先要确保陈皮的书写应规范整齐。其次要注意炮制应付,处方名为"橘皮""红皮""黄橘皮"或"柑皮"时,均应给付陈皮;处方名为"陈皮炭"时,应给付陈皮炭。见表25-2。

表 25-2 陈皮处方应付表

处方名	给付
橘皮、红皮、黄橘皮、柑皮	陈皮
陈皮炭	陈皮炭

3. 金老谈陈皮发药交代技术

(1)陈皮的服药方法:汤剂分两次服,每日1剂。或入丸散。服药时间与次数根据不同的病证治疗。

（2）陈皮的使用注意与禁忌：气虚体燥、阴虚燥咳、吐血及内有实热者慎服。

4. 金老谈陈皮临床煎煮技术　陈皮先加水浸泡半小时,没过药物表面2cm为宜。煎煮两次,合并药液,每次煎煮时间为30分钟。煎煮后药液约300ml。儿童每剂一般煎至100~300ml,成人每剂一般煎至400~600ml,每剂等量分装2份,早晚各服一次,或遵医嘱。

（六）金老析合理用药

1. 健胃消食片

● 基本情况

【收载】《中国药典》2015版一部

【组成】太子参、陈皮、山药、炒麦芽、山楂。

【功效】健胃消食。

【适应证】用于脾胃虚弱,纳少腹胀,消化不良。

【剂型规格】片剂,每片重0.8g或0.5g

【用法用量】口服,1次4~6片,1日3次,小儿酌减。

● 古方来源

【处方来源】此方来源于经验方。

● 金老传承

【方解】

君	太子参、麦芽、山楂	健脾益气,消食和胃	诸药相合,共奏健脾和胃,消食导滞之功
臣	山药	健脾益气	
佐使	山楂、陈皮	理气醒脾,行气除胀,使诸药补而不滞	

● 现代应用

【现代研究】药理作用:能明显促进脾虚功能低下的肠平滑肌功能恢复正常,胃液分泌增加,胃蛋白酶活性升高,并可提高胃液的总酸度和总排出量。

【注意事项】

a. 饮食宜清淡,忌酒及辛辣、生冷、油腻食物。

b. 有高血压、心脏病、肝病、糖尿病、肾病等慢性病严重者,应在医师指导下服用。

c. 儿童、孕妇、哺乳期妇女、年老体弱者应在医师指导下服用。

2. 五皮丸

● 基本情况

【收载】《卫生部药品标准·中药成方制剂分册》

【组成】陈皮、茯苓皮、桑白皮、干姜皮、大腹皮。

【功效】健脾化湿,利尿消肿。

【适应证】脾虚湿盛,气滞水停引起头面四肢水肿,腹部胀满,呼吸喘促,小便不利以及妊娠水肿等症。

【剂型规格】水丸,每袋装18g。

【用法用量】口服,1次6g,1日2次。

● 古方来源

【处方来源】宋《三因极一病证方论》五皮饮

治皮水,四肢头面悉肿,按之没指,不恶风,其腹如故,不喘不渴,脉亦浮。大腹皮(炙)、桑白皮(炙)、茯苓皮、生姜皮、陈橘皮(各等分)。上咀。每服四钱,水盏半,煎七分,去滓热服,日二三。近人磨木香水同煎亦妙。

● 金老传承

【方解】

君	陈皮	理气健脾	二药合用,使气行湿化,脾的功能得以运转	各药配合,共起健脾利湿,理气消肿之效
	茯苓皮	渗湿健脾		
臣	桑白皮	肃降肺气,通调水道		
佐使	大腹皮	下气行水,消胀除满		
	干姜皮	温脾阳,散水气		

● 现代应用

【现代研究】

a. 药理作用:具有抗肿瘤、抗菌、抗氧化等多种药理活性。

b. 临床新用：可用于急、慢性肾炎，心源性水肿，属于脾虚湿盛型。如配合五苓散服用，效果更好。

【注意事项】忌生冷油腻食物。

● 相关临床常用中成药的合理鉴别与应用

五皮丸和五苓散是临床上常用于治疗水肿、小便不利的中成药，具体鉴别见表25-3。

表25-3　临床合理用药的鉴别

常用中成药	相同点	不同点
五皮丸	均有利水消肿之功，可用于治疗浮肿、小便不利	治在脾，略有行气之功，多用于腹部胀满，呼吸喘促，小便不利
五苓散		治在膀胱，略有助阳行气之功，多用于治疗小便胀满，口渴，小便不利

二十六、山楂

（一）基本情况

【来源】本品为蔷薇科植物山里红 *Crataegus pinnatifida* Bge. var. *major* N.E.Br. 或山楂 *Crataegus pinnatifida* Bge. 的干燥成熟果实。

【性味归经】酸、甘，微温。归脾、胃、肝经。

【功能主治】消食健胃，行气散瘀。用于肉食积滞，胃脘胀满，泻痢腹痛，瘀血经闭，产后瘀阻，心腹刺痛，疝气疼痛；高脂血症。

（二）金老论道地药材

【历史】山楂之名始见于《本草衍文补遗》。《新修本草》载有赤爪木，云："小树生高五六尺，叶似香菜，子似虎掌爪，大如小林檎，赤色。出山南申州、安州、随州。出山南中（今河南信阳）、安（今湖北安陆）、随（今湖北随州）等州。"《本草纲目》云："其类有二种，皆生山中：一种小者，山人呼为棠梂子、茅楂、猴楂，可入药用。树高数尺，叶有五尖，桠间有刺。三月开五出小白花，实有赤、黄二色。肥者如小林檎，小者如指头，九月乃熟。一种大者树高丈余,山人呼为羊枕子。花叶皆同,但实稍大而黄绿,皮涩肉虚为异尔。"上述形态特征与今用之多种山楂属植物一致。

【产地】

1. 北山楂 分布于河南、河北、山东、辽宁、山西等地。如河南林州、辉县、新乡;河北兴隆、保定、唐山、沧州;山东青州、潍坊、泰安、临朐、沂水、安丘、莱芜;辽宁鞍山、营口;北京密云、怀柔等地。其中以山东青州产品片薄,粉白色,皮红肉厚,质量为佳,习称青州石板山楂片,为优品。山东临朐、沂水;河南林县产量大,品质也佳。山楂除部分药用外,大多作为副食果品应用。

2. 南山楂(野山楂) 主产于湖北、江西、安徽、江苏、浙江等省,四川、云南亦产。

(三)金老谈性状鉴别

【形色嗅味】

1. 北山楂 山里红新鲜果实近球形,直径 1.5~2.5cm。表面鲜红或紫红色,有光泽,密布灰白色斑点。顶端有宿存花萼,基部有凹入的果柄痕或尚留果柄。药材均已切成片,但切片薄厚不一,有 2~3 刀或 5 刀之分,片多皱缩不平。果肉深黄色或淡棕色,内含种子 5~6 粒。种子略呈橘瓣形,质极坚硬。两刀的种子多集结于果肉中心,3~5 刀的果核多已脱落。肉果微清香,味酸微甜。山楂与山里红很相似,仅山楂果实较小,基部常带细长果柄。

2. 南山楂(野山楂) 果实呈类圆球形或扁球形,个较小,直径 0.8~1.2cm。表面黄色或棕红色,有细皱纹及小斑点。顶端有宿存花萼,基部有果柄痕。皮坚硬,不易破碎,果肉薄,棕红色,有 3~5 粒种子,种子内侧两面平滑。气微,味酸涩。药材常切成半圆形或压成扁平破裂状。

【优品质量】

1. 北山楂 以片大、肉厚、皮红、核少者为佳。一般种子不得超过20%。

2. 南山楂(野山楂) 以个均匀或饼圆肉厚者为佳。

(四)金老说炮制加工

【历史沿革】元代有炒法、蒸法;明代沿用上述方法;清代有炒黑、姜汁拌炒黑、姜汁炒、童便浸等炮制方法。

【现代炮制】现行山楂的炮制品有山楂、炒山楂、焦山楂、山楂炭。具体炮制加工内容见表26-1。

表 26-1　山楂的炮制加工

炮制品名称	炮制工艺	质量要求	功效
山楂	取原药材,除去杂质及脱落的核	为圆片状,皱缩不平。外皮红色,断面黄白色气微清香,味酸微甜	长于活血化瘀,常用于血瘀闭经,产后瘀阻,心腹刺痛,疝气疼痛,以及高脂血症、高血压病、冠心病
炒山楂	取净山楂,置热锅内,用中火炒至颜色加深,取出,晾凉	果肉黄褐色,偶见焦斑。气清香,味酸微甜	酸味减弱,可缓和对胃的刺激性,善于消食化积。用于脾虚气滞,食欲不振,神疲乏力
焦山楂	取净山楂,置热锅内,用中火炒至外表焦褐色,内部焦黄色,喷淋清水少许,熄灭火星,取出,晾凉	表面焦褐色,内部黄褐色,有焦香气	酸味减弱,且增加苦味,长于消食止泻。消食导滞作用增强,用于肉食积滞,泻痢不爽
山楂炭	取净山楂,置热锅内,用武火炒至外表焦黑色,内部焦褐色,取出,晾凉	表面焦黑色,内部焦褐色,味涩	其性收涩,偏于止血、止泻。用于胃肠出血或脾虚腹泻兼食滞者

(五)金老做临床调剂

1. 金老谈山楂处方审核技术　山楂作为消食药中的常见中药,对山楂的处方审核技术,要求执业药师收到处方后,首先审核处方的前记、后记等,然后审核处方的用药名称、炮制规格及用药剂量。

在《中国药典》2015版中规定山楂的用量为9~12g,在处方审核过程中,如有超出范围时,应及时与临床医师进行沟通。处方中,当遇到缺药的情况时,处方审核人员不应随意进行更改或将其划掉,应与临床医师进行沟通,并适当调换。

2. 金老谈山楂处方应付技术 首先要确保山楂的书写应规范整齐。其次要注意炮制应付,处方名为"山楂"或"山楂片"时,均应给付山楂;处方名为"炒山楂"时,应给付炒山楂;处方名为"焦山楂"时,应给付焦山楂;处方名为"山楂炭"时,应给付山楂炭。见表26-2。

表26-2 山楂处方应付表

处方名	给付
山楂、山楂片	山楂
炒山楂	炒山楂
焦山楂	焦山楂
山楂炭	山楂炭

3. 金老谈山楂发药交代技术

(1)山楂的服药方法:汤剂分两次服,每日1剂。或入丸散。服药时间与次数根据不同的病证治疗。

(2)山楂的使用注意与禁忌:脾胃虚弱者慎服,孕妇忌用。

4. 金老谈山楂临床煎煮技术 山楂先加水浸泡半小时,没过药物表面2cm为宜。煎煮两次,合并药液,每次煎煮时间为30分钟。煎煮后药液约300ml。儿童每剂一般煎至100~300ml,成人每剂一般煎至400~600ml,每剂等量分装2份,早晚各服一次,或遵医嘱。

(六)金老析合理用药

1. 保和丸(水丸、片、颗粒)

● 基本情况

【收载】《中国药典》2015版一部

【组成】六神曲（炒）、焦山楂、炒莱菔子、制半夏、陈皮、茯苓、连翘、炒麦芽。

【功效】消食导滞，和胃清热。

【适应证】食积停滞，消化不良引起胸脘痞满，胃脘疼痛，嗳气吞酸，呕吐恶心，不思饮食，倒饱嘈杂，大便不调等症。

【剂型规格】小蜜丸，每100丸重20g；大蜜丸，每丸重9g；水丸，每袋装6g。片剂，每片重0.4g。颗粒剂，每袋装4.5g。

【用法用量】丸剂：口服。小蜜丸1次9~18g，大蜜丸1次1~2丸，水丸1次6~9g，1日2次，小儿酌减。片剂：口服，1次4片，1日3次。颗粒剂：开水冲服，1次4.5g，1日2次，小儿酌减。

● 古方来源

【处方来源】元《丹溪心法》保和丸

治一切食积。山楂（六两），神曲（二两），半夏、茯苓（各三两），陈皮、连翘、萝卜子（各一两）。上为末，炊饼丸如梧子大。每服七八十丸，食远白汤下。

又方山楂（四两），白术（四两），神曲（二两）。上为末，蒸饼丸如梧子大。服七十丸，白汤下。

又方山楂（三两），白术（二两），陈皮、茯苓、半夏（各一两），连翘黄芩、神曲、萝卜子（各半两）。上为末，蒸饼丸梧子大。每服五十丸，食后姜汤下。

● 金老传承

【方解】

君	焦山楂	长于消肉食油腻	诸药相伍，则有和胃降逆，消食导滞之效
臣	六神曲（炒）	长于消酒食，可除陈腐停滞	
	炒莱菔子	长于消面食之积，兼能豁痰下气	
	炒麦芽	助上药和胃消食	
佐使	连翘	清热散结	
	制半夏、陈皮	行气化滞，和胃止呕	
	茯苓	健脾利湿，和中止泻	

● 现代应用

【现代研究】药理作用：主要具有助消化,调节胃肠功能,保肝、利胆,镇吐,抗溃疡及抑菌等作用。

【注意事项】

a. 饮食宜清淡,忌酒及辛辣、生冷、油腻食物。

b. 不宜在服药期间同时服用滋补性中药。

c. 有高血压、心脏病、肝病、糖尿病、肾病等慢性病严重者,应在医师指导下服用。

d. 儿童、孕妇、哺乳期妇女、年老体弱者应在医师指导下服用。

● 相关临床常用中成药的合理鉴别与应用

保和丸、枳实导滞丸和六味安消散是临床上常用于治疗食积内停的中成药,具体鉴别见表26-3。

表26-3 临床合理用药的鉴别

常用中成药	相同点	特点
保和丸	均善消积导滞,主治食积内停之胃脘胀满或疼痛、嗳气吐酸、呕恶厌食等	药力平缓,又兼和胃,主治食积停滞之脘腹胀满、嗳腐吞酸、不欲饮食
枳实导滞丸		药力较强,除消积导滞外,又能清利湿热,主治积滞、湿热内阻所致的脘腹胀痛、不思饮食、大便秘结、痢疾里急后重
六味安消散（胶囊）		药力更强,除消积导滞外,又能和胃健脾、活血止痛,主治胃肠积滞、气滞不通之胃痛胀满、消化不良、便秘,以及痛经等

2. 大山楂丸（颗粒）

● 基本情况

【收载】《中国药典》2015版一部

【组成】山楂、炒麦芽、六神曲（麸炒）。

【功效】调和脾胃,消食化滞。

【适应证】由脾胃不和引起食积停滞,脘腹胀满,消化不良等症。

【剂型规格】蜜丸,每丸重 9g。颗粒剂,每袋装 15g。

【用法用量】蜜丸:口服,1 次 1~2 丸,1 日 1~3 次,小儿酌减。颗粒剂:开水冲服,1 次 15g,1 日 1~3 次,小儿酌减。

● 古方来源

【处方来源】此方来源于经验方。

● 金老传承

【方解】

君	山楂	长于消肉食油腻	本品组成药味虽少,但疗效显著,是治疗食积停滞、消化不良的常用成药
臣	六神曲(麸炒)、炒麦芽	长于消酒食,和胃消食,可除陈腐停滞,消食导滞	

● 现代应用

【现代研究】药理作用:能增加胃中消化酶的分泌,促进胃蠕动,促进食物的消化。

【注意事项】

a. 孕妇慎服。

b. 脾胃虚寒的消化不良者,无积滞者勿用。

二十七、三七

(一)基本情况

【来源】本品为五加科植物三七 *Panax notoginseng*(Burk.)F. H. Chen 的干燥根和根茎。

【性味归经】甘、微苦。归肝、胃经。

【功能主治】散瘀止血,消肿定痛。用于咯血,吐血,衄血,便血,崩漏,外伤出血,胸腹刺痛,跌扑肿痛。

(二)金老论道地药材

【历史】本品始载于明《本草纲目》。李时珍曰:"山漆,是谓其能愈合金疮,如漆黏物也,金不换贵重之物也。"又说:"生广西南丹诸州,番峒深山中,采根曝干,黄黑色,团结者状略似白及,长者如老干地黄,有节,味微甘而苦,颇似人参之味。"故名"参三七"或"人参三七"。因历史上主产和集散在广西田阳,故有田七和田三七之称。本品又盛产于云南,又称"滇三七"。李时珍又云:"近传一种草,春生苗,夏高三、四尺,叶似菊艾而劲浓,有歧尖。茎有赤棱,夏秋开黄花,蕊如金丝,盘纽可爱,而气不香。花干则吐絮如苦莫絮,根叶味甘,治金疮折伤出血,及上下血病甚效。"这显然是指菊科植物"水三七"而言。为了与水三七相区别,故称"旱三七"。

【产地】主产于云南文山、砚山、西畴、马关、麻栗坡、广南、富宁、邱北、广西靖西、德保、凌云、那坡、田阳等地。三七虽然产于云南、广西两省,实为土地接壤的近邻地区。

(三) 金老谈性状鉴别

【形色嗅味】根呈倒圆锥形或纺锤形,长 1.5~6cm,直径 1~4cm。表面呈光亮的黑棕色或灰褐色,顶端较平或有茎痕,周围有瘤状突起,全体有断续的纵皱纹、支根痕及横向皮孔。体重,质坚实,难折断,断面灰黑色或灰绿色,有光泽,皮部有细小的斑点(树脂道),中心木质部微显放射状纹理(菊花心)。气微,味苦微甜。从本品的形状及其内外色泽的特征来看,有"铜皮铁骨""狮子头"之称。

【优品质量】一般以个大、肥满,体重坚实,断面灰棕色,无裂隙者为佳。

(四) 金老说炮制加工

【历史沿革】明代始见为末的炮制方法。清代有研、焙等炮制方法。

【现代炮制】现行三七的炮制品有三七、三七粉、熟三七。具体炮制加工内容见表27-1。

表 27-1　三七的炮制加工

炮制品名称	炮制工艺	质量要求	功效
三七	取原药材,除去杂质	呈圆锥形或纺锤形。表面灰黄色或灰褐色,有瘤状突起。体重,质坚实。断面灰白色,灰绿色或黄绿色,类角质,具光泽,中间有菊花心或裂纹。气微,味苦回甜	生品以止血化瘀、消肿定痛之力偏胜,止血而不留瘀,化瘀而不会导致出血。常用于各种血证及跌打损伤,瘀滞肿痛
三七粉	取净三七,粉碎成细粉	灰白色粉末,气微,味微苦回甜	功效同三七,多吞服或外敷用于创伤出血
熟三七	取净三七,打碎,分开大小块,用食用植物油炸至表面棕黄色,取出,沥去油,研细粉。或取三七,洗净,蒸透,取出,及时切片,干燥	浅黄色粉末,略有油气,味微苦。熟三七片为类圆形薄片,表面棕黄色,角质样,有光泽,质坚硬,易折断,气微,味苦回甜	止血化瘀作用较弱,以滋补力胜,可用于身体虚弱,气血不足

（五）金老做临床调剂

1. 金老谈三七处方审核技术　三七作为止血药中的常见中药,对三七的处方审核技术,要求执业药师收到处方后,首先审核处方的前记、后记等,然后审核处方的用药名称、炮制规格及用药剂量。

在《中国药典》2015 版中规定三七的用量为 3~9g,研粉吞服 1~3g,属于妊娠慎用药。在处方审核过程中,如有超出范围时,应及时与临床医师进行沟通。处方中,当遇到缺药的情况时,处方审核人员不应随意进行更改或将其划掉,应与临床医师进行沟通,并适当调换。

2. 金老谈三七处方应付技术　首先要确保三七的书写应规范整齐。其次要注意炮制应付,处方名为"三七""参三七"或"田七"时,均应给付三七;处方名为"三七粉"时,应给付三七粉。处方名为"熟三七"时,应给付熟三七。见表 27-2。

表 27-2　三七处方应付表

处方名	给付
三七、参三七、田七	三七
三七粉	三七粉
熟三七	熟三七

3. 金老谈三七发药交代技术

（1）三七的服药方法：研末吞服，每次 1~3g。或入丸散。外用适量，研末外掺或调敷。服药时间与次数根据不同的病证治疗。

（2）三七的使用注意与禁忌：血虚无瘀者忌服，忌铁器。

4. 金老谈三七临床煎煮技术　研粉吞服，外用适量。

（六）金老析合理用药

1. 三七冠心宁胶囊（片）

● 基本情况

【收载】《卫生部药品标准·中药成方制剂分册》

【组成】三七浸膏。

【功效】活血止痛。

【适应证】用于心血瘀阻之胸痹。症见胸闷，心胸刺痛，气促，心悸，舌质紫暗，脉涩等。

【剂型规格】胶囊剂，每粒含干浸膏 100mg。片剂，每片含干浸膏 100mg。

【用法用量】胶囊剂：口服，1 次 2~4 粒，1 日 3 次。片剂：口服，1 次 2~4 片，1 日 3 次。

● 古方来源

【处方来源】此方来源于时方。

● 金老传承

【方解】

君	三七	活血止痛

● 现代应用

【现代研究】药理作用：三七有显著的增加冠脉血流量，降低心肌耗氧量，抗心律失常等作用，故可用于心血瘀阻之胸痹。

【注意事项】本品不适用于心绞痛急性发作。

2. 田七痛经胶囊

● 基本情况

【收载】《卫生部药品标准·中药成方制剂分册》

【组成】三七、五灵脂、蒲黄、延胡索、川芎、木香、小茴香、冰片。

【功效】行气活血，调经止痛。

【适应证】用于气滞血瘀。症见经期不准，经行腹痛，经血中夹有血块等。

【剂型规格】散剂，每瓶装 2g。胶囊剂，每粒装 0.4g。

【用法用量】口服。经期或经前 5 天服用，散剂 1 次 1~2g，胶囊剂 1 次 3~5 粒，1 日 3 次；经后可继续服用，散剂：1 次 1g。胶囊剂：1 次 3~5 粒，1 日 2~3 次。

● 古方来源

【处方来源】此方来源于经验方。

● 金老传承

【方解】

君	三七	活血止痛	行气活血，调经止痛
臣	延胡索、川芎、五灵脂、蒲黄	活血行气止痛	
	小茴香、木香	行气止痛	
佐	冰片	辛香行滞	

● 现代应用

【注意事项】

a. 经期忌生冷饮食、不宜洗凉水澡。

b. 服本药时不宜同时服用人参或其制剂。

c. 气血亏虚所致的痛经、月经失调不宜选用，其表现为经期或经后小腹隐痛喜按。

　　d. 痛经伴月经失调或伴有其他疾病者,应在医师指导下服用。

　　e. 有生育要求者,宜经行当日起服用至痛经缓解。

二十八、蒲黄

（一）基本情况

【来源】本品为香蒲科植物水烛香蒲 *Typha angustifolia* L.、东方香蒲 *Typha orientalis* Presl 或同属植物的干燥花粉。

【性味归经】甘,平。归肝、心包经。

【功能主治】止血,化瘀,通淋。用于吐血,衄血,咯血,崩漏,外伤出血,经闭痛经,胸腹刺痛,跌扑肿痛,血淋涩痛。

（二）金老论道地药材

【历史】本品始载于《神农本草经》,列为上品。《名医别录》云:"生河东池泽四月采。"《本草经集注》载:"此即蒲厘花上黄粉也,伺其有梗拂取之,甚疗血。"

【产地】主产于浙江、江苏、安徽、山东、湖南、湖北、广西、四川、贵州、云南等地。

（三）金老谈性状鉴别

【形色嗅味】

　1. 净蒲黄　净蒲黄系纯净的花粉,为黄色粉末,体轻,放入水中则漂浮水面,捻之有滑感,易附着于指上。气微,味淡。显微镜下观察,花粉粒类圆形或椭圆形,表面有网状雕纹。

　2. 草蒲黄　草蒲黄系杂有花丝的花粉,多呈棕黄色絮状,手捻之易成团。

【优品质量】以纯净、粉细、体轻、色鲜黄、滑腻感强者为佳。

（四）金老说炮制加工

【历史沿革】 南北朝有蒸、焙法；唐代有炒黄法；宋代有微炒、纸包炒等法；明代有炒黑的方法；清代增加了蒸等方法。

【现代炮制】 现行蒲黄的炮制品有蒲黄、炒蒲黄、蒲黄炭。具体炮制加工内容见表28-1。

表28-1　蒲黄的炮制加工

炮制品名称	炮制工艺	质量要求	功效
蒲黄	取原药材，揉碎结块，过筛，除去花丝及杂质	与原药材性状一致	生品性滑，以行血化瘀、利尿通淋胜。用于瘀血阻滞的心腹疼痛，痛经，产后瘀痛，跌打损伤，血淋涩痛
炒蒲黄	取原药材，除去杂质，置热锅内，用中火炒至深黄色，取出，晾凉，筛去碎屑	形如蒲黄，表面深黄色，味淡微涩	补血止血。用于吐血，衄血，咳血，崩漏，外伤出血
蒲黄炭	取蒲黄，置热锅内，用中火炒至黑褐色，喷淋清水少许，熄灭火星，取出，晾干	表面棕褐色或黑褐色；具焦香气，味微苦、涩	止血效力增强。用于吐血，衄血，咳血，崩漏

（五）金老做临床调剂

1. 金老谈蒲黄处方审核技术　蒲黄作为止血药中的常见中药,对蒲黄的处方审核技术,要求执业药师收到处方后,首先审核处方的前记、后记等,然后审核处方的用药名称、炮制规格及用药剂量。

在《中国药典》2015版中规定蒲黄的用量为5~10g,属于妊娠慎用药。在处方审核过程中,如有超出范围时,应及时与临床医师进行沟通。处方中,当遇到缺药的情况时,处方审核人员不应随意进行更改或将其划掉,应与临床医师进行沟通,并适当调换。

2. 金老谈蒲黄处方应付技术 首先要确保蒲黄的书写应规范整齐。其次要注意炮制应付,处方名为"蒲花""蒲棒黄粉"或"蒲草"或"蒲黄"时,均应给付蒲黄;处方名为"蒲黄炭"时,应给付蒲黄炭;处方名为"炒蒲黄"时,应给付炒蒲黄。见表28-2。

表28-2 蒲黄处方应付表

处方名	给付
蒲花、蒲棒黄粉、蒲草、蒲黄	蒲黄
蒲黄炭	蒲黄炭
炒蒲黄	炒蒲黄

3. 金老谈蒲黄发药交代技术

(1)蒲黄的服药方法:汤剂分两次服,每日1剂。服药时间与次数根据不同的病证治疗。外用适量,研末撒或调敷。止血多炒用,化瘀多生用。

(2)蒲黄的使用注意与禁忌:孕妇慎用。

4. 金老谈蒲黄临床煎煮技术

蒲黄布包煎,先加水浸泡半小时,没过药物表面2cm为宜。煎煮两次,合并药液,每次煎煮时间为30分钟。煎煮后药液约300ml。儿童每剂一般煎至100~300ml,成人每剂一般煎至400~600ml,每剂等量分装2份,早晚各服一次,或遵医嘱。

(六)金老析合理用药

失笑散

● 基本情况

【收载】《卫生部药品标准·中药成方制剂分册》

【组成】蒲黄(炒)、五灵脂(醋炒)

【功效】祛瘀止痛。

【适应证】瘀血阻滞,胸脘疼痛,产后腹痛,痛经。

【剂型规格】散剂,每瓶装 30g。

【用法用量】布包煎服,一次 6~9g,1 日 1~2 次。

● 古方来源

【处方来源】宋《太平惠民和剂局方》失笑散

● 金老传承

【方解】

| 君 | 五灵脂 | 苦甘温,能通利血脉而散瘀止痛 | 二药合用,共奏祛瘀止痛, |
| 臣 | 蒲黄 | 甘平,收涩止血 | 推陈致新之功 |

● 现代应用

【注意事项】

a. 孕妇禁用

b. 方中五灵脂易伤胃,脾胃虚弱者慎用。

c. 血虚及无瘀血者不宜用。

二十九、川芎

(一)基本情况

【来源】本品为伞形科植物川芎 Ligusticum chuanxiong Hort. 的干燥根茎,均为栽培。

【性味归经】辛,温。归肝、胆、心包经。

【功能主治】活血行气,祛风止痛。用于月经不调,经闭痛经,癥瘕腹痛,胸胁刺痛,跌扑肿痛,头痛,风湿痛。

(二)金老论道地药材

【历史】始载于《神农本草经》,列为中品,原名"芎䓖"。其后诸家本草对其形态、产地、栽培加工、本品性状等都有记载。梁代陶弘景曰:"今出历阳,处处亦有,人家多种之。叶似蛇床而香,节大茎细,状如马衔,谓之马衔芎䓖。蜀中亦有而细。"宋代《本草图经》载:"……今关、陕、蜀川、江东山中多有之,而以蜀川者为胜,其苗四五月间生叶似芹、胡荽、蛇床辈,作丛而茎细……其叶倍香……江东、蜀川人采其叶作饮。"并附有永康军穹䓖图(永康军在今四川灌县境内)。明代李时珍云:"蜀地少寒,人多栽莳,深秋茎叶亦不萎也。清明后宿根生苗,分其枝横埋之,则节节生根,八月根下始结穹䓖,乃可掘取,蒸曝货之。"李时珍在400多年前,在路途遥远、交通不便、信息闭塞的情况下,对川芎栽培、生长、采收的全过程掌握得如此翔实,其科学态度实在令今人敬佩。民国《灌县志·食货书》记有:"河西商务以川芎为巨。集中于石羊场一带,发400~500万斤。并有水陆传输,远达境外。"说明灌县(今都江堰)生产川芎具有悠久的历史和得天独厚的地理优势,以产品质量优良,行销全国并大量出口,为著名的"道地药材"。

【产地】川芎产地非常集中,主产于四川都江堰市(原灌县)石羊场、太平场、中兴场、河坝场,崇州市元通场,彭州市的敖平、新都县,总产量占全国川芎生产的90%,但以都江堰市产量大,又以石羊场产品质量最优。此外,上海、云南、广东、山东、陕西、湖北、江苏等地也曾引种,都因产品个大、质泡、香气淡、品质低劣而弃种。

(三)金老谈性状鉴别

【形色嗅味】本品为不规则结节状拳形团块,直径2~7cm。表面黄褐色,粗糙皱缩,有许多平行隆起的隆节,顶端有凹陷的类圆形茎痕。下侧及轮节上有许多小瘤状根痕。质坚实,不易折断,断面黄白色或灰黄色,散有黄棕色油室,形成层环呈波状,气浓香,味苦、辛,微有麻舌感,回味甜。

【优品质量】以个大、饱满、质坚、香气浓、油性大者为佳。

(四)金老说炮制加工

【历史沿革】唐代有熬制法;宋代有微炒、醋炒、米泔水浸、焙制、煅制、酒炒等法;元代增加了米水炒、茶水炒、童便浸等法;明、清又增加了清蒸、盐水煮、盐酒炙、煅炭、蜜炙、药汁制等法。

【现代炮制】现行川芎的炮制品有川芎、酒川芎。具体炮制加工见表 29-1。

表 29-1 川芎的炮制加工

炮制品名称	炮制工艺	质量要求	功效
川芎	取原药材,除去杂质,洗净,大小分开,浸泡 6~12 小时,至约七成透时,取出,闷润 12~24 小时,至内外湿度一致,切厚片,干燥,筛去碎屑	为不规则厚片,外表皮灰褐色或褐色,有皱缩纹。切面黄白色或灰黄色,具有明显波状环纹或多角形纹理,散生黄棕色油点。质坚实。气浓香,味苦、辛,微甜	长于活血行气,祛风止痛。用于月经不调,经闭痛经,癥瘕腹痛,胸胁刺痛,跌扑肿痛,头痛,风湿痹痛
酒川芎	取川芎片,用黄酒喷洒均匀,闷润 1~2 小时,至黄酒被吸尽,置热锅内,文火炒干,取出,晾凉。每 100kg 川芎片,用黄酒 15kg	棕黄色,偶见焦斑,质坚脆,略具酒气	引药上行,增强活血行气止痛。用于血瘀头痛,偏头痛,风寒湿痛,产后瘀阻腹痛

(五)金老做临床调剂

1. 金老谈川芎处方审核技术 川芎作为活血止痛药的常见中药,对其进行处方审核,要求执业药师收到处方后,首先要审核处方的前记、后记等,然后审核处方的用药名称、炮制规格及用药剂量。

在《中国药典》2015 版中规定川芎的用量为 3~10g。在处方审核过程中,如有超出范围时,应及时与临床医师进行沟通。处方中,应区分川芎、制川芎,当遇到缺药的情况时,处方审核人员不应随意进行更改或将其划掉,应与临床医师进行沟通、并适当调换。

2. 金老谈川芎处方应付技术 首先要确保川芎的书写应规范整齐。其次要注意炮制应付,处方名为"川芎"时,应给付川芎;处方名为"制川芎"或"酒川芎"时,应给付酒川芎。见表 29-2。

表 29-2　川芎处方应付表

处方名	给付
川芎	川芎
制川芎、酒川芎	酒川芎

3. 金老谈川芎发药交代技术

（1）川芎的服药方法：汤剂分两次服，每日1剂。或入丸散。服药时间与次数根据不同的病证治疗。

（2）川芎的使用注意与禁忌：阴虚阳亢头痛、肺燥伤阴干咳者忌用。多汗，月经过多者慎用。

4. 金老谈川芎临床煎煮技术　川芎先加水浸泡半小时，没过药物表面2cm为宜。煎煮两次，合并药液，每次煎煮时间为30分钟。煎煮后药液约300ml。儿童每剂一般煎至100~300ml，成人每剂一般煎至400~600ml，每剂等量分装2份，早晚各服一次，或遵医嘱。

（六）金老析合理用药

1. 川芎茶调丸（浓缩丸、片、袋泡茶、散、颗粒）

● 基本情况

【收载】《中国药典》2015版一部、《卫生部药品标准·中药成方制剂分册》

【组成】川芎、荆芥、白芷、羌活、甘草、细辛、防风、薄荷。

【功效】疏风止痛。

【适应证】外感风邪头痛，或有恶寒，发热，鼻塞。

【性状】本品为黄棕色至棕褐色的水丸；气香，味辛、甘、微苦。

【剂型规格】水丸，每袋装6g。浓缩丸，每8丸相当于原药材3g。片剂，每片重0.48g。袋泡茶，每袋装1.6g。散剂，每袋装6g。颗粒剂：（1）每袋装7.8g；（2）每袋装4g，无蔗糖。

【用法用量】水丸：饭后清茶送服，1次3~6g，1日2次。浓缩丸：饭后清茶送服，1次8丸，1日3次。片剂：饭后清茶送服，1次4~6片，1日3次。袋泡茶：开水泡服，1次2袋，1日2~3次。散剂：饭后清茶送服,1 次 3~6g,1 日 2 次。颗粒剂:饭后用开水或浓茶冲服,1 次 1 袋,1 日 2 次,小儿酌减。

● 古方来源

【处方来源】宋《太平惠民和剂局方》川芎茶调散

治丈夫、妇人诸风上攻,头目昏重,偏正头疼,鼻塞声重;伤风壮热,肢体烦疼,肌肉蠕动,隔热痰盛,妇人血风攻注,太阳穴疼,但是感风气,悉皆治之;薄荷叶(不见火)八两,川芎,荆芥(去梗),各四两。香附子(炒)八两(别本作细辛去芦一两),防风(去芦)一两半,白芷、羌活、甘草、各二两。

● 金老传承

【方解】

君	川芎	性味辛温,用量偏重,善于祛风活血而止痛,长于治疗头顶或偏头痛
臣	薄荷、荆芥	疏风止痛,清利头目
佐	羌活	治风邪头痛,长于治后脑牵连项痛
	白芷	治风邪头痛,长于治疗前额及眉心痛
	细辛	善于散寒止痛
	防风	辛散风邪
使	甘草	调和诸药

● 现代应用

【现代研究】

a. 药理作用:具有显著的解热、镇痛、抗炎、改善脑缺氧的作用。

b. 临床新用:对周围神经麻痹、面神经麻痹、三叉神经痛、急慢性鼻炎等亦有一定的疗效,还可用于治疗冠心病、心绞痛、颈椎病等多种因心、脑供血不足疾病。

【注意事项】

a. 久痛气虚、血虚,或因肝肾不足,阳气亢盛之头痛不宜应用。

b. 素有较严重慢性病史者,应在医师指导下服药。

c. 孕妇慎用。

2. 芎菊上清丸（片、颗粒）

● 基本情况

【收载】《中国药典》2015版一部

【组成】川芎、菊花、黄芩、栀子、蔓荆子（炒）、黄连、薄荷、连翘、荆芥穗、羌活、藁本、桔梗、防风、甘草、白芷。

【功效】清热解表，散风止痛。

【适应证】外感风邪。症见恶风身热，偏正头痛，鼻流清涕，牙疼喉痛。

【剂型规格】水丸，每100粒重6g。蜜丸，每丸重9g。片剂、颗粒剂，每袋装10g。

【用法用量】水丸：口服，1次6g，1日2次。蜜丸：口服，1次1丸，1日2次。片剂：口服，1次4片，1日2次。颗粒剂：开水冲服，1次10g，1日3次。

● 古方来源

【处方来源】宋《太平惠民和剂局方》川芎茶调散加减

治丈夫、妇人诸风上攻，头目昏重，偏正头疼，鼻塞声重；伤风壮热，肢体烦疼，肌肉蠕动，隔热痰盛，妇人血风攻注，太阳穴疼，但是感风气，悉皆治之；薄荷叶（不见火）八两，川芎、荆芥（去梗），各四两。香附子（炒）八两（别本作细辛去芦一两），防风（去芦）一两半，白芷、羌活、甘草、各二两。

● 金老传承

【方解】

君	羌活、荆芥穗	发汗解表，宣散风寒	本品对于外感风寒，内有蕴热，尤以头痛严重者用之确有很好效果
臣	川芎、白芷、藁本、防风	助君药发汗之力，并治头痛、身痛	
	菊花、薄荷、蔓荆子	疏散风热，清利头目	
佐	黄连、黄芩、生栀子、连翘	清泄肺胃伏热，直折上炎之火势，标本兼治	
	桔梗	开宣肺气	
使	甘草	调和诸药	

● 现代应用

【现代研究】

a. 药理作用:有解热、镇痛、抗菌及抗炎等作用。

b. 临床新用:可用于偏正头痛、三叉神经痛、神经官能症头痛、鼻窦炎、副鼻窦炎、萎缩性鼻炎、过敏性鼻炎等见有上述症状者。

【注意事项】

a. 忌烟、酒及辛辣食物。

b. 不宜在服药期间同时服用滋补性中药。

c. 有高血压、心脏病、肝病、糖尿病、肾病等慢性病严重者应在医师指导下服用。

d. 服药后大便次数增多且不成形者,应酌情减量。

e. 体虚者慎用。儿童、孕妇、哺乳期妇女、年老患者应在医师指导下服用。

● 相关临床常用中成药的合理鉴别与应用

川芎茶调丸、芎菊上清丸和正天丸是临床上常用于治疗外风所致头痛的中成药,具体鉴别见表29-3。

表29-3 临床合理用药的鉴别

常用中成药	相同点	主要功能	临床主治
川芎茶调散（丸、颗粒、口服液、袋泡剂）	均能疏散外风,治疗外风所致的头痛	辛散升浮,功专疏风止痛	外感风邪所致的头痛,或有恶寒、发热、鼻塞
芎菊上清丸		辛凉清散,功能清热解表、疏风止痛	外感风邪所致的风热头痛,症见恶风身热、偏正头痛、鼻流清涕、牙疼喉痛
正天丸（胶囊）		辛散温通兼扶正,功能疏风活血、养血平肝、通络止痛	外感风邪、瘀血阻络所致的偏头痛、神经性头痛等

三十、丹参

（一）基本情况

【来源】本品为唇形科植物丹参 Salvia miltiorrhiza Bge. 的干燥根和根茎。

【性味归经】苦,微寒。归心、肝经。

【功能主治】活血祛瘀,通经止痛,清心除烦,凉血消痈。用于胸痹心痛,脘腹胁痛,癥瘕积聚,热痹疼痛,心烦不眠,月经不调,痛经经闭,疮疡肿痛。

（二）金老论道地药材

【历史】本品始载于《神农本草经》,列为上品。历代本草均有收载。梁代《名医别录》云:"今近道处处有之。茎方有毛,紫色。"宋代《本草图经》载:"二月生苗,高一尺许,茎方有棱,青色。叶相对,如薄荷而有毛,三月至九月,开花成穗,紫红色,似苏花。根赤色,大者如指,长尺余,一苗数根。"明代李时珍曰:"处处山中有之,一枝五叶,叶如野苏而尖,青色皱皮,小花成穗如蛾形,中有细子,其根皮丹而间紫。"从上述本草对形态的描述看,其与今用之丹参完全相同。

【产地】中华人民共和国成立前丹参基本都是野生品,种植丹参极少,只有四川中江、平武有少量出产,并主销广东及出口。北京、天津等城市不习用。中华人民共和国成立后由于药用量增加,仅靠野生品不能满足需要,因此,大量发展种植,当今丹参货源野生品和种植品并存,但以种植品为主。

1. 野生品 野生品产区甚广,如河南、陕西、山东、安徽、湖北、江苏、山西、甘肃、河北、辽宁、北京市山区等地均有分布。

2. 种植品 种植品主产陕西商洛、洛南、丹凤、商南;山东临沂、莒南、沂水、苍山、平邑;安徽亳州、太和;河北安国、抚宁、迁西、卢龙;四川中江、成都;内蒙古赤峰;河南嵩县、卢氏;甘肃康县、政和;江苏射阳、兴化;湖北英山、罗田等地。

（三）金老谈性状鉴别

【形色嗅味】野生品根茎粗短,有时顶端具残茎。根长呈圆柱形,略弯曲。有时分支,并具须状细根。长 10~20cm,直径 0.5~1.5cm。表面红棕色,深浅不等,粗糙,具许多不规则的纵皱纹。老根栓皮糟朽,手捻易脱落。质硬脆,易折断;断面粗糙疏松,有裂隙或略平整而致密,皮部呈棕红色,木部呈灰黄色至紫褐色,有明显的白色点状导管束,放射状排列呈菊花形。气微,味微涩。

栽培品主根较粗壮,分支少,表面呈红棕色,具纵皱纹,栓皮紧贴皮部,不易脱落。质坚实,断面较平坦,略呈角质样,呈白色或略呈粉白色。

【优品质量】以身干、条粗壮、色红、无芦头、须根杂质者为佳。

栽培丹参在中华人民共和国成立前以四川中江产者质量最优,其品质均选择大中条,两端切齐,条长均在 15~20cm,箱装多供出口。当今的栽培丹参大小条均有,并带芦头和须根,混装出售。

（四）金老说炮制加工

【历史沿革】唐代列有"熬令紫色";宋代有炒制、炙制、焙制等法;明、清增加了酒洗、酒浸、酒炒、酒蒸、猪心拌炒等法。

【现代炮制】现行丹参的炮制品有丹参、酒丹参。具体炮制加工见表 30-1。

（五）金老做临床调剂

1. 金老谈丹参处方审核技术　丹参作为活血调经药的常见中药,对其进行处方审核,要求执业药师收到处方后,首先要审核处方的前记、后记等,然后审核处方的用药名称、用药剂量。

在《中国药典》2015 版中规定丹参的用量为 10~15g,反藜芦,属于孕妇慎用药。在处方审核过程中,如有超出范围时,应及时与临床医师进行沟通。处方中,当遇到缺药的情况时,处方审核人员不应随意进行更改或将其划掉,应与临床医师进行沟通,并适当调换。

表 30-1 丹参的炮制加工

炮制品名称	炮制工艺	质量要求	功效
丹参	取原药材,除去杂质及残茎,迅速洗净,闷润2~4小时,至内外湿度一致,切厚片或5~10mm段,干燥,筛去碎屑	呈类圆形或椭圆形的厚片。外表皮棕红色或暗棕红色,粗糙,具纵皱纹。切面有裂隙或略平整而致密,有的呈角质样,皮部棕红色,木部灰黄色或紫褐色,有黄白色放射状纹理。气微,味微苦涩	长于祛瘀止痛,活血通经,清心除烦。临床多生用。用于月经不调,经闭痛经,癥瘕积聚,胸腹刺痛,热痹疼痛,疮疡肿痛,心烦不眠,肝脾肿大,心绞痛
酒丹参	取净丹参片,用黄酒拌匀,稍润,待酒被吸尽后,置炒制容器内,用文火加热,炒干,取出晾凉,筛去碎屑。每100kg丹参片,用黄酒10kg	表面红褐色,略具酒香气	可缓和寒凉之性,增强活血祛瘀、调经止痛之功。多用于月经不调,血滞经闭,恶露不下,心胸疼痛,癥瘕积聚,风湿痹痛

2. 金老谈丹参处方应付技术　首先要确保丹参的书写应规范整齐。其次要注意处方名为"紫丹参""红根""血参根"或"丹参"时,均应给付丹参。处方名为"酒丹参"时,应给付酒丹参。见表30-2。

表 30-2 丹参处方应付表

处方名	给付
紫丹参、红根、血参根、丹参	丹参
酒丹参	酒丹参

3. 金老谈丹参发药交代技术

(1) 丹参的服药方法:汤剂分两次服,每日1剂。或入丸散。服药时间与次数根据不同的病证治疗。活血化瘀宜酒炙用。

(2) 丹参的使用注意与禁忌:丹参反藜芦。孕妇慎用。无瘀血者慎服。

4. 金老谈丹参临床煎煮技术 丹参中药先加水浸泡半小时,没过药物表面2cm为宜。煎煮两次,合并药液,每次煎煮时间为30分钟。煎煮后药液约300ml。儿童每剂一般煎至100~300ml,成人每剂一般煎至400~600ml,每剂等量分装2份,早晚各服一次,或遵医嘱。

(六) 金老析合理用药

1. 复方丹参滴丸

● 基本情况

【收载】《卫生部药品标准·中药成方制剂分册》

【组成】丹参、三七、冰片。

【功效】活血化瘀,开窍止痛。

【适应证】用于治疗气滞血瘀,心脉瘀阻所致的胸痹。症见胸痛胸闷,心悸气短,面色苍白,四肢厥冷,唇舌青紫黯红,脉涩或结代等。

【剂型规格】滴丸,每粒25mg。

【用法用量】口服或舌下含服,1次10粒,1日3次,4周为1疗程。或遵医嘱。

● 古方来源

【处方来源】此方来源于经验方。

● 金老传承

【方解】

君	丹参	活血化瘀	活血化瘀,开窍止痛
臣	三七	活血,通脉止痛	
	冰片	芳香通闭开窍	

● 现代应用

【注意事项】孕妇慎用。

2. 丹七片

● 基本情况

【收载】《卫生部药品标准·中药成方制剂分册》

【组成】丹参、三七。

【功效】活血化瘀,通络止痛。

【适应证】用于血瘀所致的诸般疼痛,如胸痛,头痛,月经不调及产后瘀阻的少腹疼痛等。

【剂型规格】片剂,每片重 0.3g。

【用法用量】口服,1 次 3~5 片,1 日 3 次。

● 古方来源

【处方来源】此方来源于时方。

● 金老传承

【方解】

| 君 | 丹参 | 活血化瘀,调经止痛 |
| 臣 | 三七 | 化瘀止血,活血止痛 |

● 现代应用

【现代研究】临床新用:本品可用于冠心病、心绞痛、脑震荡后遗症、创伤性血肿疼痛、痛经、恶露不下等病证的治疗。

【注意事项】尚不明确。

● 相关临床常用中成药的合理鉴别与应用

复方丹参片、丹七片、消栓通络胶囊和逐瘀通脉胶囊是临床上常用的活血化瘀剂,具体鉴别见表 30-3。

表 30-3 临床合理用药的鉴别

常用中成药	功能	主治
复方丹参片	均能活血通脉止痛,治疗瘀血痹阻心脉所致胸痹胸痛	有辛香走窜之冰片,善治气滞血瘀之胸痹,冠心病心绞痛属气滞血瘀者,用之亦佳
丹七片		对眩晕头痛、经行瘀血阻滞之腹痛,其效亦佳
消栓通络胶囊	活血化瘀,通经活络	瘀血阻络所致的中风;缺血性中风及高脂血症痰浊与瘀血互结者,用之亦佳
逐瘀通脉胶囊	破血逐瘀,通经活络	血瘀之眩晕,或高血压、脑梗死、脑动脉硬化等病见上述证候者

三十一、牛膝

（一）基本情况

【来源】牛膝为苋科植物牛膝 Achyranthes bidentata Bl. 的干燥根。

【性味归经】苦、甘、酸，平。归肝、肾经。

【功能主治】逐瘀通经，补肝肾，强筋骨，利尿通淋，引血下行。用于经闭，痛经，腰膝酸痛，筋骨无力，淋证，水肿，头痛，眩晕，牙痛，口疮，吐血，衄血。

（二）金老论道地药材

【历史】本品始载于《神农本草经》，列为上品。梁代《本草经集注》云："其茎有节，似牛膝，故以名见。"《名医别录》载："生河内川谷及临朐。""河内"系指今河南省黄河以北的武陟、博爱、温县、沁阳一带，古时均属怀庆府所辖；"临朐"今在山东境内，但以河南产品为主，故称"怀牛膝"。宋《本草图经》云："今江淮、闽粤、关中亦有之，然不及怀州者真。"说明怀牛膝早就被历代医药名家确认为"道地药材"。宋《本草衍义》记载："今西京作种畦，有长三尺者最佳。"据考证，北宋时的"西京"系指河南洛阳，离沁阳、武陟不远，说明在宋代，河南怀庆已有种植。

【产地】主产河南武陟、博爱、温县、孟州、沁阳、修武，这是怀牛膝栽培的发源地。产量大，质量优。一向销售全国及出口，为著名的"四大怀药"之一。此外，河北安国、定州、深泽、安平等地有一定的产量，但根条短且细，欠油润，品质较差。

（三）金老谈性状鉴别

【形色嗅味】本品呈细长条圆柱形，挺直，稍弯曲，长 60~70cm，直径 0.4~0.6cm，表面灰黄色或淡棕色，有微扭曲的细纵纹、排列稀疏的侧根和横长的皮孔样突起。质硬脆，易折断，受潮后变软，断面平坦，淡棕色，略呈角质样而油润，中心维管束木质部较大，黄白色，其外周散有许多黄白色点状维管束,断续排列成 2~4 轮。气微,味微甜而后稍苦涩。

【优品质量】以条粗壮、皮细、色灰黄、味甜者为优。

【使用注意】孕妇慎用。

(四) 金老说炮制加工

【历史沿革】晋代有酒渍服;刘宋时,有黄精汁制;唐代有酒浸法;宋代增加了酒煮、酒熬膏、酒炒、酒洗、盐水炒、制炭、炙制、炒制等方法;明清又增加了酒拌、酒蒸、炒炭、盐酒制等炮制方法。

【现代炮制】现行牛膝的炮制品有牛膝、酒牛膝、盐牛膝,具体的炮制加工内容见表31-1。

表 31-1　牛膝的炮制加工

炮制品名称	炮制工艺	质量要求	功效
牛膝	牛膝取原药材,除去杂质,洗净,闷润5~6小时,至内外湿度一致,除去残留芦头,切中段,干燥或低温干燥	本品呈圆柱形的段。外表皮灰黄色或淡棕色,有细微的纵皱纹及横长皮孔。质硬脆,易折断,受潮后变软。切面平坦,淡棕色或棕色,略呈角质样而油润。气微,味微甜而稍苦涩	补肝肾,强筋骨,逐瘀通经,利尿通淋,引血下行。用于胞衣不下,肝阳眩晕,火热上逆
酒牛膝	取牛膝段,用黄酒拌匀,闷润2~4小时,至黄酒被吸尽,置热锅内,用文火炒干,取出,晾凉。每100kg牛膝段,用黄酒10kg	本品形如牛膝段,表面色略深,偶见焦斑。微有酒香气	补肝肾,强筋骨,逐瘀止痛作用增强。用于腰膝酸痛,筋骨无力,经闭
盐牛膝	取牛膝段,用食盐水拌匀,稍闷润,待盐水被吸尽后,置热锅内,用文火炒干,取出,晾凉。每100kg牛膝段,用食盐2kg	本品形如牛膝段,多见焦斑,微有咸味	能引药下行走肾经,增强通淋行瘀的作用。用于小便淋沥涩痛,尿血,小便不利

(五)金老做临床调剂

1. 金老谈牛膝处方审核技术　牛膝作为活血调经药的常见中药,对其进行处方审核,要求执业药师收到处方后,首先审核处方的前记、后记等,然后审核处方的用药名称、炮制规格及用药剂量。

在《中国药典》2015版中规定牛膝的用量为5~12g,属于孕妇慎用药。在处方审核过程中,如有超出范围时,应及时与临床医师进行沟通。处方中,应区分牛膝、酒牛膝、盐牛膝。当遇到缺药的情况时,处方审核人员不应随意进行更改或将其划掉,应与临床医师进行沟通,并适当调换。

2. 金老谈牛膝处方应付技术　首先要确保牛膝的书写应规范整齐。其次要注意炮制应付,处方名为"牛膝"时,应给付牛膝;处方名为"酒牛膝"时,应给付酒牛膝;处方名为"盐牛膝"时,应给付盐牛膝。见表31-2。

表31-2　牛膝处方应付表

处方名	给付
牛膝	牛膝
酒牛膝	酒牛膝
盐牛膝	盐牛膝

3. 金老谈牛膝发药交代技术

(1)牛膝的服药方法:汤剂分两次服,每日1剂。或入丸散。服药时间与次数根据不同的病证治疗。补肝肾、强筋骨酒制用;活血通经生用。

(2)牛膝的使用注意与禁忌:本品为动血之品,性专下行,孕妇、月经过多者忌服。中气下陷,脾虚泄泻,下元不固,多梦遗精者慎用。

4. 金老谈牛膝临床煎煮技术　煎药前先加水浸泡半小时,没过药物表面2cm为宜。煎煮两次合并药液,每次煎煮时间为30分钟。煎煮后药液约300ml。儿童每剂一般煎至100~300ml,成人每剂一般煎至

400~600ml,每剂等量分装2份,早晚各服一次,或遵医嘱。

(六)金老析合理用药

1. 通经甘露丸

● 基本情况

【收载】《卫生部药品标准·中药成方制剂分册》

【组成】红花、桃仁(去皮)、牡丹皮、三棱(麸炒)、莪术(醋制)、干漆(煅)、大黄(酒炒)、怀牛膝、肉桂(去粗皮)、当归。

【功效】化瘀通经。

【适应证】用于瘀血阻滞。症见月经不通,少腹胀痛,癥瘕血块,午后发热等。

【剂型规格】水丸,每100粒重6g。

【用法用量】温黄酒或温开水送服,1次6g,1日2次。

● 古方来源

【处方来源】清《验方汇辑》大通经丸加减

当归尾、桃仁(去皮尖)、煨大黄、牡丹皮、干漆(炒烟尽)、肉桂、牛膝、莪术各30克,三棱(醋炒)15克,麝香1.5克。为末,用皂角15克,芫花6克煎汤煮糊为丸,梧桐子大,每服50丸,空腹白开水送下。

● 金老传承

【方解】

君	红花、桃仁、牡丹皮	活血通经	治经闭不通,及血块疼痛
臣	三棱、莪术、煅干漆	破血化瘀,消癥瘕	
佐	肉桂	温通血脉	
	当归	补血养血	
使	酒大黄、怀牛膝	引血下行	

● 现代应用

【注意事项】

a. 忌食寒凉、生冷食物。

b. 月经过多者不宜服用本品。

c. 服药期间不宜服用人参或其制剂。

d. 平素月经正常,突然出现月经量少,或月经错后,或阴道不规则出血应去医院就诊。

e. 按用法用量服用,长期服用应向医师咨询。

f. 孕妇忌服。

2. 木瓜丸

● 基本情况

【收载】《中国药典》2015 版一部

【组成】木瓜、鸡血藤、海风藤、威灵仙、白芷、川芎、怀牛膝、制川乌、制草乌、人参、当归、狗脊(制)。

【功效】祛风散寒,活络止痛。

【适应证】用于痹病日久、伤及肝肾引起腰膝疼痛、筋骨无力,手足麻木,行步艰难等症。

【剂型规格】浓缩丸,每 10 丸重 1.8g。片剂,每片重 0.6g。

【用法用量】口服,浓缩丸 1 次 30 丸,片剂 1 次 4 片,1 日 2 次。

● 古方来源

【处方来源】此方来源于经验方。

● 金老传承

【方解】

君	木瓜	养肝舒筋,祛湿活络
臣	海风藤、威灵仙	化痰通络,以祛经络中之湿痰
	白芷、川芎	散风燥湿
	川乌、草乌	除寒湿,温经止痛
	怀牛膝、狗脊	补肝肾,坚筋骨,强腰膝
佐	当归、鸡血藤	补血活血
	人参	补气,用以固正

- 现代应用

【现代研究】药理作用：主要有抗炎，改善微循环，镇痛作用。

【注意事项】孕妇禁用。

- 相关临床常用中成药的合理鉴别与应用

木瓜丸、小活络丸、风湿骨痛丸（胶囊）均为临床常用的祛寒通痹剂，具体鉴别见表31-3。

表31-3 临床合理用药的鉴别

常用中成药	主要功能	临床主治
木瓜丸	祛风散寒，除湿通络	主治风寒湿闭阻所致的痹病，症见关节疼痛、肿胀、屈伸不利、局部畏恶风寒、肢体麻木、腰膝酸软。方中川乌、草乌有大毒，故孕妇禁用，不可过量服用
小活络丸	祛风散寒，化痰除湿，活血止痛	主治风寒湿邪闭阻、痰瘀阻络所致的痹病，症见肢体关节疼痛、或冷痛、或刺痛、或疼痛夜甚、关节屈伸不利、麻木拘挛。方中川乌、草乌有大毒，故孕妇禁用，不可过量服用
风湿骨痛丸（胶囊）	温经散寒，通络止痛	主治寒湿闭阻经络所致的痹病，症见腰脊疼痛、四肢关节冷痛；风湿性关节炎见上述证候者

三十二、半夏

（一）基本情况

【来源】本品为天南星科植物半夏 *Pinellia ternata* (Thunb.) Breit. 的干燥块茎。

【性味归经】辛、温；有毒。归脾、胃、肺经。

【功能主治】燥湿化痰，降逆止呕，消痞散结。用于湿痰寒痰，咳喘痰多，痰饮眩悸，风痰眩晕，痰厥头痛，呕吐反胃，胸脘痞闷，梅核气；外治痈肿痰核。

（二）金老论道地药材

【历史】本品始载于《神农本草经》，列为下品。苏恭曰："生平泽中者，名羊眼半夏，圆白为胜。然江南者达乃径寸，南人特重之。顷来互用，功状殊宜，其苗似由跋，误以为是半夏也。"苏颂曰："二月生苗一茎，茎端三叶，浅绿色颇似竹叶。"

【产地】全国大部分地区均产，野生或栽培；主产四川、湖北、安徽、江苏、河南、浙江等地，以四川产量大，质量好。

（三）金老谈性状鉴别

【形色嗅味】本品呈类球形，有的稍偏斜，直径1~1.5cm。表面白色或浅黄色，顶端有凹陷的茎痕，周围密布麻点状根痕下面钝圆，较光滑。质坚实，断面洁白，富粉性。气微，味辛辣、麻舌而刺喉。

【优品质量】均以个大、皮净、色白、质坚实、粉性足者为优。

（四）金老说炮制加工

【历史沿革】汉唐时代有汤洗、姜制、水煮制等法；宋代有麸炒（炮制程度要求微黄）、制曲等法；明代增加了吴茱萸制、竹沥制、甘草制、制炭等；清代增加了姜与桑叶及盐制、皂荚白矾煮制、姜汁青盐制等。

【现代炮制】现行半夏的炮制品有生半夏、清半夏、姜半夏、法半夏，具体的炮制加工内容见表32-1。

表32-1 半夏的炮制加工

炮制品名称	炮制工艺	质量要求	功效
生半夏	取原药材，除去杂质，筛去灰屑，晒干	与原药材性状一致	有毒，一般不作内服，多作外用，用于疮痈肿毒，湿痰咳嗽

续表

炮制品名称	炮制工艺	质量要求	功效
清半夏	取净半夏,大小分开,用8%白矾溶液浸泡至内无干心,口尝微有麻舌感,取出,洗净,切厚片,干燥。每100kg净半夏,用白矾20kg	本品呈椭圆形、类圆形或不规则片。切面淡灰色至灰白色,可见灰白色点状或短线状维管束迹,有的残留栓皮处下方显淡紫红色斑纹。质脆,易折断,断面略呈角质样,气微,味微涩,微有麻舌感	长于化痰,以燥湿化痰为主,用于湿痰咳嗽,风痰吐逆
姜半夏	取净半夏,大小分开,用水浸泡至内无干心时,取出,另取生姜切片煎汤,加白矾与半夏共煮透,取出,晾干,或晾至半干,干燥;或切薄片,干燥。每100kg净半夏,用白矾12.5kg、鲜姜25kg	本品呈淡黄棕色片状,质硬脆,具角质样光泽。气微香,味辛辣,微有麻舌感,嚼之有黏牙感	降逆止呕作用增强,以温中化痰,降逆止呕为主,用于痰饮呕吐,胃脘痞满
法半夏	取半夏,大小分开,用水浸泡至内无干心,取出。另取甘草适量,加水煎煮3次,合并煎液,倒入用适量水制成的石灰液中,搅匀,加入上述已浸透的半夏,浸泡,每日搅拌1~2次,并保持浸液pH值12以上,至剖面黄色均匀,口尝微有麻舌感时,取出,洗净,阴干或烘干,即得。每100kg净半夏,用甘草15kg、生石灰10kg	本品呈类球形或破碎呈不规则颗粒状,表面淡黄白色、黄色或棕黄色,质较松脆或硬脆,气微,味淡略甘,微有麻舌感	偏于祛寒痰,同时具有调和脾胃的作用,用于痰多咳嗽,痰饮眩悸

(五)金老做临床调剂

1. 金老谈半夏处方审核技术 半夏作为温化寒痰药的常见中药,对其进行处方审核,要求执业药师收到处方后,首先要审核处方的前记、后记等,然后审核处方的用药名称、炮制规格及用药剂量。

在《中国药典》2015版中规定半夏的用量为3~9g,不宜与川乌、制川乌、草乌、制草乌、附子同用。在处方审核过程中,如有超出范围时,应及时与临床医师进行沟通,并双签字。处方中,应区分半夏、法半夏、清半夏、姜半夏。当遇到缺药的情况时,处方审核人员不应随意进行更改或将其划掉,应与临床医师进行沟通,并适当调换。

2. 金老谈半夏处方应付技术 首先要确保半夏的书写应规范整齐。其次要注意炮制应付,处方名为"半夏""地文""守田"时,均应给付半夏;处方名为"法半夏"时,应给付法半夏;处方名为"姜半夏"时,应给付姜半夏;处方名为"清半夏"时,应给付清半夏。如表32-2所示。

表32-2 半夏处方应付表

处方名	给付
半夏、地文、守田	半夏
法半夏	法半夏
姜半夏	姜半夏
清半夏	清半夏

3. 金老谈半夏发药交代技术

(1)半夏的服药方法:汤剂分两次服,每日1剂。或入丸散。服药时间与次数根据不同的病证治疗。内服一般炮制后使用,3~9g。外用适量,磨汁涂或研末以酒调敷患处。

(2)半夏的使用注意与禁忌:不宜与川乌、制川乌、草乌、制草乌、附子同用;生品内服宜慎。

4. 金老谈半夏临床煎煮技术　生半夏有毒,外用居多,一般不入煎剂,法半夏、清半夏、姜半夏等炮制品入煎剂。先加水浸泡半小时,没过药物表面2cm为宜。煎煮两次,合并药液,每次煎煮时间为30分钟。儿童每剂一般煎至100~300ml,成人每剂一般煎至400~600ml,每剂等量分装2份,早晚各服一次,或遵医嘱。

(六)金老析合理用药

1. 千金化痰丸

● 基本情况

【收载】《卫生部药品标准·中药成方制剂分册》

【组成】法半夏、枳实、白术(麸炒)、陈皮、茯苓、甘草、胆南星(酒制)、白附子(矾制)、海浮石(煅)、防风、当归、天麻、知母、天花粉、黄芩、黄柏、熟大黄。

【功效】清肺化痰,祛风止嗽。

【适应证】肺经实火,热痰夹风。症见咳嗽痰盛,胸膈痞满,喘促不安,头目眩晕,口渴咽干,大便燥结等症。

【剂型规格】水丸,每100粒重6g。

【用法用量】口服,1次6g,1日2~3次。

● 古方来源

【处方来源】明《寿世保元》千金化痰丸

清火化痰。顽痰能软。结痰能开。疏风养血。清上焦之火。除胸膈之痰。半夏(姜矾牙皂同煮半日用,四两)、胆星(四两)、陈皮(去白,三两)、白茯苓(去皮,二两)、枳实(麸炒,一两)、海石(火,一两)、天花粉(二两)、片芩(酒炒,二两)、黄柏(酒炒,二两)、知母(酒炒,一两)、当归(酒炒,四两)、天麻(火煨,三两)、防风(去芦,二两)、白附子(炮,二两)、甘草(生,三两)、大黄(酒蒸九次,五两)、白术(米泔浸炒,四两)。气虚。加人参八钱。

● 金老传承

【方解】

君	半夏	辛温性燥,长干燥湿化痰,降逆止呕
臣	陈皮	理气化痰,使气顺而痰消
	茯苓	健脾胜湿,使湿无所聚
	胆南星、枳实	祛风痰
	天麻、白术、白附子、防风	善治风痰
	天花粉、知母、海浮石	治热痰
佐	当归	能养血活血
	黄芩、黄柏、熟大黄	通泻三焦实火,导热下行
使	甘草	调和诸药

● 现代应用

【现代研究】药理作用:主要有镇咳,祛痰,平喘,镇静,镇痛,抗菌抗炎等作用。

【注意事项】孕妇忌服。

2. 二陈丸(浓缩丸)

● 基本情况

【收载】《中国药典》2015版一部

【组成】陈皮、半夏(制)、茯苓、甘草。

【功效】燥湿化痰,理气和中。

【适应证】湿痰咳嗽。症见咳嗽,痰多白黏,胸脘痞闷,恶心呕吐,舌苔白腻,脉滑。

【剂型规格】水丸,每100粒重6g。浓缩丸,每8丸相当于原生药3g。

【用法用量】口服。水丸1次9~15g,1日2次。浓缩丸1次12~16丸,1日3次。

● 古方来源

【处方来源】宋《太平惠民和剂局方》二陈汤

清治痰饮为患,或呕吐恶心,或头眩心悸,或中不快,或发为寒热,或因食生冷,脾胃不和。半夏(汤洗七次)、橘红,各五两;白茯苓三两,甘草(炙)一两半。每服四钱,用水一钱,生姜七片,乌梅一个,同煎六分,去滓,热服,不拘时候。

● 金老传承

【方解】

君	半夏	燥湿化痰
臣	陈皮	理气化痰,使气顺而痰消
佐	茯苓	健脾胜湿,消除生痰之源
使	甘草	和中止咳
	生姜	增强化痰止咳之力

● 现代应用

【现代研究】

a. 药理作用:有镇咳祛痰、解热、抗炎抑菌的药理作用。

b. 临床新用:临床用于治疗慢性气管炎,肺气肿,咳嗽痰多并伴有食欲不振等胃肠症状者;慢性胃肠炎兼有咳嗽痰多呕吐者;耳源性眩晕见有痰湿证候者。

【注意事项】

a. 忌烟、酒及辛辣、生冷、油腻食物。

b. 不宜在服药期间同时服用滋补性中药。

c. 肺阴虚所致的燥咳不适用。

d. 支气管扩张、肺脓疡、肺心病、肺结核患者出现咳嗽时,应去医院就诊。

e. 有高血压、心脏病、肝病、糖尿病、肾病等慢性病严重者,应在医师指导下服用。

f. 儿童、孕妇、哺乳期妇女、年老体弱者应在医师指导下服用。

三十三、川贝母

（一）基本情况

【来源】本品为百合科植物川贝母 *Fritillaria cirrhosa* D.Don、暗紫贝母 *Fritillaria unibracteata* Hsiao et K.C.Hsia、甘肃贝母 *Fritillaria przewalskii* Maxim.、梭砂贝母 *Fritillaria delavayi* Franch. 的干燥鳞茎。前三种根据性状不同分别习称为"青贝""松贝"和"岷贝"，后者习称"炉贝"。

【性味归经】苦、甘，微寒。归肺、心经。

【功能主治】清热润肺，化痰止咳，散结消痈。用于肺热燥咳，干咳少痰，阴虚劳嗽，痰中带血，瘰疬，乳痈，肺痈。

（二）金老论道地药材

【历史】本品始载于《诗经》，称为"虻"。《神农本草经》列为中品。其后，历代本草均有论述。宋代苏颂在《本草图经》云："叶似大蒜，四月蒜熟，采之良。"明代倪朱谟在《本草汇言》中首次提出贝母"以川产者为妙"。清代赵学敏在《本草纲目拾遗》中指出："土贝形大如钱，独瓣不分，与川产迥别。"始将川贝母与其他名称易混的贝母分开。

【产地】

1. 川贝母 为商品青贝母的主流品种之一。主产于四川甘孜地区的康定、雅江、九龙、稻城、得荣、小金、金川；西藏的芒康、贡觉、江达；云南的德钦、贡山、香格里拉；青海的玉树、囊谦等地。

2. 暗紫贝母 又称乌花贝母，为商品松贝母之主流品种之一。主产于四川的若尔盖、红原（毛尔盖）、松潘、九寨沟（南坪）、茂县、汶川、理县（杂谷脑）、平武、黑水、马尔康；青海的久治、班玛、达日、同仁、同德等。过去集散于四川松潘，故称"松贝"。

3. 甘肃贝母 为商品青贝母主流品种之一（过去称"岷贝"），主产于四川的康定、雅江、九龙、丹巴、壤塘、小金、金川、马尔康；甘肃陇南地区的岷县、文县、武都、舟曲、宕昌、迭部、曲玛，青海的班玛、久治、达日、甘德等地。

4. 梭砂贝母 为商品炉贝的主流品种之一。主产于四川的石渠、德格、甘孜、色达、白玉、炉霍、道孚、理塘、阿坝；西藏的芒康、贡觉、江达、昌都；青海的玉树等地；云南的德钦、贡山、福贡、香格里拉、维西等地。过去多在康定集散（原名"打箭炉"，故称"炉贝"）。

（三）金老谈性状鉴别

【形色嗅味】

1. 松贝 松贝又称"尖贝"，最小的称"珍珠贝"。呈类圆锥形或近球形，高 0.3~0.8cm，直径 0.3~0.9cm。表面类白色。外层鳞叶 2 瓣，大小悬殊，大瓣紧抱小瓣，未抱部分呈新月形，习称"怀中抱月"。顶部闭合，内有类圆柱形、顶端稍尖的心芽和小鳞叶 1~2 枚；先端钝圆或稍尖，底部平，微凹入，能放平坐稳，习称"观音坐莲,怀抱子"。中心有 1 灰褐色的鳞茎盘，偶有残存须根。质硬而脆，断面白色，富粉性。气微，味微苦。

2. 青贝 青贝呈圆锥形略似桃，大小不一，高 0.6~1.8cm，直径 0.6~2cm。外层鳞叶两瓣，大小相近，相对抱和。先端钝尖而多偏斜，顶端开口呈孔状或微开裂，内有心芽和鳞叶 2~3 枚及细圆柱形残茎，底部平或略平，多能放平坐稳。表面淡黄白色，较光滑，质地较松贝略疏松。断面呈白色，味微苦。

3. 岷贝 岷贝性状与松贝相似，体小，高约 0.5cm，直径约 0.4cm。有的小鳞叶不生于抱合的中心，而生于大鳞叶的前后。前面呈怀中抱月形，后面相对处有一浅沟（为另一小鳞叶脱落后的痕迹），少有外层鳞叶近相等者。本品产量较少。

4. 炉贝 炉贝呈圆锥形或心形，高 0.7~2.5cm，直径 0.5~2.5cm。外层两瓣鳞叶大小相近或稍显大小，单鳞瓣形如马牙，先端略尖，顶部开裂或呈口状，底部稍尖或钝圆，或偏斜。表面白色者（青海玉树、四川甘孜产品）称"白炉贝"；表面棕黄色（四川巴塘、云南德钦、西藏昌都产品）称"黄炉贝"，又叫"虎皮贝"。剥成两瓣，均可见幼鳞瓣二三枚及残留的茎芽一枚。质坚实，断面白色，粉性。气微，味甘、微苦。

【优品质量】均以质坚实、粉性足、色白者为优。

（四）金老说炮制加工

【现代炮制】川贝母的炮制品为川贝母，具体的炮制加工内容见表33-1。

表33-1　川贝母的炮制加工

炮制品名称	炮制工艺	质量要求
川贝母	取原药材，除去杂质，用时捣碎，或研末	与原药材性状一致

（五）金老做临床调剂

1. 金老谈川贝母处方审核技术　川贝母作为清热化痰药的常见中药，对其进行处方审核，要求执业药师收到处方后，首先审核处方的前记、后记等，然后审核处方的用药名称、用药剂量。

在《中国药典》2015版中规定川贝母的用量为3~10g，不宜与川乌、制川乌、草乌、制草乌、附子同用。在处方审核过程中，如有超出范围时，应及时与临床医师进行沟通。处方中，当遇到缺药的情况时，处方审核人员不应随意进行更改或将其划掉，应与临床医师进行沟通，并适当调换。

2. 金老谈川贝母处方应付技术　首先要确保川贝母的书写应规范整齐。其次要注意处方名为"贝母""空草"或"川贝母"时，均应给付川贝母。见表33-2。

表33-2　川贝母处方应付表

处方名	给付
贝母、空草、川贝母	川贝母

3. 金老谈川贝母发药交代技术

（1）川贝母的服药方法：多研末冲服。服药时间与次数根据不同的病证治疗。

（2）川贝母的使用注意与禁忌：不宜与川乌、制川乌、草乌、制草乌、附子同用。

（六）金老析合理用药

1. 川贝止咳露

● 基本情况

【收载】《中国药典》2015版一部、《卫生部药品标准·中药成方制剂分册》

【组成】川贝母、枇杷叶、百部、前胡、桔梗、桑白皮、薄荷脑。

【功效】止嗽化痰。

【适应证】风热咳嗽。症见咳嗽，痰多，气促，或燥咳。

【剂型规格】糖浆剂:（1）每瓶装100ml;（2）每瓶装120ml;（3）每瓶装150ml。

【用法用量】口服，1次15ml，1日3次，小儿减半。

● 古方来源

【处方来源】此方来源于经验方。

● 金老传承

【方解】

君	川贝母、枇杷叶	清肺润燥止咳
臣	前胡、桔梗	宣肺止咳
	百部	润肺止咳
佐	桑白皮	清泻肺热
	薄荷	疏散风热

● 现代应用

【现代研究】药理作用：具有止咳、祛痰和平喘作用。

【注意事项】

a. 忌烟、酒及辛辣食物。

b. 风寒咳嗽者不宜服用，其表现为咳嗽声重，咯痰稀薄色白，伴鼻塞流清涕,恶寒发热,头身疼痛。

c. 有支气管扩张、肺脓疡、肺结核、肺心病的患者,应在医师指导下服用。

2. 川贝枇杷糖浆

● 基本情况

【收载】《中国药典》2015版一部

【组成】川贝母流浸膏、枇杷叶、桔梗、薄荷脑。

【功效】清热宣肺,化痰止咳。

【适应证】外感风热引起的感冒咳嗽,症见咳嗽有痰,痰不易咳出,痰色黄,咳痰不爽。

【剂型规格】糖浆剂:(1)每瓶装100ml;(2)每瓶装120ml;(3)每瓶装150ml。

【用法用量】口服,1次10ml,1日3次。

● 古方来源

【处方来源】此方来源于经验方。

● 金老传承

【方解】

君	枇杷叶	清热止咳,降气化痰,善治肺热咳嗽
臣	川贝母	性味苦甘凉入肺经,润肺止咳
	桔梗	宣肺利咽
佐	薄荷	辛凉入肺疏散邪热

● 现代应用

【现代研究】药理作用:有止咳、化痰、平喘、抑菌、解热等药理作用。

【注意事项】

a. 忌烟、酒及辛辣、生冷、油腻食物。

b. 不宜在服药期间同时服用滋补性中药。

c. 风寒感冒者不适用。

d. 支气管扩张、肺脓疡、肺心病、肺结核患者出现咳嗽时应去医院就诊。

e. 糖尿病患者及有高血压、心脏病、肝病、肾病等慢性病严重者,应在医师指导下服用。

- 相关临床常用中成药的合理鉴别与应用

川贝枇杷糖浆、枇杷止咳颗粒、感冒止咳颗粒、羚羊清肺丸均为临床治疗风热犯肺之咳嗽的常用中成药,具体鉴别见表33-3。

表33-3 临床合理用药的鉴别

常用中成药	相同点	不同点
川贝枇杷糖浆	均有清热宣肺、止咳化痰之功,同可用于风热犯肺之咳嗽	疏表清热之力较弱,用于风热咳嗽轻证
枇杷止咳颗粒		兼有收敛之性,用于风热咳嗽日久不愈者
感冒止咳颗粒		偏于疏散风热,用于风热表证明显者
羚羊清肺丸		清泄肺热力强,用于肺热痰火较重者

三十四、苦杏仁

(一)基本情况

【来源】本品为蔷薇科植物山杏 Prunus armeniaca L. var. ansu Maxim.、西伯利亚杏 Prunus sibirica L.、东北杏 Prunus mandshurica (Maxim.) Koehne 或杏 Prunus armeniaca L. 的干燥成熟种子。

【性味归经】苦,微温;有小毒。归肺、大肠经。

【功能主治】降气止咳平喘,润肠通便。用于咳嗽气喘,胸满痰多,肠燥便秘。

(二)金老论道地药材

【历史】历史本品始载于《名医别录》:"杏生晋山川谷,五月采之。"

《本草图经》云:"杏核仁生晋川山谷,今处处有之……今以东来者为胜,仍用家园种者,山杏不堪药。"从上所述,古时所用的杏仁,多以家杏为主,而无甜苦之分。今药用杏仁以苦杏仁为主。因此无论是家杏还是野杏,凡是味苦的均可作苦杏仁药用。

【产地】主产于河北保定、石家庄、承德、唐山、张家口;山西长治、晋城、朔州、吕梁;陕西晋南、延安;河南洛阳、三门峡;北京延庆、密云、怀柔、昌平、门头沟、房山;以及辽宁、吉林等省。以河北、山西产量大质优,行销全国并出口。

(三)金老谈性状鉴别

【形色嗅味】本品呈扁心形,长 1~1.9cm,宽 0.8~1.5cm,厚 0.5~0.8cm。表面黄棕色至深棕色,一端尖,另端钝圆,肥厚,左右不对称,尖端一侧有短线形种脐,圆端合点处向上具多深棕色的脉纹。种皮薄,子叶 2,乳白色,富油性。气微,味苦。

【优品质量】均以颗粒饱满、完整、味苦者为优。

(四)金老说炮制加工

【历史沿革】汉代有去皮尖炒、熬黑、捣令如膏等;晋代有熬令黄法;南北朝刘宋时代有"沸汤浸少时去皮膜……"法;梁代记述有"得火良";唐代有麸炒法;宋代增加了面炒、制霜法;明代又增加蜜拌炒、蛤粉炒、童便浸、酒浸、盐水浸等炮制方法;清代有去皮尖,蒸熟捣碎法等。

【现代炮制】现行苦杏仁的炮制品有苦杏仁、燀杏仁、炒杏仁,具体的炮制加工内容见表 34-1。

表 34-1 苦杏仁的炮制加工

炮制品名称	炮制工艺	质量要求	功效
苦杏仁	取原材料,筛去皮屑杂质,拣净残留的核壳及褐色油粒	与原药材性状一致	降气止咳平喘,润肠通便。用于咳嗽气喘,胸满痰多,血虚津枯,肠燥便秘

续表

炮制品名称	炮制工艺	质量要求	功效
燀杏仁	取净杏仁,置沸水中燀至种皮微胀时,取出,放入冷水中,取出,除去种皮,晒干后簸净,收集种仁	本品无种皮或分离成单瓣,表面乳白色,有特殊的香气,味苦	降气止咳平喘,润肠通便。用于咳嗽气喘,胸满痰多,血虚津枯,肠燥便秘
炒杏仁	取燀杏仁,置热锅内,用文火炒至表面微黄色,略带焦斑时,取出,晾凉	本品形如燀杏仁,表面微黄色,偶带焦斑,有香气	长于温散肺寒,并可去小毒。多用于肺寒喘咳,久喘肺虚

(五) 金老做临床调剂

1. 金老谈苦杏仁处方审核技术 苦杏仁作为止咳平喘药的常见中药,对其进行处方审核,要求执业药师收到处方后,首先审核处方的前记、后记等,然后审核处方的用药名称、炮制规格及用药剂量。

在《中国药典》2015版中规定苦杏仁的用量为5~10g。在处方审核过程中,如有超出范围时,应及时与临床医师进行沟通,并双签字。处方中,应区分苦杏仁、燀杏仁、炒杏仁。当遇到缺药的情况时,处方审核人员不应随意进行更改或将其划掉,应与临床医师进行沟通,并适当调换。

2. 金老谈苦杏仁处方应付技术 首先要确保苦杏仁的书写应规范整齐。其次要注意炮制应付,处方名为"苦杏仁""北杏""光北杏"时,应给付苦杏仁;处方名为"燀杏仁"时,应给付燀杏仁;处方名为"炒杏仁"时,应给付炒杏仁。见表34-2。

表34-2 苦杏仁处方应付表

处方名	给付
苦杏仁、北杏、光北杏	苦杏仁
燀杏仁	燀杏仁
炒杏仁	炒杏仁

3. 金老谈苦杏仁发药交代技术

(1)苦杏仁的服药方法:汤剂分两次服,每日1剂。或入丸散。服药时间与次数根据不同的病证治疗。

（2）苦杏仁的使用注意与禁忌：内服不宜过量，以免中毒。

4. 金老谈苦杏仁临床煎煮技术　生苦杏仁的有效成分为苦杏仁苷，久煎或受热后易破坏或分解，在煎煮过程中应后下以保证疗效。炮制品打碎入煎，煎药前先加水浸泡半小时，没过药物表面2cm为宜。煎煮两次合并药液，每次煎煮时间为30分钟。煎煮后药液约300ml。儿童每剂一般煎至100~300ml，成人每剂一般煎至400~600ml，每剂等量分装2份，早晚各服一次，或遵医嘱。

（六）金老析合理用药

杏仁止咳合剂

● 基本情况

【收载】《中国药典》2015版一部

【组成】杏仁水、百部流浸膏、远志流浸膏、陈皮流浸膏、桔梗流浸膏、甘草流浸膏。

【功效】化痰止咳。

【适应证】湿痰蕴肺。症见咳嗽，痰多。用于急、慢性支气管炎。

【剂型规格】合剂：（1）每瓶装100ml；（2）每瓶装120ml。

【用法用量】口服。1次15ml，1日3~4次。

● 古方来源

【处方来源】此方来源于经验方。

● 金老传承

【方解】

君	苦杏仁	降气化痰止咳
臣	百部	润肺止咳
	桔梗、远志	宣肺祛痰
	陈皮	燥湿化痰
佐	甘草	调和诸药

● 现代应用

【现代研究】药理作用：有镇咳、平喘、祛痰、镇痛的药理作用。

【注意事项】

a. 忌烟、酒及辛辣、生冷、油腻食物。

b. 不宜在服药期间同时服用滋补性中药。

c. 支气管扩张，肺脓疡，肺心病，肺结核患者出现咳嗽时，应去医院就诊。

d. 糖尿病患者及有高血压、心脏病、肝病、肾病等慢性病严重者，应在医师指导下服用。

e. 儿童、孕妇、哺乳期妇女、年老体弱者应在医师指导下服用。

三十五、酸枣仁

（一）基本情况

【来源】本品为鼠李科植物酸枣 *Ziziphus jujuba* Mill. var. *spinosa* (Bunge) Hu ex H.F.Chou 的干燥成熟种子。

【性味归经】甘、酸，平。归肝、胆、心经。

【功能主治】养心补肝，宁心安神，敛汗，生津。用于虚烦不眠，惊悸多梦，体虚多汗，津伤口渴。

（二）金老论道地药材

【历史】酸枣始载于《神农本草经》，列为上品。唐宋之际，对酸枣来源的认识曾发生过混乱，但宋代马志对酸枣的描述是非常确切的。他说："酸枣即棘实，更非他物。若云是大枣味酸者，全非也。酸枣小而圆，其核中仁微扁，大枣仁大而长，不相类也。"上述之植物形态与今用之酸枣仁是一致的。

【产地】分布于河北、山西、河南、内蒙古、陕西、甘肃、山东等地。主产于河北邢台、内丘、沙河、临城、平山、赞皇、平泉、宽城、兴隆、遵化，北京昌平、延庆、怀柔、密云、平谷，河南林县、浚县、鹤壁，山西襄垣、沁县、吉县、交城，内蒙古宁城、赤峰、翁牛特旗，陕西延安、延长、宜川、黄龙、黄陵，山东沂源、莒南等地。以河北邢台（旧称"顺德府"）产量大，质量优，又以内丘加工精细,所以为著名的顺德枣仁,属驰名的"道地药材"。

(三) 金老谈性状鉴别

【形色嗅味】本品呈扁圆形或扁椭圆形。长0.5~0.9cm,宽0.5~0.7cm,厚约0.3cm。种皮较脆,表面紫红色或紫褐色,平滑有光泽,有的有裂纹。一面较平坦,中间有1条隆起的纵线或纵纹;另一面稍隆起。顶端有细小凸起的合点,下端有略凹陷的种脐。胚乳白色,子叶两片,浅黄色,基部可见短小的胚根,富油性。气微,味淡。

【优品质量】以粒大、饱满、外皮色紫红、无杂质者为佳。

(四) 金老说炮制加工

【历史沿革】酸枣仁的炮制初见于《雷公炮炙论》,云:"凡使,采得后,(晒)干,取叶重拌酸枣仁,蒸半日了,去尖皮了,任研用。"宋代有微炒、炒香熟、酒浸等。其后历代都以炒法为主。

【现代炮制】现行酸枣仁的炮制品有酸枣仁、炒酸枣仁、焦酸枣仁,具体的炮制加工内容见表35-1。

表35-1 酸枣仁的炮制加工

炮制品名称	炮制工艺	质量要求	功效
酸枣仁	取原药材,除去杂质及残留核壳	与原药材性状一致	宁心安神,敛汗生津。用于虚烦不眠,惊悸多梦,体虚多汗,津伤口渴
炒酸枣仁	净酸枣仁,置热锅内,用文火炒至外皮鼓起,表面颜色变深,并有香气逸出,取出,晾凉	本品形如酸枣仁,微鼓起,表面颜色加深,微具焦斑,断面浅黄色,略有焦香气,味淡	易于粉碎和有效成分煎出,长于治疗虚烦不眠
焦酸枣仁	取净酸枣仁置热锅内,用武火150~180℃炒至鼓起,表面焦褐色,并有种皮部分破裂时,取出,晾凉	本品形如酸枣仁,鼓起,表面焦褐色,具焦斑,断面黄色,有焦香气,味淡	易于粉碎和有效成分煎出,长于养心安神

（五）金老做临床调剂

1. 金老谈酸枣仁处方审核技术 酸枣仁作为养心安神药的常见中药，对其进行处方审核，要求执业药师收到处方后，首先审核处方的前记、后记等，然后审核处方的用药名称、炮制规格及用药剂量。

在《中国药典》2015版中规定酸枣仁的用量为10~15g。在处方审核过程中，如有超出范围时，应及时与临床医师进行沟通。处方中，应区分酸枣仁、炒酸枣仁、焦酸枣仁。当遇到缺药的情况时，处方审核人员不应随意进行更改或将其划掉，应与临床医师进行沟通，并适当调换。

2. 金老谈酸枣仁处方应付技术 首先要确保酸枣仁的书写应规范整齐。其次要注意炮制应付，处方名为"枣仁""山枣""酸枣仁"时，均应给付酸枣仁；处方名为"炒酸枣仁"时，应给付炒酸枣仁；处方名为"焦酸枣仁"时，应给付焦酸枣仁。见表35-2。

表35-2 酸枣仁处方应付表

处方名	给付
枣仁、山枣、酸枣仁	酸枣仁
炒酸枣仁	炒酸枣仁
焦酸枣仁	焦酸枣仁

3. 金老谈酸枣仁发药交代技术

（1）酸枣仁的服药方法：汤剂分两次服，每日1剂。或入丸散。服药时间与次数根据不同的病证治疗。

（2）酸枣仁的使用注意与禁忌：有实痰郁火、湿痰、邪热所致的心神不安者忌用。孕妇不宜单味大剂量使用。

4. 金老谈酸枣仁临床煎煮技术 煎药前先加水浸泡半小时，没过药物表面2cm为宜。煎煮两次合并药液，每次煎煮时间为30分钟。煎煮后药液约300ml。本品炒后质脆易碎，便于煎出有效成分，可增强药效。儿童每剂一般煎至100~300ml，成人每剂一般煎至400~600ml，每剂等量分装2份，早晚各服一次，或遵医嘱。

（六）金老析合理用药

1. 枣仁安神液（颗粒）

● 基本情况

【收载】《卫生部药品标准·中药成方制剂分册》

【组成】酸枣仁（炒）、丹参、五味子（醋制）。

【功效】补心养肝，安神益智。

【适应证】用于心肝血虚引起的神经衰弱，失眠健忘，头晕，头痛。

【剂型规格】口服液，每支装10ml。颗粒剂，每袋装5g。

【用法用量】口服液：临睡前口服，1次10~20ml，1日1次。颗粒剂：临睡前开水冲服，1次5g，1日1次。

● 古方来源

【处方来源】此方来源于经验方。

● 金老传承

【方解】

君	酸枣仁	养心益肝安神	本方有补心养肝，安神益智之效
臣	丹参、五味子	滋阴补血	

● 现代应用

【注意事项】

a. 孕妇慎用。

b. 由于消化不良所导致的睡眠差者忌用。

c. 按照用法用量服用，糖尿病患者、小儿在医师指导下服用，儿童必须在成人监护下使用。

d. 对本品过敏者禁用，过敏体质者慎用。

2. 柏子养心丸（片）

● 基本情况

【收载】《中国药典》2015版一部

【组成】酸枣仁、党参、炙黄芪、当归、川芎、茯苓、柏子仁、制远志、醋五味子、半夏曲、肉桂、炙甘草、朱砂。

【功效】补气养血,安神益智。

【适应证】由思虑过度,心气不足引起的精神恍惚,惊悸怔忡,失眠多梦,神倦气短,身倦乏力等症。

【剂型规格】蜜丸,大蜜丸每丸重9g。水蜜丸,每袋装6g。小蜜丸:(1)每瓶装60g;(2)每瓶装120g。片剂,每片重0.3g。

【用法用量】蜜丸:口服,水蜜丸1次6g,小蜜丸1次9g,大蜜丸1次1丸,1日2次。片剂:口服,1次3~4片,1日2次。

● 古方来源

【处方来源】清《汤头歌诀》养心汤加减

用草、参,二茯芎归柏子等。夏曲远志兼桂味,再加酸枣总宁心。黄芪(蜜炙)、茯苓、茯神、川芎、当归(酒洗)、半夏曲各一两,甘草(炙)一钱,人参、柏子仁(去油)、五味子、远志、枣仁(炒)各二钱半,每服五钱。参、芪补心气,芎、归养心血,二茯、柏仁、远志泄心热而宁心神,五味、枣仁收心气散越,半夏去扰心之痰涎,甘草补土以培心子,赤桂引药以达心经。

● 金老传承

【方解】

君	党参、炙黄芪	补气
	当归、川芎	养血
臣	柏子仁、茯苓、远志、酸枣仁、朱砂	宁心安神,镇静催眠
佐	醋五味子	收敛心阴,固摄心气
	半夏曲	除痰化滞
使	肉桂	鼓舞气血运行,并能引火归元
	炙甘草	协调各药,又能和中

【药性发挥】凡阴虚火旺或肝阳上亢者忌服。

● 现代应用

【临床新用】本品可用于神经衰弱偏于气虚者。

【注意事项】尚不明确。

● 相关临床常用中成药的合理鉴别与应用

柏子养心丸（片）、养血安神丸（片、糖浆）、枣仁安神液（颗粒）、天王补心丸，均为临床常用的补虚安神剂，具体鉴别见表35-3。

表35-3 临床合理用药的鉴别

常用中成药	相同点	不同点
柏子养心丸（片）	均有养血安神之功，均可用于心肝阴血不足所致心悸、失眠等症	兼有补气温阳作用，对于阴血亏虚、兼有阳气不足之心悸、失眠者更为适宜
养血安神丸（片、糖浆）		滋阴补血并重而补虚力强，阴血俱虚者尤宜
枣仁安神液（颗粒）		兼除烦之功，阴血不足，稍兼内热或瘀血之心悸、失眠者尤宜
天王补心丸		阴血俱补，兼能益气，具有滋阴养血、补心安神的功能。主治阴血不足、虚热内燥者

三十六、天麻

（一）基本情况

【来源】本品为兰科植物天麻 *Gastrodia elata* Bl. 的干燥块茎。

【性味归经】甘，平。归肝经。

【功能主治】息风止痉，平抑肝阳，祛风通络。用于小儿惊风，癫痫抽搐，破伤风，头痛眩晕，手足不遂，肢体麻木，风湿痹痛。

（二）金老论道地药材

【历史】天麻之名首见于宋《开宝本草》，《神农本草经》列赤箭于上品，因其茎色赤，直立似箭杆，故名。李时珍在《本草纲目》中将二者合并，称"天麻即赤箭根"。并引《开宝本草》曰："天麻生郓州、利州、太山、劳山诸处，五月采根曝干。叶如芍药而小，当中抽一茎，直上如箭杆。茎端结实，状若续随子。至叶枯时，子黄熟。其根连一二十枚，状若天门冬之类。形如黄瓜，亦如莱菔，大小不定。"宋《本草衍义》云："赤箭，天麻苗也，与天麻治疗不同，故后人分为两条。"明《本草纲目》云："赤箭用苗，有自表入里之功。天麻用根，有自内达表之理。"由此可知，赤箭、天麻同为一个植物，只是药用部位不同，功效各异而已。关于"赤箭"之名，虽历代本草多有记载，而当今已无此药。按以上古代所述天麻与当今所用之品相符合。

【产地】

1. 野生天麻　主产于云南的昭通、镇雄、永善、巧家、彝良、鲁甸，贵州的毕节、赫章、纳雍、织金、黔西，四川的宜宾、叙永、雷波、泸州、乐山、凉山等地。上述品种，中华人民共和国成立前多集中在重庆输出，统称"川天麻"，产量大，质量好，尤以云南彝良小草坝的产品最佳，称"道地药材"。此外，湖北、陕西等省亦有部分出产，品质较逊，统称"什路天麻"。

2. 栽培天麻　主产于陕西的宁强、城固、勉县，湖北的房县、利川、保康，湖北的怀化、通道，安徽的岳西、金寨，河南的西峡，云南的彝良，贵州的都匀、安顺，四川的通江、广元，吉林的抚松、长白山等地，以陕西、云南、湖北、安徽、河南产量大。

（三）金老谈性状鉴别

【形色嗅味】

1. 野生天麻　块茎呈长椭圆形，略扁，皱缩而弯曲。长3~15cm，宽1.5~6cm，厚0.5~2cm，表面黄白色，略透明，有纵皱纹和点状的潜伏芽排列而成的环纹数圈。顶端有残留茎基（春麻），或有红棕色或深棕色的干枯芽苞（冬麻），俗称"鹦哥嘴"或"红小辫"。末端自母麻脱落后的圆形疤痕，俗称"肚脐眼"。质坚实，不易折断，断面平坦，角质样。气微，味微苦，略甜，久嚼有黏性。

2. 栽培天麻　块茎扁长块形，多弯曲，长6~15cm，宽2.5~5cm，厚1cm或更厚。表面黄白色，皮质较细，可见红棕色芽苞。质坚实，少有空心。其余与野生基本相同。

【优品质量】无论野生品还是栽培品均以块茎肥大、质坚实、黄白色、半透明、无空心者为佳。

（四）金老说炮制加工

【现代炮制】天麻的炮制品为天麻,具体的炮制加工内容见表36-1。

表 36-1　天麻的炮制加工

炮制品名称	炮制工艺	质量要求
天麻	取原药材,除去杂质,大小分开,洗净,浸泡6~10小时,取出,闷润18~24小时,至内外湿度一致,切薄片,干燥,筛去碎屑	本品为不规则薄片。外表皮淡黄色或淡黄棕色。切面较平坦,黄白色,角质样,半透明。质脆。气微,味甘

（五）金老做临床调剂

1. 金老谈天麻处方审核技术　天麻作为息风止痉药的常见中药,对其进行处方审核,要求执业药师收到处方后,首先审核处方的前记、后记等,然后审核处方的用药名称、用药剂量。

在《中国药典》2015版中规定天麻的用量为3~10g。在处方审核过程中,如有超出范围时,应及时与临床医师进行沟通。处方中,当遇到缺药的情况时,处方审核人员不应随意进行更改或将其划掉,应与临床医师进行沟通,并适当调换。

2. 金老谈天麻处方应付技术　首先要确保天麻的书写应规范整齐。其次要注意处方名为"天麻"时,应给付天麻。见表36-2。

表 36-2　天麻处方应付表

处方名	给付
天麻	天麻

3. 金老谈天麻发药交代技术

（1）天麻的服药方法:汤剂分两次服,每日1剂。或入丸散。服药时间与次数根据不同的病证治疗。

（2）天麻的使用注意与禁忌:阴虚火旺、血虚血燥、实热内炽而致肝风内动或肝阳上亢者不宜单味服用。气血两虚者不宜单味服用。

4. 金老谈天麻临床煎煮技术 天麻先加水浸泡半小时,没过药物表面2cm为宜。煎煮两次合并药液,每次煎煮时间为30分钟。煎煮后药液约300ml。儿童每剂一般煎至100~300ml,成人每剂一般煎至400~600ml,每剂等量分装2份,早晚各服一次,或遵医嘱。

（六）金老析合理用药

1. 天麻头痛片

● 基本情况

【收载】《中国药典》2015版一部

【组成】天麻、白芷、川芎、荆芥、当归、乳香（醋制）。

【功效】养血祛风,散寒止痛。

【适应证】用于血虚夹风及血瘀等各种头痛。

【剂型规格】片剂:(1)薄膜衣片每片重0.31g;(2)薄膜衣片每片重0.62g;(3)糖衣片每片重0.3g。

【用法用量】口服,1次2~3片[规格(2)],1次4~6片[规格(1)、(3)],1日3次。

● 古方来源

【处方来源】此方来源于经验方。

● 金老传承

【方解】

君	天麻	配补药可治内风,伍发表药可治外风	诸药相合,既治内伤血虚、血瘀头痛,又治外风日久不解的风寒头痛
臣	当归、川芎、乳香	养血活血化瘀	
	白芷、荆芥	疏风散寒止痛	

● 现代应用

【现代研究】药理作用:可降低血黏度,改善微循环,且能降低毛细血管通透性,增加组织器官供血,增强免疫功能和抗炎作用。

【注意事项】

a. 主要治疗风寒头痛,或能明确诊断的头痛属外伤后遗症者,血虚及血瘀头痛患者要在医生指导下服用。

b. 孕妇慎用。

c. 高血压、心脏病、肝病、肾病等慢性病严重患者,应在医师指导下服用。

2. 天麻钩藤颗粒

● 基本情况

【收载】《中国药典》2015版一部

【组成】天麻、钩藤、石决明、栀子、黄芩、牛膝、杜仲(盐制)、益母草、桑寄生、首乌藤、茯苓。

【功效】平肝息风,清热安神。

【适应证】用于肝阳上亢,高血压等引起的头痛,耳鸣,眼花,肢体震颤,失眠。

【剂型规格】颗粒剂,每袋装10g。

【用法用量】开水冲服,1次10g,1日3次,或遵医嘱。

● 古方来源

【处方来源】此方来源于经验方。

● 金老传承

【方解】

君	天麻、钩藤、石决明	平肝潜阳	诸药合用共奏平肝息风,益肾潜阳,清热安神之功
臣	栀子、黄芩	清热泻火,使肝热不亢	
佐使	益母草、牛膝	活血利尿,引血下行	
	杜仲(盐制)、桑寄生	补益肝肾,安神定志	
	首乌藤、茯苓	安神定志	

● 现代应用

【现代研究】药理作用:有降压、调节中枢神经系统、抗血小板聚集、抑制过氧化脂质生成的作用。

【注意事项】

a. 舌绛无苔之阴虚动风证,不宜用。

b. 饮食宜清淡,戒恼怒,节房事。

c. 高血压、心脏病、肾病、肝病、糖尿病等慢性病患者应在医师指导下服用。

● 相关临床常用中成药的合理鉴别与应用

天麻钩藤颗粒、脑立清丸(胶囊)、松龄血脉康胶囊均为临床常用的平肝息风剂,具体鉴别见表36-3。

表36-3 临床合理用药的鉴别

常用中成药	主要功能	临床主治
天麻钩藤颗粒	平肝息风,清热安神	主治肝阳上亢所致的头痛、眩晕、耳鸣、眼花、震颤、失眠;高血压见上述证候者
脑立清丸(胶囊)	平肝潜阳,醒脑安神	肝阳上亢所致的头晕目眩、耳鸣口苦、心烦难寐;高血压见上述证候者
松龄血脉康胶囊	平肝潜阳,镇心安神	主治肝阳上亢所致的头痛、眩晕、急躁易怒、心悸、失眠;高血压及原发性高脂血症见上述证候者

三十七、麝香

(一)基本情况

【来源】本品为鹿科动物林麝 *Moschus berezovskii* Flerov、马麝 *Moschus sifanicus* Przewalski 或原麝 *Moschus moschiferus* Linnaeus 成熟雄体香囊中的干燥分泌物。

【性味归经】辛,温。归心、脾经。

【功能主治】开窍醒神,活血通经,消肿止痛。用于热病神昏,中风痰厥,气郁暴厥,中恶昏迷,经闭,癥瘕,难产死胎,胸痹心痛,心腹暴痛,跌扑伤痛,痹痛麻木,痈肿瘰疬,咽喉肿痛。

（二）金老论道地药材

【历史】 麝香始载于《神农本草经》，列为上品。李时珍谓："麝之香气远射，故谓之麝……其形似獐，故俗呼香獐。"陶弘景云："麝形似獐而小，黑色，常食柏叶，又啖蛇。其香正在阴寒前皮内，另有膜袋裹之。"雷敩谓："凡使麝香，用当门子尤妙。"《名医别录》云："……出益州者形扁，仍以皮膜裹之，多伪。凡真香一子分作三四子，刮取血膜，杂以余物，裹以四足膝皮而货之，货者又复伪之……"麝香是稀有动物的分泌物，来源甚少，价值珍贵，根据历代本草记载，自古就有伪品存在。本品历来依靠猎取麝取香，长年累月捕杀，致使资源日渐枯竭，近年来虽然在人工驯养活麝取香研究方面取得了一定成绩，但产量甚微，还远不能满足日益增长的需要，加之走私猖獗，价格暴涨，麝香掺假现象仍十分严重。

【产地】 野麝主要分布于 2 400~4 000m 的高寒山区，生活在光照差、气温较低、湿度较小的环境中。主产于四川甘孜地区的德格、白玉、丹巴、巴塘、康定、道孚，阿坝地区的马尔康、小金、南坪、红原（毛尔盖），西藏昌都地区的芒康、边坝、索县、巴青、刁青、察隅，云南迪庆地区的德钦、香格里拉，青海玉树地区的囊谦、门源、治多、杂多，陕西安康市的岚皋、镇巴。此外，湖北、甘肃山区也有分布。尼泊尔、俄罗斯等国家亦有出产。

（三）金老谈性状鉴别

【形色嗅味】

1. 毛壳麝香 呈扁圆形，类椭圆形或类球形的囊状体。直径 3~9cm，厚 2~4cm，开口面略平坦，为棕褐色的革质皮，密生白色或灰棕色的短毛，从四周围绕中心呈旋涡状排列，中间有一小孔（囊孔），直径 2~3mm。另一面为棕褐色，略带紫色的皮膜，无毛，微皱缩，手捏略有弹性，用剪刀从囊孔处剪开，可见中层皮膜，呈银灰色，半透明，习称"银皮"。内层皮膜呈棕红色或酱紫色。质软，习称"油皮"或"里衣子"，内含颗粒状或粉末状的蜜香仁,并有少量的细毛及内层皮膜。质柔软,有特异香气。

2. 麝香仁(俗称"散香") 呈棕黄色、棕褐色或棕黑色粉末状或颗粒,偶夹有少数细毛和脱落的内层皮膜。其中呈团块状者称"当门子",为不规则圆形或扁平状,多呈黑紫色,微有麻纹,油润光亮。断面显颗粒状,粉末状者多呈棕黄色或棕红色,习称"黑子黄香"。质软润,有油性。具有特异的浓烈香气,味微辛、苦,略咸。

【优品质量】毛壳麝香以饱满、皮薄、有弹性、香气浓烈为佳。麝香仁以颗粒色黑紫、粉末色棕黄、质柔、油润、当门子多、香气浓烈者为佳。

(四)金老说炮制加工

【现代炮制】麝香的炮制品为麝香,具体的炮制加工内容见表37-1。

表37-1 麝香的炮制加工

炮制品名称	炮制工艺	质量要求
麝香	取原药材,除去囊壳,取出麝香仁,除去杂质,研细	与原药材性状一致

(五)金老做临床调剂

1. 金老谈麝香处方审核技术 麝香作为开窍药的常见中药,对其进行处方审核,要求执业药师收到处方后,首先审核处方的前记、后记等,然后审核处方的用药名称、用药剂量。

在《中国药典》2015版中规定麝香的用量为0.03~0.1g,属于孕妇禁用药。在处方审核过程中,如有超出范围时,应及时与临床医师进行沟通。处方中,当遇到缺药的情况时,处方审核人员不应随意进行更改或将其划掉,应与临床医师进行沟通,并适当调换。

2. 金老谈麝香处方应付技术 首先要确保麝香的书写应规范整齐。其次要注意处方名为"麝香""脐香""麝脐香"时,均应给付麝香。见表37-2。

表 37-2　麝香处方应付表

处方名	给付
脐香、麝脐香、麝香	麝香

3. 金老谈麝香发药交代技术

（1）麝香的服药方法：多入丸散用。外用适量。服药时间与次数根据不同的病证治疗。

（2）麝香的使用注意与禁忌：孕妇禁用。

4. 金老谈麝香临床煎煮技术：麝香入丸散，外用适量，不宜入煎剂。

（六）金老析合理用药

1. 牛黄醒脑丸

● 基本情况

【收载】《卫生部药品标准·中药成方制剂分册》

【组成】麝香、黄连、水牛角、黄芩、冰片、栀子、郁金、朱砂、玳瑁、雄黄、牛黄、珍珠。

【功效】清热解毒，镇惊，开窍。

【适应证】热病高热昏迷，烦躁不安，小儿惊风抽搐，失眠等。

【剂型规格】大蜜丸，每丸重 3.5g。

【用法用量】口服，1 次 1 丸，1 日 1 次；小儿 3 岁以内 1 次 1/4 丸，4~6 岁 1 次 1/2 丸，或遵医嘱。

● 古方来源

【处方来源】此方来源于经验方。

● 金老传承

【方解】

君	麝香、冰片、牛黄	清热豁痰，开窍醒神
臣	水牛角、玳瑁、珍珠、郁金、朱砂、雄黄	清热凉血，镇心安神
佐	黄连、黄芩、栀子	苦寒泻火

● 现代应用

【现代研究】

a. 药理作用：有兴奋中枢、抗菌抗炎、镇静、抗惊厥等作用。

b. 临床新用：该药还常用于治疗流行性乙型脑炎、肝性脑病、脑血管意外等病，证属热入心包，痰迷心窍者。

【注意事项】孕妇慎用。

2. 醒脑静注射液

● 基本情况

【收载】《卫生部药品标准·中药成方制剂分册》

【组成】麝香、郁金、冰片、栀子。

【功效】清热泻火，凉血解毒，开窍醒脑。

【适应证】用于流行性乙型脑炎，肝性脑病，属热入营血，内陷心包证，见高热烦躁，神昏谵语，舌绛脉数。

【剂型规格】注射剂，每支 2ml，或 5ml，或 10ml。

【用法用量】肌内注射，一次 2~4ml，一日 1~2 次；或一日 20~40ml，以 5%~10% 葡萄糖注射液或生理盐水注射液 200~250ml 稀释后静脉滴注，或遵医嘱。

● 古方来源

【处方来源】此方来源于经验方。

● 金老传承

【方解】

君	麝香、冰片	开窍醒神	共奏清热凉血、开窍醒神之功
臣	郁金、栀子	清心凉血，解郁除烦	

● 现代应用

【现代研究】

a. 药理作用：可通过对中枢神经系统的调节而发挥治疗作用；直接对神经细胞的凋亡造成影响而起到治疗作用；参与生化代谢，清除氧自由基，通过抗氧化作用而达到临床治疗效果。

b. 临床新用：现在临床也应用于脑血管疾病、重型脑外伤、急性中毒、血管性认知障碍、病毒性脑炎、癫痫、高热、心绞痛等。

【注意事项】

a. 对本品过敏者慎用。

b. 出现过敏症状时，应立即停药，必要时给予对症处理。

c. 运动员慎用。

d. 孕妇忌用。

三十八、人参

（一）基本情况

【来源】本品为五加科植物人参 *Panax ginseng* C. A. Mey. 的干燥根和根茎。

【性味归经】甘、微苦，微温。归脾、肺、心、肾经。

【功能主治】大补元气，复脉固脱，补脾益肺，生津养血，安神益智。用于体虚欲脱，肢冷脉微，脾虚食少，肺虚喘咳，津伤口渴，内热消渴，气血亏虚，久病虚羸，惊悸失眠，阳痿宫冷。

（二）金老论道地药材

【历史】本品始载于《神农本草经》，列为上品。《名医别录》云："人参生上党及辽东。"上党，即今天山西省长治地区的壶关，黎城、平顺、潞城一带，辽东即指今辽宁省及以东的东北地区。宋代《本草图经》谓："初生小者三四寸许，一梗五叶，四五年后生两梗五叶，未有花茎，至十年后生三桠，年深者生四桠，各五叶，中心生一茎，俗称百尺杵。三月、四月有花，细小如粟，蕊如丝，紫红色，秋后结子，或七八枚，如大豆，生青熟红自落。"明代《本草纲目》云："上党，今潞州也，民以人参为地方害，不复采取，今所用者皆是辽参"。又云："《本草图经》所绘潞州者，三梗五梗真人参也。"以上所论人参的植物形态与现今使用的五加科人参是相同的。由此可知，古代山西省上党（今长治）地区也产人参。可能后因该地区的森林被砍伐破坏,人参没有生存条件了,故已绝迹。

古代所谓的人参是指野生品(野山参)而言。野山参生长年限不等,而以年久者质优。由于其喜生密林之中,分布十分分散,寻找极为困难。加之连年觅采,产量微,致使价格昂贵,实为珍稀罕见商品。因此人参早已由野生变为栽培。当今药材市场所售的商品人参均系栽培品。

【产地】

1. 野山参　产量稀少,主要分布于东北辽宁、吉林沿长白山脉各县,以及黑龙江的小兴安岭的东南部和张广才岭等。俄罗斯远东地区和朝鲜也产,但俄罗斯产量大,朝鲜产量少。俄罗斯野山参近年来通过贸易大量输入我国和国际市场,朝鲜产品也通过民间贸易进入我国吉林省吉安、临江等市。

2. 林下参、园参　吉林抚松、集安、靖宇、长白山产量最大,尤其抚松素有"人参之乡"之称。其他如吉林的桦甸、汪清、通化、安图、临江、辉南、敦化,辽宁宽甸、新宾、凤城、本溪、清原,黑龙江铁力、伊春、林口、东宁、宁安、穆棱、依兰、尚志、五常等地也产,过去普通人参生长年限短,产量大,以抚松等县产品为主,故称"抚松路"。边条人参生长年限长,产量小,以集安和辽宁新宾、宽甸等县产品为主,故称"集安路"。据传:因始产于吉林集安县境内,高句丽基群附近石柱子沟,故称"石柱参"。据说清代咸丰年间,在辽宁省宽甸县露河乡石柱子沟所产的人参亦称"石柱参"。再者,清代初期,沿辽宁新宾县栽有一行较长的柳树林,当地称"柳边条";边里边外所种的人参均在营口集散,统称"边条子参",简称"边条参"(现产参区多有生产)。现有些人参产区认为种植栽培9年以上者为"边条参",种植12年以上者为"石柱参"。

(三)金老谈性状鉴别

【形色嗅味】

野山参

1. 野山参纯货

(1) 山参芦(根茎):因生长年久,茎芦较原参为长,长度可超过主根一二倍,甚至三倍。茎芦常弯曲,如雁脖,俗称"雁脖芦"。芦的生长分为三个阶段:第一阶段,顶端的一段具新脱落的地上茎痕,边缘棱较平齐,中心凹陷(芦碗)形如马牙齿面,又称"马牙芦";第二阶段,沿中断或上段(近10年脱落的茎基)芦碗紧密,左右交错,层叠而生,芦碗边缘有明显的棱脊,呈缝隙状,层层堆叠,堆积如花状,习称"堆花芦";第三阶段,下部由于参龄年久,芦碗逐渐消失,形成圆柱形,俗称圆芦。上述三个阶段参芦形状有明显区别,故称"三节芦"。圆芦上面具有紧密环形棱皱及许多小疙瘩,这也是野山参特征之一。此外还有线芦、草芦、竹节芦等,但绝不存在单一的圆芦。

（2）山参艼:艼是指从"堆花芦"或"马牙芦"上长出的不定根(圆芦不长艼)。野山参长到了四品叶、五品叶时,有长长的芦头。为了牢固支撑地下茎,才在芦头上长出了艼,向左右前后牵拉,起着重要的支撑作用。山参艼有许多种:

①毛毛艼:即弯曲细小的不定根,集中长在芦头一侧的毛毛艼好像一撮羊胡子,故习称"羊胡子艼"。若长在芦头两侧,称"蓑衣艼"。

②顺长艼:顺长艼超过主根,经验认为,30年左右的山参会长顺长艼。艼因遇到适宜的土壤、养分故长得快,有时比主根还大,这种山参质量较差。

③蒜瓣艼:连接芦碗一端的艼头钝圆粗大,另一端艼须顺长,形如蒜瓣,故称"蒜瓣艼"。经验认为,具有四五十年参龄的野山参可有此形态。

④枣核艼:参艼形状两端细,中间膨大,形如枣核,习称"枣核艼"。它是由蒜瓣艼发展而来的。经验认为,只有五十年以上的野山参才有此特征,极为少见。

（3）山参体:即指野山参的主根。其形态是真品的主要特征,也是与园参、趴货的重要区别之一。野山参由于生长环境不同,其主根形状有很大区别,如遇土壤冷硬,主根难以下伸,因此就形成"横灵体""疙瘩体"或"菱角体",其支根呈八字形分开,俗称"武形"。如遇土壤略有疏松,主根生长就可下伸,形成"顺直体"和"笨体",俗称"文形",多呈纺锤形或圆柱形。无论"文形"还是"武形",其主根均较粗短,一般长

4~6cm，最长不超过10cm，中部直径0.5~2.5cm。肩部下垂，习称"溜肩膀"，这是野山参的特征之一。

（4）山参皮：野山参的表皮根据生长环境、土壤颜色、参龄长短，其质地颜色也有所差异，一般生晒野山参多为黄白色或浅黄色，紧洁光润，老而不粗，习称"皮细似锦"或"细结皮"。

（5）山参纹：在主根上端有紧密环纹，纹深而细，皱纹略显上兜，习称"螺旋纹"和"紧兜纹"；沟纹留有微量的黑色泥土，又称"铁线纹"。其环纹有时延伸至中部，少数延伸至稍下端。

（6）山参腿：即为支根，多为两条（少为三条），短粗，上细下粗，分档处呈八字形，角度较大，宽阔而不并腿，也无拧腿。

（7）山参须：系主根下部和支根长出的须根，其须根形状与园参、趴货有本质区别。野山参生长在深山老林中，年深日久全靠须根吸收营养而生存和发育，故稀疏而修长，多为参体的3~4倍或更长。但清晰不乱，似垂柳嫩条，柔韧须直，俗称"皮条须"。须根上生有许多小疙瘩，俗称"珍珠疙瘩"或"珍珠点"。

（8）艼变：即野山参在漫长的生长过程中，主根受到病虫伤害或咬食后不能生长，由不定根（艼）主持生命而生长，代替了主根，在形状上必然带有原主根残迹。艼变后的主根体位不正，呈圆锥形或纺锤形，多为顺直体，芦多偏斜，皮黄褐色，许多较嫩，无环状横纹或浮浅稀疏，腿单一，不分支，须长，清晰不乱，珍珠疙瘩不明显，这样的艼变仍属于野山参。

气味：野山参气微，味甘微苦，嚼之有清香气。

为了便于记忆，中药业有经验的前辈将鉴别野山参的形状特征编了一套顺口溜："芦长碗密带圆芦，左右下垂枣核艼，身短丰满横灵体，螺旋环纹深密生，皮紧细洁光而润，腿短分开八字形，须根稀长根瘤密，此为山参特殊形。"

2. 移山参 所谓移山参是被山农在深山密林中发现野山参幼苗，由于重量小，不能做货出售，因此将幼苗带根挖回，栽于自家附近的野林下，便于看守，令其自然生长，一般移栽10年以上。由于新地土肥，加之人工移动,其形态较野山参有很大区别。

（1）芦和艼:芦有扭曲转向现象,俗称"转芦"或"回脖芦",顶端芦碗变大,艼多旁伸,形状下粗上细,毛毛艼增多。

（2）体和腿:主根中下部发达,俗称"大屁股参",腿也出现下粗上细现象,俗称"穿喇叭裤腿"。常有并腿和扭曲状态。

（3）皮和纹:有粗皮,质地疏松,横纹断续稀疏,分布于主根中下部,俗称"跑纹"。

（4）须:须细嫩,稀疏细长,呈扇形分布,珍珠疙瘩较少。

3. 类山参 是指其基原为栽培人参,其种子或种栽来源于园参,但生长环境是在深山老林中,包括籽海、老栽子上山、小栽子上山、池底参。因其生态环境与纯野山参接近,所以形态有别于栽培的人参,与野山参既有差别有稍为近似,故统称"类山参"。

（1）籽海:又称"籽货""籽趴"。其基原是栽培人参的种子,就是把栽培人参的种子撒播在深山老林的土壤里,任其自然发育生长,经10~20年后采挖做货。目前人工养护的所谓"山参"和"林下参"就属该品,现在占山参市场的大部分。以园参种子播于林下的方法,早在20世纪60年代就开始了,如辽宁桓仁、吉林抚松等均已成功。但其性状与野山参有很大区别。

①芦和艼:芦细长,芦碗稀,为二节芦,无三节芦。多为毛毛艼,顺直而下,较细嫩。

②皮和纹:皮嫩,黄白色,有的光滑无纹,俗称"小白胖子",即使有横纹也是稀疏浮浅。

③体和腿:体松泡,横体、疙瘩体、顺直体都有,但较短小,腿单一、分叉均有。

④须:须根长而多,无弹性,珍珠点不明显。

（2）老栽子上山:又称"趴货",或"园子趴货"。选择圆膀、圆芦等长脖类型5~6年生的栽培人参,把它移植到深山密林里,令其生长,待10~20年后采挖加工。

①芦和艼:芦长、芦碗稀疏,有二节芦或回脖芦;艼较粗大,旁伸或上

翘,毛毛艼多。

②皮和纹:皮较粗,横纹浮浅,纵皱纹较多。

③体和腿:体粗短,多为顺笨体,俗称"炮竹筒",腿两至三条,多见拧腿或并腿。

④须:须较多而散,整体似扇形,须根有珍珠点,但分布不均匀。

(3) 小栽子上山:又称"参苗上山"。选择2~3年生,参形较好的小栽子,移植于深山老林中令其生长10~20年后采挖,加工做货。

性状特征类似老栽子上山而短小,质地较嫩。

(4) 池底参:又称"撂荒棒槌"。栽培人参的土地切忌连作,栽植一周期采挖后,遗留下的参池不能再栽培人参,被称为"老参地"。在采挖人参时留下来,在参畦中经其生长10年后挖出加工做货,称为"池底参"。

①芦和艼:芦短粗,芦碗稀疏,俗称"缩脖芦"。艼较粗,多圆锥形,伸展向上翘,俗称"兔耳朵艼""朝天艼",毛毛艼也多。

②皮和纹:皮黄褐色,较松,有粗皮和明显纵皱,横纹粗短,可由主根肩部延伸到下部。

③体和腿:顺体多见,腿两条以上,分档角度小,有拧腿和并腿。

④须:须多而长,整体如扫帚状,珍珠点细小而少。

园参

园参是指栽培在参园中的人参,过去又称"秧子参"。本品由于栽培方法、生长年限、产地加工和性状特征不同,又分为普通参和边条参两类。普通参又称"大马牙",边条参又称"二马牙",均属参农培育品种。

1. 生晒参类

(1) 生晒参:呈圆柱形或纺锤形,全长5~15cm,直径1~3cm,顶端留有短芦,下部支根已除去,表皮呈灰黄色或黄白色,上部有断续环纹,参体有明显纵皱纹。质较硬,断面淡黄白色,显粉性,有明显棕黄色形成层环,皮部有黄棕色点状树脂道及放射状菊花纹,气特异,味微苦、甘。

(2) 全须生晒参:具有完整的艼、芦、须,多用棉线缠绕,以保持人参形态,其余同生晒参。

（3）白直须：本品多系鲜园参掐下的细枝根，刷洗干净，蘸水撮去表皮，晒干，捆把，每把100g左右。根条状，有光泽，黄白色，上端直径3mm，下端渐纤细，长短不一，最长15cm左右。

（4）皮尾参：根呈长条形，下部不带支根，长3~6cm，直径0.5cm，表皮黄白色，有褐色环纹及不规则纵向细沟，质轻泡，断面白色，显菊花纹，气味同生晒参。

2. 生蒸参类

（1）红参：根呈圆柱形或纺锤形，全长5~10cm，直径1~2.5cm，表面棕红色，半透明，有的上部不透明，显暗黄色斑块。芦头较短，并有数个芦碗，近上端有环纹，参体有纵皱纹，下部有2条短支根（参须已除去）。质硬，断面平坦，角质样，棕红色，形成层环色较浅。气味同生晒参。

（2）红参须：红直须呈长条状，粗壮均匀，红棕色，有光泽，半透明，气香，味微苦。红弯须呈条状或弯曲状，粗细不均，橙红色或棕黄色，有光泽，半透明，气味同红直须。

3. 糖参类

（1）白人参：白人参是选择形状较好、支大浆足的鲜人参进行整形加工，浸轻糖而成。本品呈纺锤形或圆柱形，全长15~25cm，有马牙芦，一般无圆芦。少数有艼，艼体细长，斜向旁伸，肩膀圆形下垂，腿2~5条，垂直并拢。须根丛生散乱，细脆，小疙瘩瘤不明显。皮显粗糙，环纹显而稀疏，气无，味甜，微苦。

（2）糖参：常用低档鲜园参加工，多呈圆柱形，表面白色，较粗壮，常缺芦、短腿、有破皮，常有糖的结晶析出，气无，味很甜。

4. 边条参 本品呈长圆柱形，全长13~20cm，中部直径0.8~2cm；芦长2.5~4cm，顶端芦碗稍大，凹陷较深，中下端略呈圆形，有节状棱纹；主体红棕色，半透明或上部略带黄色粗皮，习称"黄马褂"。有皮有肉，肩部有不太明显的环纹，全身有不规则的纵皱，腿2~3条，红棕色，质坚实，断面红棕色，角质样，有光泽，显菊花纹。本品的特点是"三长"，即芦长、身长、腿长。气无，味甜，微苦。

5. 朝鲜红参 又称高丽参、别直参，系由韩国进口，朝鲜也产。其植物来源与我国所产的人参为同种。生长时间与国产边条参相似，但由于加工方法有异，其性状特征与国产红参迥然有别。

主根呈圆柱形，或模压成方柱状，粗壮而顺直。长 7~15cm，直径 1~3cm。顶生双芦，由于芦碗平齐，中间凹陷，又称"马蹄芦"，单芦者名"单碗芦"。支根短多弯曲交叉，有的为单支。表面红棕色，半透明，上部常带黄衣，参体有纵皱纹，余同红参。

近年来，随着我国人参种植的发展，在栽培和加工上进行了系统地科学研究，现已生产出"新开河参""皇封参""康龙参""长白山红参""宝泉山红参"，其质量和形态可与朝鲜红参相媲美。

6. 朝鲜白参 本品为加工朝鲜红参时挑出的次品加工而成。参体较粗糙，有不规则的纵皱纹，色白，质轻泡。

【优品质量】

1. 生晒参类 品质以体轻饱满、皮细、无疤痕者为佳。

2. 生蒸参类 品质以支头大，质坚实，棕红色或浅棕色，无细腿、黄皮破疤者为佳。

3. 糖参类 品质以全须、全芦、表面白色、体充实、不泛糖、无破疤者为佳。

4. 边条参 以"三长"为特征，根条粗壮、无黄色粗皮者为佳。

5. 朝鲜红参 以方柱形、根条粗壮、表面红棕色、无黄色粗皮者为佳。均以条粗、质硬、完整者为优。

（四）金老说炮制加工

【历史沿革】隋唐时期有去四边芦头并黑者、细锉、切法；宋代有烧炭、焙、微炒、去芦、煨、黄泥裹煨等方法；元代有蜜炙法；明代有盐炒、湿纸裹煨、人乳拌烘、人乳浸蒸等法；清代已有类似今天生晒参和类似红参的加工方法。

【现代炮制】现行人参的炮制品有生晒参、红参，具体的炮制加工内容见表38-1。

表 38-1　人参的炮制加工

炮制品名称	炮制工艺	质量要求	功效
生晒参	取原药材，拣净杂质，润透，切薄片，干燥	本品为圆形或类圆形薄片，表面灰白色，显菊花纹，粉性，体轻，质脆，有特异香气，味微苦、甘	偏于补气生津，复脉固脱，补脾益肺，用于体虚欲脱，肢冷脉微，脾虚食少，肺虚喘咳，气血亏虚，久病虚羸
红参	取原药材，洗净，经蒸制干燥后即为红参。用时蒸软或稍浸后烤软，切薄片，干燥。或用时粉碎、捣碎	本品为圆形或类圆形薄片，表面红棕色或深红色，质硬而脆，角质样，气微香，味甘、微苦	具有大补元气，复脉固脱，益气摄血的功效。用于体虚欲脱，肢冷脉微，气不摄血，崩漏下血

（五）金老做临床调剂

1. 金老谈人参处方审核技术　人参作为补虚药的常见中药，对其进行处方审核，要求执业药师收到处方后，首先要审核处方的前记、正文、后记等，然后审核处方的用药名称、炮制规格及用药剂量。

在《中国药典》2015版中规定人参的用量为3~9g，不能与藜芦、五灵脂同用；炮制品有生晒参、红参。在处方审核过程中，如有超出范围时，应及时与临床医师进行沟通。当遇到缺药的情况时，处方审核人员不应随意进行更改或将其划掉，应与临床医师进行沟通，并适当调换。

2. 金老谈人参处方应付技术　首先要确保人参的书写应规范整齐。其次要注意炮制应付，处方名为"山参""园参""生晒参"时，应给付生晒参；处方名为"红参"时，应给付红参。如表38-2所示。

表 38-2　人参处方应付表

处方名	给付
山参、园参、生晒参	生晒参
红参	红参

3. 金老谈人参发药交代技术

（1）人参的服药方法：人参为补益类中药，入汤剂宜温服，3~9g，另煎兑服；也可研粉吞服，一次2g，一日2次。或入丸散。服用人参易导致失眠和饱闷，中医认为服用人参最好在早晨空腹服用，稍作活动后再进餐，既有利于吸收也不会滞气。服药时间与次数根据不同的病证治疗。

（2）人参的使用注意与禁忌：人参不能和破气的药物和食物同用，如萝卜等，以免影响药力；不宜同时饮茶，因为茶中的鞣酸会影响药物吸收；不宜与藜芦、五灵脂同用。

4. 金老谈人参临床煎煮技术　人参作为贵重中药，为使其有效成分充分煎出及减少有效成分被其他药渣吸附引起的损失，需要另煎兑服，再将药渣并入其他群药合煎，然后将前后不同煎煮的药液混合后分服。同时，人参主含人参皂苷，尚含挥发油，煎煮人参时易沸，导致挥发油散失，一般不采用武火煎煮。

（六）金老析合理用药

1. 人参保肺丸

● 基本情况

【收载】《卫生部药品标准·中药成方制剂分册》

【组成】人参（去芦）、罂粟壳、五味子（醋制）、川贝母、陈皮、砂仁、枳实、麻黄、苦杏仁（去皮炒）、石膏、甘草、玄参（去芦）。

【功效】益气补肺，止嗽定喘。

【适应证】肺气虚弱，虚劳久嗽。症见咳嗽痰稀，气喘，肺气不足而致气短懒言，身乏无力，说话声音低弱等症。

【剂型规格】蜜丸，每丸重6g。

【用法用量】口服，1次2丸，1日2~3次。

● 古方来源

【处方来源】此方来源于经验方。

● 金老传承

【方解】

君	人参	补元气,补脾肺
臣	罂粟壳、五味子	敛肺平喘
	川贝母、苦杏仁、枳实	化痰止嗽定喘
佐	麻黄、甘草、石膏	清泻肺热平喘
	玄参	清热养阴,以防温燥伤阴
使	砂仁、陈皮、枳实	舒畅气机,以防壅滞

【药性发挥】外感表邪不解,咳嗽气喘者忌服,以免留邪。

● 现代应用

【注意事项】

a. 感冒咳嗽者忌服。

b. 本品含罂粟壳,易成瘾,不宜常服。

2. 参苓白术丸(散)

● 基本情况

【收载】《中国药典》2015版一部、《卫生部药品标准·中药成方制剂分册》

【组成】人参、茯苓、白术(麸炒)、山药、白扁豆(炒)、莲子、薏苡仁(麸炒)、砂仁、桔梗、甘草。

【功效】补气健脾,调中止泻。

【适应证】由脾胃虚弱引起食欲不振,脘腹胀满,大便溏泄,身体消瘦,四肢无力,精神疲倦等症。

【剂型规格】水丸,每100粒重6g。散剂,每袋装6g。

【用法用量】口服。水丸:1次6g,1日3次。散剂:1次6~9g,1日2~3次。

● 古方来源

【处方来源】宋《太平惠民和剂局方》参苓白术散加减

治脾胃虚弱,饮食不进,多困少力,中满痞噎,心忪气喘,呕吐泄泻及伤寒咳嗽。此药中和不热,久服养气育神,醒脾悦色,顺正辟邪。

莲子肉(去皮)、薏苡仁、缩砂仁、桔梗(炒令深黄色,各一斤),白扁豆(姜汁浸,去皮)。上为细末。每服二钱,枣汤调下,小儿量岁数加减服。

● 金老传承

【方解】

君	人参、白术、茯苓	益气健脾渗湿
臣	山药、莲子肉	健脾益气,兼能止泻
	白扁豆、薏苡仁	健脾渗湿
佐	砂仁	芳香醒脾开胃,行气和中消胀
使	桔梗	载药上行
	炙甘草	健脾和中,调和诸药

● 现代应用

【现代研究】

a. 药理作用:有调节胃肠运动,改善代谢和提高免疫等作用。

b. 临床新用:可用于脾胃气虚夹湿所致的慢性胃炎、慢性肠炎、小儿营养不良、慢性肾炎蛋白尿、小儿消化不良及脾虚腹泻等。

【注意事项】

a. 泄泻兼有大便不通畅,肛门有坠下感者忌服。

b. 服本药时不宜同时服用藜芦、五灵脂、皂荚或其制剂。

c. 不宜喝茶和吃萝卜以免影响疗效。

d. 不宜和感冒类药同时服用。

e. 高血压、心脏病、肾脏病、糖尿病严重患者及孕妇应在医师指导下服用。

f. 本品宜饭前服用或进食同时服用。

● 相关临床常用中成药的合理鉴别与应用

参苓白术丸、六君子丸、薯蓣丸是临床常用的补气剂,具体鉴别见表38-3。

表 38-3　临床合理用药的鉴别

常用中成药	相同点	特点
参苓白术丸	均能补益脾肺之气	善治脾虚泄泻,兼能益肺气、止咳,治疗气短咳嗽
六君子丸		兼能燥湿化痰,既治脾虚湿盛,又治咳嗽痰多
薯蓣丸		兼能补血养阴、润肺止咳,主治气血两虚、脾肺不足诸症

三十九、黄芪

(一)基本情况

【来源】本品为豆科植物蒙古黄芪 *Astragalus membranaceus*(Fisch.) Bge. var. *mongholicus*(Bge.)Hsiao 或膜荚黄芪 *Astragalus membranaceus* (Fisch.)Bge. 的干燥根。

【性味归经】甘,微温。归肺、脾经。

【功能主治】补气升阳,固表止汗,利水消肿,生津养血,行滞通痹,托毒排脓,敛疮生肌。用于气虚乏力,食少便溏,中气下陷,久泻脱肛,便血崩漏,表虚自汗,气虚水肿,内热消渴,血虚萎黄,半身不遂,痹痛麻木,痈疽难溃,久溃不敛。

(二)金老论道地药材

【历史】本品始载于《神农本草经》,列为上品。原名黄耆。明代李时珍释其名曰:"耆者长也,黄芪色黄,为补药之长,故名。"现今常将耆简化为"芪"。梁代陶弘景曰:"第一出陇西(今甘肃东南部定西地区)、洮阳(甘肃临潭县),色黄白,甜美,今亦难得。次用黑水(今四川黑水县)、宕昌(今甘肃陇南地区),色白,肌理粗,新者亦甘而温补。又有蚕陵白水(今四川北部)者,色理胜蜀平者而冷补。"宋代《本草图经》云:"今出原州(今宁夏固原县)及华原(今陕西耀县)者良,蜀中不复采用,直州

（今四川茂汶羌族自治县附近）、宁州（甘肃、陕西的东南边界）者亦佳。"《药物出产辨》载："正芪产区分三处—关东，二宁古塔，三卜奎，产东三省，现时山西大同、忻州地区，内蒙古及东北所产者为优。"《山西通志》记载山西大同产黄芪，距今已有500多年的历史。从本草关于黄芪的产地和形态的考证，并参考《证类本草》中"宪州黄芪"的附图，可以认为古代正品黄芪是蒙古黄芪和膜荚黄芪。

【产地】黄芪产于我国北方各地，如内蒙古、山西、陕西、河北、东北三省等地均有分布，山西浑源、应县、繁峙、代县为最早，至今约有500年的历史。当今商品中山西浑源、应县产的膜荚黄芪，内蒙古产的蒙古黄芪，以根条粗直，粉质好，味甜，具有浓郁豆香气等优良性状而驰名中外，称为"道地药材"。近年来，山东文登、富县，甘肃定西、渭源、通渭、陇西、岷县等地大量栽培，供应市场。

（三）金老谈性状鉴别

【形色嗅味】本品呈圆柱形，有的有分枝，上端较粗，长30~90cm，直径1~3.5cm。表面淡棕黄色或淡棕褐色，有不整齐的纵皱纹或纵沟。质硬而韧，不易折断，断面纤维性强，并显粉性，皮部黄白色，木部淡黄色，有放射状纹理和裂隙，老根中心偶呈枯朽状，黑褐色或呈空洞。气微，味微甜，嚼之微有豆腥气。

【优品质量】均以根条粗长，无空心，质地柔韧，断面外层白色，中间黄色或淡黄色，有粉性及纤维性，显菊花纹，味甜，有豆腥味者为佳。

（四）金老说炮制加工

【历史沿革】汉代有去芦法；南北朝刘宋时代有蒸法；宋代有蜜炙、盐汤浸焙、炒、酒煮、蜜炒、蜜蒸、盐水润蒸、盐炙等方法；元代有盐蜜水炙；明代增加了酒拌炒、姜汁炙、米泔拌炒等方法；清代增加了人乳制和九制黄芪。

【现代炮制】现行黄芪的炮制品有黄芪、蜜黄芪，具体的炮制加工内容见表39-1。

表 39-1　黄芪的炮制加工

炮制品名称	炮制工艺	质量要求	功效
黄芪	取原药材,除去杂质,大小分开,洗净,闷润12~14小时至柔韧或投入浸润罐内,加水适量,浸润至可弯曲(约90°),取出,晾至内外软硬适宜,切2~3mm片,干燥,筛去碎屑	本品呈类圆形或椭圆形厚片。外表皮黄白色至棕褐色,可见纵皱纹或纵沟,切面皮部黄白色,木部淡黄色,有放射状纹理和裂隙。气微,味微甜,嚼之有豆腥味	长于益卫固表,托毒生肌,利尿退肿。常用于表卫不固的自汗或体虚易于感冒,气虚水肿,痈疽不溃或溃久不敛
蜜黄芪	取炼蜜,加适量开水稀释后,淋入净黄芪片中,拌匀,闷润约2小时,置热锅内,用文火炒至表面深黄色,不黏手时,取出,晾凉。每100kg黄芪片,用炼蜜25kg	本品形如黄芪片,外表皮淡黄棕色或淡棕褐色,略有光泽,具蜜香气,味甜,略带黏性,嚼之微有豆腥味	长于益气补中。多用于脾肺气虚,食少便溏,气短乏力或见中气下陷之久泻脱肛、子宫下垂以及气虚不能摄血的便血、崩漏等出血证;也可用于气虚便秘

(五)金老做临床调剂

1. 金老谈黄芪处方审核技术　黄芪作为补虚药中的常见中药,对黄芪的处方审核技术,要求执业药师收到处方后首先审核处方前记、正文、后记等,然后审核处方的用药名称、炮制规格及用药剂量。

在《中国药典》2015版中规定黄芪的用量为9~30g,炮制品有黄芪、蜜黄芪。在处方审核过程中,如有超出范围时,应及时与临床医师进行沟通。处方中,当遇到缺药的情况时,处方审核人员不应随意进行更改或将其划掉,应与临床医师进行沟通,并适当调换。

2. 金老谈黄芪处方应付技术　首先要确保黄芪的书写应规范整齐。其次要注意炮制应付,处方名为"黄芪""绵芪"时,均应给付黄芪;处方名为"蜜黄芪"时,应给付蜜黄芪。如表39-2所示。

表 39-2 黄芪处方应付表

处方名	给付
黄芪、绵芪	黄芪
蜜黄芪	蜜黄芪

3. 金老谈黄芪发药交代技术

（1）黄芪的服药方法：煎服，9~30g，大剂量可用至 60g。或入丸散。服药时间与次数根据不同的病证治疗。

（2）黄芪的使用注意与禁忌：表实邪盛，气滞湿阻，食积停滞，痈疽初起或溃后热毒尚盛等实证，以及阴虚阳亢者，均须禁服。

4. 金老谈黄芪临床煎煮技术 煎药前先加水浸泡半小时，先武火（大火）煮沸，后文火（小火）维持 40~50 分钟，二煎 25~30 分钟。儿童每剂一般煎至 100~300ml，成人每剂一般煎至 400~600ml，每剂等量分装 2 份，早晚各服一次，或遵医嘱。

（六）金老析合理用药

1. 玉屏风颗粒

● 基本情况

【收载】《卫生部药品标准·中药成方制剂分册》

【组成】黄芪、白术（炒）、防风。

【功效】补气，固表，止汗。

【适应证】表虚自汗，时易感冒。

【剂型规格】颗粒剂，每袋装 5g。袋泡茶，每袋装 3g。

【用法用量】颗粒剂：开水冲服，1 次 5g，1 日 3 次。袋泡茶：口服，1 次 3g，开水浸泡 15 分钟后服用，1 日 2~3 次。

● 古方来源

【处方来源】明·《景岳全书》玉屏风散

玉屏风散：治表虚自汗。

黄芪（蜜炙）、防风（各一钱），白术（炒，二钱）水一钟，姜三片，煎服。

● 金老传承

【方解】

君	黄芪	补气固表
臣	白术	健脾补中,以资气血生化之源,促使卫气充沛固护肌表
佐	防风	外散体表风邪

● 现代应用

【注意事项】

a. 忌油腻食物。

b. 本品宜饭前服用。

2. 补中益气丸(水丸、合剂、颗粒)

● 基本情况

【收载】《中国药典》2015版一部

【组成】炙黄芪、人参、炒白术、炙甘草、陈皮、柴胡、升麻、当归。

【功效】补脾调胃,升阳益气。

【适应证】用于脾胃气虚。症见气短懒言,身体倦怠,肌热有汗,头痛怕风,渴喜热饮,食欲不振,以及气陷脱肛,子宫脱垂。

【剂型规格】大蜜丸每丸重9g,小蜜丸每瓶120g。水丸,每袋装6g。合剂,每支10ml。颗粒剂,每袋装3g。

【用法用量】丸剂:口服。大蜜丸1次1丸,小蜜丸1次9g,水丸1次6g,1日2~3g。合剂:口服,1次10~15ml,1日3次。颗粒剂:口服,1次3g,1日2~3次。

● 古方来源

【处方来源】金《脾胃论》补中益气汤

黄芪(病甚,劳役热者一钱),甘草(以上各五分,炙),人参(去节,三分,有嗽去之),当归身(三分,酒焙干,或日干,以和血脉),橘皮(不去白,二分或三分,以导气,又能益元气,得诸甘药乃可,若独用泻脾胃),升麻(二分或三分,引胃气上腾而复其本位,便是行春升之令),柴胡(二分或三分,引清气,行少阳之气上升),白术(三分,降胃中热,利腰脐间血),上件药咀,都作二服,水二盏,煎至一盏,量气弱气盛,临病斟酌水盏大小,去渣,食远,稍热服。如伤之重者,不过二服而愈;若病日久者,以权立加减法治之。

- 金老传承

【方解】

君	黄芪	补中益气	使脾胃强健,中气充沛
臣	人参、白术	补气健脾	
	陈皮	理气	
佐	升麻、柴胡	升举清阳	
	当归	补血	
使	甘草	补气,调和诸药	

- 现代应用

【注意事项】

a. 忌生冷及不易消化食物。

b. 感冒发热患者不宜服用。

c. 有高血压、心脏病、肝病、糖尿病、肾病等慢性病严重者,应在医师指导下服用。

- 相关临床常用中成药的合理鉴别与应用

补中益气丸、四君子丸(合剂)、启脾丸、香砂六君丸(片)是临床常用的补气剂,具体鉴别见表39-3。

表39-3 临床合理用药的鉴别

常用中成药	相同点	主要功能
补中益气丸	均有补气健脾之功,主治脾胃气虚,食少便溏、疲倦乏力等症	善补中气升阳,主治脾虚、中气下陷之证
四君子丸(合剂)		为益气健脾代表成药,主治脾胃气虚所致的胃纳不佳、食少便溏
启脾丸		兼有止泻、消食之功,善治脾胃气虚兼有食积、气滞者
香砂六君丸(片)		兼有行气化湿之功,主治脾胃气虚兼有中焦湿阻气滞者

四十、白术

(一)基本情况

【来源】本品为菊科植物白术 Atractylodes macrocephala Koidz. 的干燥根茎。

【性味归经】苦、甘,温。归脾、胃经。

【功能主治】健脾益气,燥湿利水,止汗,安胎。用于脾虚食少,腹胀泄泻,痰饮眩悸,水肿,自汗,胎动不安。

(二)金老论道地药材

【历史】本品始载于《神农本草经》,列为上品。该书仅记载"术",不分白术和苍术。至梁代,陶弘景《本草经集注》云:"术乃有两种,白术叶大有毛,而作桠赤术叶细无桠。"宋代寇宗奭《本草衍义》云:"苍术长如大拇指,肥实,皮色褐,其气味辛烈,须米泔浸,去皮用;白术粗促,色微褐,其气亦微苦而不烈。"以后各代本草书都将"术"分为白术和苍术两种,并在处方中分别入药。宋代苏颂《本草图经》曰:"今白术生杭越、舒、宣州高山冈上……凡古方云术者,乃白术也。"明代李时珍《本草纲目》云:"根如指大,状如鼓槌,也有大如拳者。"以上记载,均与今用之白术相符合。

明代,万历年间的《杭州府志》记载:"白术以产于(於)潜(今浙江省临安县境内)者佳。"可见,浙江产的于术自明代才有记载,并认为于术与白术为同一种植物。

【产地】主产于浙江的盘安(新渥镇、冷水镇、深泽镇等)、东阳(千祥镇等)、新昌(沙溪镇等)、嵊州;毗邻的仙居、天台、义乌、奉化、缙云等市、县亦有部分出产,统称"浙白术"。其中以盘安、东阳、新昌、嵊州的产品质量最佳,行销全国及出口,为浙江著名的"道地药材"之一。

其他地区白术也有一定的产量,如湖南的平江、溆浦、隆回、黔阳;江西的宜春、九江;四川的秀山、酉阳、乐山、宝兴;湖北的恩施、通城;福建的建阳、顺昌。近年来新产区发展很快,且产量很大,如安徽的亳州(谯东镇、五马镇、十八里、辛集)、太和等,以及河北安国都有大量商品提供市场。

(三)金老谈性状鉴别

【形色嗅味】白术根茎呈不规则拳块状,长3~13cm,直径1.5~7cm,表面灰棕色或棕黄色,有瘤状突起及纵皱沟纹和明显的须根痕。顶端有茎基残迹或芽痕。下面两侧膨大似如意头,俗称"云头"。向上则渐细,有的留有一段地上茎,俗称"白术腿"。质坚硬,不易折断,断面不平坦,或有裂隙,外圈黄白色,中间颜色较深,略有"菊花纹"及棕色点状油室。气清香,味甘,微辛,嚼之带黏性。

白术有些新产区产品性状与浙白术迥异,其根茎形状多呈长形,底部两侧稍膨大,不呈云头状,似鸡腿,表面无瘤状突起,皮细光滑,断面白色,实心,有时显黄色条纹。

【优品质量】以个大、质坚实、断面黄白色、香气浓者为佳。

(四)金老说炮制加工

【历史沿革】唐代有熬黄、土炒的方法;宋代有炮、炒黄、米泔浸、米泔水浸后麸炒、醋浸炒、焙制、煨制等炮制方法;明代增加了蜜炒、水煮、绿豆炒、附子、生姜、醋煮、酒制、乳汁制、米泔浸后黄土拌九蒸九晒、盐水炒、面炒、炒焦、姜汁炒等多种辅料炮制的方法;清代有增加了枳实煎水渍炒、香附煎水渍炒、酒浸九蒸九晒等方法。

【现代炮制】现行白术的炮制品有白术、麸炒白术、土炒白术、焦白术,具体的炮制加工内容见表40-1。

(五)金老做临床调剂

1. 金老谈白术处方审核技术 白术作为补虚药的常见中药,对其进行处方审核,要求执业药师收到处方后,首先审核处方的前记、后记等,然后审核处方的用药名称、炮制规格及用药剂量。

表 40-1　白术的炮制加工

炮制品名称	炮制工艺	质量要求	功效
白术	取原药材,除去杂质及残茎,洗净,浸泡 12~24 小时,至约七成透时,取出,闷润 24~32 小时,至内外湿度一致,切厚片,干燥,筛去碎屑	本品呈不规则厚片,外表皮灰棕色或灰黄色,粗糙不平,有皱纹和瘤状突起,切面黄白色至淡棕色,散生棕黄色的点状油室,木部有放射状纹理。质坚实,气清香,味甘,微辛,嚼之略带黏性	以健脾燥湿,利水消肿为主。用于痰饮,水肿,风湿痹痛
麸炒白术	取麸皮,撒入热锅内,待冒烟时,加入白术片,用文火炒至表面黄棕色,有香气逸出时,取出,筛去麸皮。每 100kg 白术片,用蜜炙麸皮 10kg	本品表面焦黄色或黄棕色,偶见焦斑,有焦香气	缓和燥性,增强健脾、消胀的作用。用于脾胃不和,运化失常,食少胀满,倦怠乏力,表虚自汗
土炒白术	取灶心土细粉,置热锅内,用中火炒至灵活状态时,加入白术片,炒至外面挂有土色,有香气逸出时,取出,筛去灶心土细粉,晾凉。每白术片 100kg,用灶心土细粉 30kg	本品表面杏黄土色,附有细土末,有土香气	借土气助脾,补脾止泻力胜。用于脾虚食少,泄泻便溏,胎动不安
焦白术	取白术片,置热锅内,用中火炒至表面焦褐色,喷淋清水少许,熄灭火星,取出,晾干	本品表面焦黄色或黄棕色,见焦斑,有焦香气	健脾止泻。用于脾虚泄泻,久痢,带下白浊

在《中国药典》2015 版中规定白术的用量为 6~12g,炮制品有白术、麸炒白术、土炒白术、焦白术。在处方审核过程中,如有超出范围时,应

及时与临床医师进行沟通。处方中,应区分炮制品。当遇到缺药的情况时,处方审核人员不应随意进行更改或将其划掉,应与临床医师进行沟通,并适当调换。

2. 金老谈白术处方应付技术　首先要确保白术的书写应规范整齐。其次要注意炮制应付,处方名为"山蓟""杨枹蓟""白术"时,均应给付白术;处方名为麸炒白术,应给付麸炒白术;处方名为土炒白术,应给付土炒白术;处方名为焦白术,应给付焦白术。见表40-2。

表40-2　白术处方应付表

处方名	给付
山蓟、杨枹蓟、白术	白术
麸炒白术	麸炒白术
土炒白术	土炒白术
焦白术	焦白术

3. 金老谈白术发药交代技术

(1) 白术的服药方法:煎服,6~12g。或入丸散。服药时间与次数根据不同的病证治疗。

(2) 白术的使用注意与禁忌:阴虚内热、津液亏耗者慎服;内有实邪壅滞者禁服。

4. 金老谈白术临床煎煮技术　煎药前先加水浸泡半小时,先武火(大火)煮沸,后文火(小火)维持40~50分钟,二煎25~30分钟。儿童每剂一般煎至100~300ml,成人每剂一般煎至400~600ml,每剂等量分装2份,早晚各服一次,或遵医嘱。

(六)金老析合理用药

1. 人参归脾丸

● 基本情况

【收载】《卫生部药品标准·中药成方制剂分册》

【组成】白术(麸炒)、人参、黄芪(蜜制)、茯苓、甘草(蜜制)、当归、桂圆肉、酸枣仁（炒）、远志（去心甘草制）、木香。

【功效】补养气血，健脾安神。

【适应证】用于思虑过度，劳伤心脾。症见心悸怔忡，健忘失眠，食少便溏，身体疲倦，妇女月经过多，以及脾虚出血等。

【剂型规格】大蜜丸，每丸重9g。

【用法用量】口服，1次1丸，1日2次。

● 古方来源

【处方来源】宋《济生方》归脾汤

治思虑过度劳伤心脾健忘怔忡。白术、茯苓（去木）、黄芪（去芦）、龙眼肉、酸枣仁（炒去壳各一两），人参、木香（不见火各半两），甘草（炙二钱半）。右咀，每服四钱，水一盏半，生姜五片，枣一枚，煎至七分去渣温服不拘时候。

● 金老传承

【方解】

君	人参、黄芪、白术、茯苓、甘草	扶脾益气，鼓舞生化之源
臣	当归、桂圆肉	补血养血
	酸枣仁、远志	养心安神
佐	木香	理气醒脾，使之补而不滞

● 现代应用

【现代研究】临床新用：可用于缺铁性贫血、血小板减少性紫癜、血尿、崩漏下血、月经不调等。

【注意事项】

a. 身体壮实不虚者忌服。

b. 不宜和感冒类药同时服用。

c. 不宜喝茶和吃萝卜，以免影响药效。服本药时不宜同时服用藜芦、五灵脂、皂荚或其制剂。

d. 高血压患者或正在接受其他药物治疗者，应在医师指导下服用。

e. 本品宜饭前服用或进食同时服。

- 相关临床常用中成药的合理鉴别与应用

人参归脾丸、人参健脾丸均可健脾补气,具体鉴别见表40-3。

表40-3 临床合理用药的鉴别

常用中成药	相同点	不同点
人参归脾丸	均有健脾补气的功效	有补养气血,健脾安神的功效,适用于心脾两虚所致的心悸怔忡,妇女月经过多等症
人参健脾丸		功效为健脾养胃,消食除胀,用于脾胃虚弱所致的消化不良等症

2. 八珍丸

- 基本情况

【收载】《中国药典》2015版一部

【组成】党参、炒白术、茯苓、甘草、熟地黄、当归、白芍、川芎。

【功效】调补气血。

【适应证】用于气虚血亏。症见气短懒言,面色苍白或萎黄,形体消瘦,四肢倦怠,心悸怔忡,头目眩晕;妇女气血两虚月经不调等。

【剂型规格】大蜜丸,每丸重9g;水蜜丸。煎膏剂,每瓶装250g。口服液:每支装10ml;每瓶装100ml,或500ml。颗粒剂:每袋装8g(含糖型),或3.5g(无糖型)。袋泡茶:每袋装2.4g。

【用法用量】蜜丸:口服,大蜜丸1次1丸,水蜜丸1次8丸,1日2次。煎膏剂:口服,1次15g,1日2次。口服液:口服,1次10ml,1日2次。颗粒剂:开水冲服,1次1袋,1日2次。袋泡茶:开水泡服,1次2袋,1日2次。

- 古方来源

【处方来源】元《瑞竹堂经验方》八珍散

当归(去芦)1两,川芎1两,熟地黄1两,白芍药1两,人参1两,甘草(炙)1两,茯苓(去皮)1两,白术1两。

调畅营卫,滋养气血,能补虚损。进美饮食,退虚热。主治气血两虚,面色苍白或萎黄,头昏目眩,四肢倦怠,气短懒言,心悸怔忡,食欲减退;妇人气血不足,月经不调,崩漏不止,胎萎不长,或习惯性流产;外证出血过多,溃疡久不愈合者。脐腹疼痛,全不思食,脏腑怯弱,泄泻,小腹坚痛,时作寒热。妇人脏躁,自笑自哭。伤损失血过多,或因克伐,血气耗损,恶寒发热,烦躁作渴。气血俱虚,口舌生疮,或齿龈肿溃,恶寒发热,或烦躁作渴,胸胁作胀,或便血吐血,盗汗自汗。肝脾气血俱虚,不能养筋,以致筋挛骨痛,或不能行履,或发热晡热,寒热往来。溃疡。妇人胎产崩漏。眩晕昏瞆,或大便不实,小便淋赤。

● 金老传承

【方解】

君	党参、当归	补气血	气血双补
臣	茯苓、白术	健脾益气	
	熟地黄、白芍	滋阴补血	
佐	川芎	行气活血	
使	甘草	调和诸药	

● 现代应用

【现代研究】临床新用:常用于贫血、低血糖性晕厥、视神经萎缩、疮疡久溃不愈以及妇女月经不调、痛经、功能性子宫出血、习惯性流产、产后体倦发热、重症肌无力等属气血两虚者。

【注意事项】

a. 孕妇慎用。

b. 不宜和感冒类药同时服用。

c. 服本药时不宜同时服用藜芦或其制剂。

d. 本品为气血双补之药,性质较黏腻,有碍消化,故咳嗽痰多,脘腹胀痛,纳食不消,腹胀便溏者忌服。

e. 本品宜饭前服用或进食同时服。

● 相关临床常用中成药的合理鉴别与应用

八珍丸、人参归脾丸、人参养荣丸、十全大补丸(口服液)、健脾生血颗粒(片)均为临床常用的补气养血剂,具体鉴别见表40-4。

表 40-4　临床合理用药的鉴别

常用中成药	相同点	不同点
八珍丸	具有气血双补之功,主治气血两虚所致面色萎黄,食欲不振,四肢乏力,月经过多,心悸、失眠健忘等症	气血双补代表成药
人参归脾丸		补气健脾,尤重宁心,善治心脾气血不足,兼有心神不宁者;也可用于脾不统血所致的便血、崩漏、带下
人参养荣丸		兼温通,善治气血两虚,伴见阳气不足者
十全大补丸（口服液）		
健脾生血颗粒（片）		尤重补气健脾、消食和胃,培补后天以资气血生化之源,善治脾虚食少所致血虚,或西医缺铁性贫血

四十一、甘草

（一）基本情况

【来源】本品为豆科植物甘草 Glycyrrhiza uralensis Fisch.、胀果甘草 Glycyrrhiza inflata Bat. 或光果甘草 Glycyrrhiza glabra L. 的干燥根和根茎。

【性味归经】甘,平。归心、肺、脾、胃经。

【功能主治】补脾益气,清热解毒,祛痰止咳,缓急止痛,调和诸药。用于脾胃虚弱,倦怠乏力,心悸气短,咳嗽痰多,脘腹、四肢挛急疼痛,痈肿疮毒,缓解药物毒性、烈性。

（二）金老论道地药材

【历史】本品始载于《神农本草经》,列为上品。梁代《名医别录》称为"国老",并解释说:"此草最为众药之王,经方少有不用者。"唐代甄权《药性本草》解释得更具体,曰:"诸药中甘草为君,治七十二种乳石毒,解一百二十般草木毒,调和众药有功,故有国老之号。"

对于甘草的产地与形态古人亦有论述,《名医别录》曰:"甘草生河西川谷积沙山及上郡。"河西为今甘肃省河西走廊一带,上郡在今陕西境内。宋代《本草图经》云:"今陕西河东州郡皆有之,春生青苗,高一二尺,叶如槐叶,七月开紫花,似柰冬。结实作角子,如毕豆。根长者三四尺,粗细不定。皮赤,上有横梁,梁下皆细根也。采根,去芦头及赤皮,阴干用。今甘草有数种,以坚实断理者为佳,其轻虚纵理及细韧者不堪。"从以上形态描述看来,古代药用的甘草与现代所用的甘草是一致的。

【产地】

甘草产地分布很广,质量不一,商品规格较复杂。为了简化规格,以内蒙古为中心,将甘草划分为西草和东草两类。

1. 西草 西草系指内蒙古西部及陕西、甘肃、青海等地所产的甘草,也包括新疆产的胀果甘草或光果甘草。

2. 东草 东草系指内蒙古东部及东北、河北、山西等地所产的甘草。

以上两类甘草一般从质量来讲,以西草条粗、皮细、粉性足为优;东草条细、不去头斩尾,纤维多,粉性差,质次。

甘草资源分布原以内蒙古为主产,自20世纪60年代以来,由于需要量大幅度增加,促使过度采挖,以致甘草资源急剧下降。目前新疆产量已占全国近50%,为此国家将甘草列为计划管理品种,限量采挖和出口,以保证永续利用。70年代以来,甘草在甘肃、内蒙古、山西、宁夏、东北、陕西、新疆等省区,大力发展人工种植。当前甘草商品供应实际以家种为主,尤以甘肃定西地区、陇西等县产量最大。

(三)金老谈性状鉴别

【形色嗅味】

1. 甘草 根呈圆柱形,长25~100cm,直径0.6~3.5cm。外皮松紧不一。表面红棕色或灰棕色,具显著的纵皱纹、沟纹、皮孔及稀疏的细根痕。质坚实,断面略显纤维性,黄白色,粉性,形成层环明显,射线放射状,有的有裂隙。根茎呈圆柱形,表面有芽痕,断面中部有髓。气微,味甜而特殊。

2. 胀果甘草 根和根茎木质粗壮,有的分枝,外皮粗糙,多灰棕色或灰褐色。质坚硬,木质纤维多,粉性小。根茎不定芽多而粗大。

3. 光果甘草 根和根茎质地较坚实,有的分枝,外皮不粗糙,多灰棕色,皮孔细而不明显。

【优品质量】

1. 西草 以条粗,皮色红、细,体重坚实(有骨气),口面光洁,粉性大,折断时有粉尘飞出,中央抽缩下陷成小坑者为佳。

2. 东草 以条粗者、外皮红、内色黄者为佳(东草多做酱油、卷烟、糖果等调味剂)。

(四)金老说炮制加工

【历史沿革】汉代有炙焦为末、微炒的方法;南北朝刘宋时代有"火炮令内外赤黄"及酒浸蒸后炙酥的方法;唐代有蜜炙法;宋代有炒、纸裹醋浸煨、猪胆汁浸炙、盐水浸炙、油浸炙、炮、黄泥裹煨等炮制方法;明清又增加了炮再麸炒、蜜炙、酥制、涂麻油炙、姜汁炒、酒炒、粳米拌炒和乌药煎汁吸入去乌药等法。

【现代炮制】现行甘草的炮制品有甘草、蜜甘草,具体的炮制加工内容见表41-1。

表 41-1 甘草的炮制加工

炮制品名称	炮制工艺	质量要求	功效
甘草	取原药材,除去杂质,大小分开,洗净,浸泡10~12小时,取出,闷润12~24小时,至内外湿度一致;或投入浸润罐,加水适量,浸润约90分钟,至折断面无干心,除去,晾至内外软硬适宜,切厚片,干燥,筛去碎屑	本品呈类圆形或椭圆形厚片。表面黄白色,中间有明显的棕色形成层环纹及射线,传统称为"菊花心",纤维明显,具粉性。周边棕红色、棕色或灰棕色,粗糙,具纵皱纹。气微,味甜微苦	长于泻火解毒,化痰止咳。多用于痰热咳嗽,咽喉肿痛,痈疽疮毒,食物中毒及药物中毒

续表

炮制品名称	炮制工艺	质量要求	功效
炙甘草	取炼蜜加适量沸水稀释后,淋入净甘草片中,拌匀,闷润2~4小时,置热锅内,用文火加炒至黄色至深黄色,不黏手时,取出,晾凉。每100kg甘草片,用炼蜜25~30kg	本品形如甘草片。外表皮红棕色或灰棕色,微有光泽。切面黄色至深黄色,形成层环纹明显,射线放射状。略有黏性。具焦香气,味甜	补脾和胃,益气复脉力胜。常用于脾胃虚弱,心气不足,脘腹疼痛,筋脉挛急,脉结代

(五)金老做临床调剂

1. 金老谈甘草处方审核技术 甘草作为补虚药中的常见中药,对其进行处方审核,要求执业药师收到处方后,首先要审核处方的前记、后记等,然后审核处方的用药名称、炮制规格及用药剂量。

在《中国药典》2015版中规定甘草的用量为2~10g,不宜与海藻、京大戟、红大戟、甘遂、芫花同用;炮制品有甘草、蜜甘草。在处方审核过程中,如有超出范围时,应及时与临床医师进行沟通。处方中,当遇到缺药的情况时,处方审核人员不应随意进行更改或将其划掉,应与临床医师进行沟通,并适当调换。

2. 金老谈甘草处方应付技术 首先要确保甘草的书写应规范整齐。其次要注意炮制应付,处方名为"红甘草""粉甘草""甘草"时,应给付甘草片;处方名为"蜜甘草""炙甘草"时,应给付蜜炙甘草。如表41-2所示。

表41-2 甘草处方应付表

处方名	给付
红甘草、粉甘草、甘草	甘草片
蜜甘草、炙甘草	蜜炙甘草

3. 金老谈甘草发药交代技术

(1)甘草的服药方法:煎服,2~10g。或入丸散。服药时间与次数根据不同的病证治疗。

（2）甘草的使用注意与禁忌：湿盛胀满，浮肿者不宜用，久服较大剂量的生甘草，可引起浮肿。不宜与海藻、京大戟、红大戟、甘遂、芫花同用。

4. 金老谈甘草临床煎煮技术　煎药前先加水浸泡半小时，先武火（大火）煮沸，后文火（小火）维持40~50分钟，二煎25~30分钟。儿童每剂一般煎至100~300ml，成人每剂一般煎至400~600ml，每剂等量分装2份，早晚各服一次，或遵医嘱。

（六）金老析合理用药

复方甘草片

● 基本情况

【收载】《中国药典》2015版二部

【组成】甘草浸膏粉（中粉）、阿片粉或罂粟果提取物粉、八角茴香油、樟脑、苯甲酸钠（中粉）。

【功效】镇咳祛痰。

【适应证】痰热咳嗽或慢性咳嗽等。

【剂型规格】片剂，每片重1.22g。

【用法用量】口服或含化，1次3~4片，1日3次。

● 古方来源

【处方来源】此方来源于经验方。

● 金老传承

【方解】

君	甘草	祛痰止咳
臣	罂粟壳	敛肺止咳
	八角茴香	温肺理气，止痛

● 现代应用

【现代研究】药理作用：主要有镇咳、祛痰作用。

【注意事项】

a. 本品不宜长期服用。

b. 胃炎及胃溃疡患者慎用。

c. 运动员慎用。

d. 孕妇及哺乳期妇女慎用。

四十二、鹿茸

(一) 基本情况

【来源】本品为鹿科动物梅花鹿 Cervus Nippon Temminck 或马鹿 Cervus elaphus Linnaeus 的雄鹿未骨化密生茸毛的幼角。前者习称"花鹿茸",后者习称"马鹿茸"。

【性味归经】甘、咸,温。归肾、肝经。

【功能主治】壮肾阳,益精血,强筋骨,调冲任,托疮毒。用于肾阳不足,精血亏虚,阳痿滑精,宫冷不孕,羸瘦,神疲,畏寒,眩晕,耳鸣,耳聋,腰脊冷痛,筋骨痿软,崩漏带下,阴疽不敛。

(二) 金老论道地药材

【历史】鹿茸始载于《神农本草经》,列为中品。在历代本草文献中多有记载。李时珍曰:"鹿,处处山林中有之。马身羊尾,头侧而长,高脚而行速。牡者有角,夏至则解。大如小马,黄质白斑,俗称马鹿。牝者无角,小而无斑,毛杂黄白色,俗称麂鹿,孕六月而生子。"《沈存中笔谈》云:"北狄有驼鹿,极大而色苍黄,无斑。角大而有文,坚莹如玉。茸亦可用。"可见古代所用鹿茸与今相类同,但非仅有花鹿茸和马鹿茸两种药用。

【产地】梅花鹿野生者很少,主要以家养为主。家养梅花鹿以东北为最多。如吉林双阳、东丰、辉南、通化、靖宇、白山、梅河口、辽宁西丰、清原、铁岭、四川都江堰、北京昌平、河北承德等地。

马鹿野生与家养均有,野生主要分布于新疆、内蒙古、黑龙江、吉林、青海、甘肃等地。家养马鹿主产于新疆尉犁、伊宁、察布查尔、沙雅、巩留、尼勒克、昭苏、阿克苏、黑龙江林口、横道河子、佳木斯、伊春、牡丹江、宁安、吉林双阳、东丰、辽宁抚顺、西丰、内蒙古赤峰、兴安、呼和浩特等地。

(三) 金老谈性状鉴别

【形色嗅味】

1. 花鹿茸 花鹿茸有初生茸、二杠、挂角、三岔、二茬茸、花砍茸等规格。

(1) 初生茸：初生的雄鹿当年不生茸，第二年开始生茸角。呈圆柱形或圆锥形，不分支，又称"一棵葱"、"打鼓锤"或"钻天锥"。长15~30cm，直径2~3cm。外皮红棕色或棕色，表面密生黄棕色细茸毛。锯口呈圆形，黄白色，基部外围显骨质化，中部密布细孔。中华人民共和国成立前，北京养鹿场都不锯取初生茸，因为有可能影响鹿茸以后的生长。

(2) 二杠：系出生两年以上成年雄鹿的幼角、具有一个分支者。全形似拇指与食指，作"八"字分开，主支习称"大挺"，呈圆柱形，长15~18cm，锯口直径3.5~5cm，离锯口约1cm处分出侧支，习称"门桩"或"眉叉"和"护眼锥"。长9~15cm，直径较大挺略细，外皮红棕色或棕色，多光润，密生红黄色或棕黄色细茸毛，上端较密，下端较疏，外围无骨质。体轻，如朽木。气微腥，微咸。大挺超过门桩4.5~6cm，习称"挂角"。

(3) 三岔：大挺具有两个分支者，称为"三岔"。其大挺略呈弓样弯曲，长23~33cm，直径较二杠细且微扁，顶端略尖（不做弯头），下部多有纵棱筋，习称"起筋"，以及微突起的疙瘩，习称"骨豆"。外皮红黄色，茸毛较稀而粗。锯口外围多见骨化。质较重。

(4) 二茬茸：又称"再生茸"，系经锯过头茬茸后再长出的二茬茸。形状与二杠相似，但大挺长而圆，或下粗上细。下部有纵棱筋，皮质黄色，茸毛粗糙，间有细长的针毛，锯口外围多已骨质化，体较重，其他同二杠茸。

（5）花砍茸：为带头骨的梅花鹿茸，茸形与锯茸相同，亦分二杠或三岔（以二杠为多）等规格。二茸相距约四指，习称"档子"，脑骨前端平齐。后端有一对弧形的骨，习称"虎牙"，脑骨前后对称，可放平稳，习称"四平头"。脑骨洁白，外附头皮，皮上密生短毛。气微腥，味微咸。

此外，有的二杠、挂角或三岔在茸挺上另生支叉，俗称"怪角"。此类茸是足壮之故，不影响鹿茸质量。如在茸体下部近花盘处生出支叉则为"脆骨"。

2. 马鹿茸 马鹿茸较花鹿茸粗大，分支较多，侧支一个者习称"单门"，两个者习称"莲花"，三个者习称"三岔"，四个者习称"四岔"或更多。按产地分为"东马鹿茸"（指东北产品，又称"关东青"）和"西马鹿茸"（指西北产品）。

（1）东马鹿茸："单门"大挺长25~27cm，直径约3cm。外皮灰黑色，茸毛灰褐色或灰黄色，锯口面外皮较厚，灰黑色，中部密布细孔，质嫩。"莲花"大挺长可达33cm，下部有棱筋，锯口面蜂窝状小孔较大；"三岔"皮色较深，质较老；"四岔"茸毛粗而稀，大挺下部具棱筋及疙瘩，分支顶端多无毛，习称"捻头"。

（2）西马鹿茸：大挺多不圆，顶端圆扁不一。长30~100cm，表面有棱，多抽缩干瘪，分支较长而弯曲，茸毛粗长，灰色或黑灰色。锯口颜色较深，常见骨质。气腥臭，味咸。

【优品质量】 花鹿茸、马鹿茸均以茸形粗壮、饱满、皮毛完整、质嫩、油润、茸毛细，无骨棱、骨钉者为佳。习惯认为花鹿茸二杠质量优于挂角、三岔；马鹿茸单门、莲花优于三岔、四岔。

（四）金老说炮制加工

【现代炮制】 鹿茸的炮制品有鹿茸、鹿茸粉，具体的炮制加工内容见表42-1。

表 42-1　鹿茸的炮制加工

炮制品名称	炮制工艺	质量要求	功效
鹿茸片	取鹿茸，燎去茸毛，刮净，以布带缠绕茸体，自锯口面小孔灌入热白酒，并不断添酒，至润透或灌酒稍蒸，横切薄片，压平，干燥	花鹿茸片呈圆形或近圆形，切面直径1~5cm。鹿茸外表面密生红黄色或棕色细茸毛，有时可见燎痕或刮痕。外皮红棕色或棕色，多光润。中部黄白色，无骨化、密布细孔。体轻质软富弹性，有时可见小而角质样片即蜡片。气微腥，味微咸。马鹿茸片呈长椭圆形或长圆形，表面茸毛灰白色，稀疏、粗而长。外皮灰棕色，角质化较厚。中部白色或红棕色，可见由内向外的骨化圈明显，中间可见蜂窝状孔纹，质硬，无弹性，有时透明。气微味淡	壮肾阳，益精血，强筋骨，调冲任，托疮毒。用于肾阳不足，精血亏虚，阳痿滑精，宫冷不孕，羸瘦，神疲，畏寒，眩晕，耳鸣，耳聋，腰脊冷痛，筋骨痿软，崩漏带下，阴疽不敛
鹿茸粉	取鹿茸，燎去茸毛，刮净，劈成碎块，研成细粉	呈土黄色细粉，气微腥，味微咸	

（五）金老做临床调剂

1. 金老谈鹿茸处方审核技术　鹿茸作为补虚药的常见中药，对其进行处方审核，要求执业药师收到处方后，首先审核处方的前记、后记等，然后审核处方的用药名称、炮制规格及用药剂量。

在《中国药典》2015版中规定鹿茸的用量为1~2g；炮制品有鹿茸、鹿茸粉。在处方审核过程中，如有超出范围时，应及时与临床医师进行沟通。处方中，应区分炮制品。当遇到缺药的情况时，处方审核人员不应随意进行更改或将其划掉，应与临床医师进行沟通，并适当调换。

2. 金老谈鹿茸处方应付技术　首先要确保鹿茸的书写应规范整齐。其次要注意处方名为"鹿茸片""鹿茸"时，均应给付鹿茸片；处方名为"鹿茸粉"时，应给付鹿茸粉。见表42-2。

表42-2　鹿茸处方应付表

处方名	给付
鹿茸、鹿茸片	鹿茸片
鹿茸粉	鹿茸粉

3. 金老谈鹿茸发药交代技术

（1）鹿茸的服药方法：将鹿茸片（鲜片烘干）研末冲服，每次1~2g，日服1次或茸片含化嚼服。或入丸散。服药时间与次数根据不同的病证治疗。

（2）鹿茸的使用注意与禁忌：服用本品宜从小量开始，缓缓增加，不宜骤然大量食用，以免阳升风动，或伤阴动血。阴虚阳盛者忌用。

4. 金老谈鹿茸临床煎煮技术　鹿茸作为贵重药材，一般不作煎煮，多研末冲服，用量为1~2g。

（六）金老析合理用药

参桂鹿茸丸

● 基本情况

【收载】《卫生部药品标准·中药成方制剂分册》

【组成】鹿茸（去毛）、阿胶、熟地黄、生地黄、当归、龟甲（砂烫醋淬）、鳖甲（砂烫醋淬）、山茱萸（酒制）、天冬、白芍、人参、白术（麸炒）、茯苓、甘草、川牛膝、怀牛膝、杜仲（炒炭）、续断、秦艽、黄芩、泽泻、艾叶（炒炭）、红花、西红花、鸡冠花、川芎、乳香（醋制）、没药（醋制）、肉桂、酸枣仁（炒）、琥珀、赤石脂（煅）、延胡索（醋制）、香附（醋制）、沉香、砂仁、木香、陈皮。

【功效】益气补血，滋肾调经。

【适应证】用于气血不足，肝肾亏损。症见身体衰弱，肌肉消瘦，腰腿软，头晕耳鸣，目暗昏花，午后发热，盗汗失眠，以及妇女血虚腹痛，经期不准等。

【剂型规格】大蜜丸，每丸重9g。

【用法用量】口服,1次1丸,1日2次。

● 古方来源

【处方来源】此方来源于经验方。

● 金老传承

【方解】

君	鹿茸、阿胶	峻补精血	滋肾填精,益气养血
	熟地黄、白芍、当归、川芎	补血养血调经	
	人参、茯苓、白术、甘草	健脾益气	
臣	龟甲、鳖甲、山茱萸、天冬、生地黄	滋肾柔肝	
	川牛膝、怀牛膝、杜仲炭、续断、沉香	补肾强健腰膝	
	肉桂、艾炭	温经散寒	
	红花、西红花、鸡冠花、乳香、没药	通经活血	
佐	延胡索、香附、木香、砂仁、陈皮	理气止痛	
	秦艽、黄芩、泽泻	清虚热	
	赤石脂	止血	
	酸枣仁、琥珀	安神	

● 现代应用

【注意事项】

a. 孕妇慎服。

b. 忌生冷、油腻食物,忌气恼。

c. 外感或实热内盛者不宜服用。

d. 服本药时不宜同时服用藜芦、五灵脂、皂荚或其制剂;不宜喝茶和吃萝卜,以免影响药效。

e. 本品宜饭前服用。

● 相关临床常用中成药的合理鉴别与应用

参桂鹿茸丸、参茸卫生丸、人参鹿茸丸、参茸丸均可治疗阴阳俱虚、气血双亏,具体鉴别见表42-3。

表 42-3 临床合理用药的鉴别

常用中成药	相同点	不同点
参桂鹿茸丸	皆以人参、鹿茸为主要配伍,都能补肾壮阳,益气养血。均可用于治疗阴阳俱虚,气血双亏之体虚畏寒,遗精阳痿,妇女血虚崩漏等	兼能调经,妇女血虚腹痛、月经不调可用
参茸卫生丸		偏于补气助阳
人参鹿茸丸		药性和缓,平补中气养精血
参茸丸		兼滋清热作用,兼阴虚燥热者宜用

四十三、补骨脂

（一）基本情况

【来源】本品为豆科植物补骨脂 Psoralea corylifolia L. 的干燥成熟果实。

【性味归经】辛、苦,温。归肾、脾经。

【功能主治】温肾助阳,纳气平喘,温脾止泻；外用消风祛斑。用于肾阳不足,阳痿遗精,遗尿尿频,腰膝冷痛,肾虚作喘,五更泄泻；外用治白癜风,斑秃。

（二）金老论道地药材

【历史】补骨脂始载于《开宝本草》。李时珍谓："补骨脂言其功也……"苏颂谓："补骨脂生广南诸州及波斯国,今岭外山坂间多有之,不及番舶者佳。茎高三四尺,叶似薄荷,花微紫色,实如麻子,圆扁而黑,九月采。"

【产地】补骨脂多来源于栽培品,主要分布于四川、河南、陕西、安徽、江苏等地。主产于重庆江津、合川；四川金堂、广元、灌县；河南商丘、新乡、博爱、沁阳、信阳；陕西兴平；安徽阜阳、六安等地。以河南及四川所产质量最佳。

（三）金老谈性状鉴别

【形色嗅味】呈肾形略扁，长 3~5mm，宽 2~4mm，厚约 1.5mm，表面黑色或黑褐色，有微细的网状皱纹，顶端圆钝，有一小突起。质坚硬。种子一枚，子叶两片，黄白色，有油性。微有香气，味辛，微苦。

【优品质量】以身干、粒大、饱满、色黑者为佳。

（四）金老说炮制加工

【历史沿革】南北朝刘宋时代有酒浸蒸以除燥毒的记载；宋代有炒、盐炒、芝麻制、酒浸炒等法；明代增加了泽泻制及盐、酒、芝麻同制等炮制方法；清代增加了麸炒、面炒、麻子仁炒、童便乳浸盐水炒等法。

【现代炮制】现行补骨脂的炮制品有补骨脂、盐补骨脂，具体的炮制加工内容见表 43-1。

表 43-1　补骨脂的炮制加工

炮制品名称	炮制工艺	质量要求	功效
补骨脂	取原药材，簸净杂质，洗净，晒干	与原药材性状一致	温肾壮阳，除湿止痒。多用于制备酊剂、散剂、注射剂等
盐补骨脂	取净补骨脂，喷淋适量盐水，拌匀，闷润 36 小时，至盐水被吸尽，置热锅内，用文火微炒至表面微鼓起，并有香气逸出时，取出，晾凉。每 100kg 净补骨脂，用食盐 3kg	本品形如补骨脂。表面黑色或黑褐色，微鼓起。气微香，味微咸	引药入肾，增强温肾助阳、纳气、止泻的作用。用于阳痿遗精，遗尿尿频，腰膝冷痛，肾虚作喘，五更泄泻

（五）金老做临床调剂

1. 金老谈补骨脂处方审核技术　补骨脂作为补虚药的常见中药，对其进行处方审核，要求执业药师收到处方后，首先审核处方的前记、后记等,然后审核处方的用药名称、炮制规格及用药剂量。

在《中国药典》2015版中规定补骨脂的用量为6~10g;炮制品有补骨脂、盐补骨脂。在处方审核过程中,如有超出范围时,应及时与临床医师进行沟通。处方中,应区分炮制品。当遇到缺药的情况时,处方审核人员不应随意进行更改或将其划掉,应与临床医师进行沟通,并适当调换。

2. 金老谈补骨脂处方应付技术　首先要确保补骨脂的书写应规范整齐。其次要注意炮制应付,处方名为"补骨脂""故脂子""破故纸"时,均应给付补骨脂;处方名为"盐补骨脂"时,应给付盐补骨脂。见表43-2。

表43-2　补骨脂处方应付表

处方名	给付
补骨脂、故脂子、破故纸	补骨脂
盐补骨脂	盐补骨脂

3. 金老谈补骨脂发药交代技术

(1) 补骨脂的服药方法:煎服,6~10g。或入丸散。外用20%~30%酊剂涂患处。服药时间与次数根据不同的病证治疗。

(2) 补骨脂的使用注意与禁忌:阴虚火旺及大便秘结者忌服。

4. 金老谈补骨脂临床煎煮技术　补骨脂先加水浸泡半小时,没过药物表面2cm为宜。煎煮两次,合并药液,每次煎煮时间为30分钟。煎煮后药液约300ml。儿童每剂一般煎至100~300ml,成人每剂一般煎至400~600ml,每剂等量分装2份,早晚各服一次,或遵医嘱。

(六) 金老析合理用药

1. 青娥丸

● 基本情况

【收载】《中国药典》2015版一部

【组成】盐补骨脂、盐杜仲、核桃仁(炒)、大蒜。

【功效】补肾强腰。

【适应证】用于肾亏虚寒。症见腰痛,腿膝足胫痛,阳痿精冷,小便频数,少腹冷痛。

【剂型规格】蜜丸,大蜜丸每丸重 9g。

【用法用量】口服,水蜜丸 1 次 6~9g,大蜜丸 1 次 1 丸,1 日 2~3 次。

● 古方来源

【处方来源】宋《太平惠民和剂局方》青娥丸加减

治肾气虚弱,风冷乘之,或血气相搏,腰痛如折,起坐艰难,俯仰不利,转侧因劳役过度,伤于肾经,或处卑湿,地气伤腰,或坠堕伤损,或风寒客搏,或气滞令腰痛,或腰间似有物重坠,起坐艰辛者,悉能治之。(又见方后)

胡桃(去皮、膜二十个),蒜(熬膏,四两),破故纸(酒浸,炒,八两),杜仲(去皮,姜)。上为细末,蒜膏为丸。每服三十丸,空心温酒服下,妇人淡醋汤下。常服壮筋骨,活血脉乌须发,益颜色。

● 金老传承

【方解】

君	盐补骨脂	补肾益精,助阳散寒	补肾强腰
臣	盐杜仲、核桃仁(炒)	补肝肾,强健腰膝	
佐	大蒜	健脾暖胃	

● 现代应用

【注意事项】

a. 忌不易消化食物。

b. 治疗期间,宜节制房事。

c. 感冒发热患者不宜服用。

d. 湿热或寒湿痹阻及外伤腰痛者不适用。

e. 高血压、心脏病、肾病、肝病、糖尿病等慢性病患者应在医师指导下服用。

2. 四神丸(片)

● 基本情况

【收载】《中国药典》2015 版一部

【组成】肉豆蔻(煨)、盐补骨脂、吴茱萸(制)、五味子(醋制)、大枣

（去核）。

【功效】温肾暖脾,固肠止泻。

【适应证】由脾肾虚寒引起久泻,五更泄泻,肠鸣腹痛,大便不成形,并伴有不思饮食,腰酸肢冷,面黄肌瘦,身倦无力等症。

【剂型规格】水丸,每瓶装27g。片剂:(1)素片每片重0.6g;(2)薄膜衣片每片重0.3g。

【用法用量】水丸:口服,1次9g,1日1~2次。片剂:口服,1次4片,1日2次。

● 古方来源

【处方来源】明《景岳全书》四神丸

治脾肾虚寒,大便不实,饮食不思,及泄痢腹痛等症。

破故（炒,四两）,肉豆蔻（面煨）、五味子（各二两）,吴茱萸（汤浸,炒,一两）。上为末,用大枣百枚,同姜八两煮烂,取肉捣丸,桐子大。每服七、八十丸,空心食前白汤下。按:此丸不宜用枣,但以姜汁煮面糊为丸更佳。

● 金老传承

【方解】

君	盐补骨脂	补肾阳,固下焦	综观全方,具有温肾暖脾,固肠止泻的作用
臣	肉豆蔻（煨）	暖脾阳,行气涩肠	
佐	吴茱萸（制）	温中散寒	
	五味子（醋制）	敛阴止泻	
使	大枣（去核）	调补脾胃	

● 现代应用

【现代研究】

a. 药理作用:可通过抗胆碱作用和直接作用于胃肠道平滑肌而起到止泻效果。

b. 临床新用:可用于治疗慢性肠炎,肠结核腹泻属脾肾阳虚者。

【注意事项】忌食生冷油腻食物。

● 相关临床常用中成药的合理鉴别与应用

四神丸、固本益肠片均为临床常用的涩肠止泻剂,具体鉴别见表 43-3。

表 43-3 临床合理用药的鉴别

常用中成药	主要功能	临床主治
四神丸	温肾散寒,涩肠止泻	主治肾阳不足所致的泄泻,症见肠鸣腹胀、五更溏泻、食少不化、久泻不止、面黄肢冷
固本益肠片	健脾温肾,涩肠止泻	主治脾肾阳虚所致的泄泻,症见腹痛绵绵、大便清稀或有黏液及黏液血便、食少腹胀、腰酸乏力、形寒肢冷、舌淡苔白、脉虚;慢性肠炎见上述证候者用之亦佳

四十四、当归

(一)基本情况

【来源】本品为伞形科植物当归 Angelica sinensis (Oliv.) Diels 的干燥根。

【性味归经】甘、辛,温。归肝、心、脾经。

【功能主治】补血活血,调经止痛,润肠通便。用于血虚萎黄,眩晕心悸,月经不调,经闭痛经,虚寒腹痛,风湿痹痛,跌扑损伤,痈疽疮疡,肠燥便秘。酒当归活血通经。用于经闭痛经,风湿痹痛,跌扑损伤。

(二)金老论道地药材

【历史】当归为最常用的中药材,始载于《神农本草经》,列为中品。梁代《名医别录》记载:"当归生陇西川谷,二月、八月采根阴干。"陶弘景云:"今陇西、四阳、黑水当归多肉少枝,气香名马尾当归。"唐代《新修本草》记载:"今出当州、宕州、翼州、松州,以宕州者最胜。"宋代陈承《本草别说》曰:"当归治妊妇产后恶血上冲,仓卒取效。气血昏乱者,服之即定,能使气血各有所归,恐当归之名,必因此出也。"明代李时珍曰:"当归调血为女人要药。"又曰:"今陕、蜀(四川)、秦州(甘肃岷县)、汶州(四川汶县)诸处,人多栽莳为货,以秦归头圆尾多,色紫气香,肥润者马尾归,最胜也。"由此可见,古今当归的主产地及疗效均相同。

【产地】主产甘肃定西地区的岷县、渭源、漳县、陇西等县,陇南地区的武都、宕昌、文县、康县等地,云南的维西、丽江、香格里拉、德钦、兰坪。此外,四川的平武、九寨沟(原四川南坪)、青川,湖北的恩施等地也有少量出产,但以岷县(梅川区、南川区、西寨区)和宕昌县的(白龙区)产量最大,又以岷县产品质量最优,行销全国及大量出口,为著名的"道地药材"。

(三)金老谈性状鉴别

【形色嗅味】本品略呈圆柱形,下部有支根3~5条或更多,长15~25cm。表面黄棕色至棕褐色,具纵皱纹和横长皮孔样突起。根头(归头)直径1.5~4cm,具环纹,上端圆钝,或具数个明显突出的根茎痕,有紫色或黄绿色的茎和叶鞘的残基;主根(归身)表面凹凸不平支根(归尾)直径0.3~1cm,上粗下细,多扭曲,有少数须根痕。质柔韧,断面黄白色或淡黄棕色,皮部厚,有裂隙和多数棕色点状分泌腔,木部色较淡,形成层环黄棕色。有浓郁的香气,味甘、辛、微苦。柴性大、干枯无油或断面呈绿褐色者不可供药用。

【优品质量】均以主根粗长、支根少、油润、外皮色棕、肉质饱满、断面色黄白、气浓香者为优。

(四)金老说炮制加工

【历史沿革】南齐有炒法;唐代有酒浸法;宋代有酒洗、酒润、米拌炒、酒拌、酒炒、醋炒等法;元代有头止血,身和血,梢破血之说。明清增加了酒蒸、酒煮、童便制、盐水炒、姜汁炒、姜汁浸、米泔浸炒、土炒、制炭、黑豆汁制、吴茱萸制、芍药汁制等方法。

【现代炮制】 现行当归的炮制品有当归、酒当归、土当归、当归炭,具体的炮制加工内容见表44-1。

表44-1 当归的炮制加工

炮制品名称	炮制工艺	质量要求	功效
当归	取原药材,除去杂质,洗净,闷润12~24小时,至内外湿度一致,切薄片,晒干或低温干燥,筛去碎屑	本品呈类圆形、椭圆形或不规则薄片。外表皮黄棕色至棕褐色。切面黄白色或淡棕黄色,平坦,有裂隙,中间有浅棕色的形成层环,并有多数棕色的油点,香气浓郁,味甘、辛,微苦	补血,调经,润肠通便。用于血虚萎黄,眩晕心悸,月经不调,肠燥便秘
酒当归	取当归片,用黄酒拌匀,闷润1~2小时,至黄酒被吸尽,置热锅内,用文火炒至微干,取出,晾凉。每100kg当归片,用黄酒10kg	本品形如当归片,切面深黄色或浅棕色,略有焦斑。香气浓郁,并略有酒香气	活血通经,祛瘀止痛的作用增强。用于经闭痛经,风湿痹通,跌打损伤、瘀血肿痛
土当归	将灶心土粉置预热适度的炒制容器内,中火加热炒至土呈灵活状态,倒入净当归片,炒至当归片上粘满细土时(俗称挂土),取出。筛去土,摊凉。每100kg当归片,用灶心土粉30kg	本品形如当归片,表面土黄色,具土香气	既能增强入脾补血的作用,又能缓和油润而不滑肠。可用于治疗血虚便溏,腹中时痛
当归炭	取当归片,置预热适度的炒制容器内,中火加热炒至微黑色,取出晾凉	本品形如当归片,表面黑褐色,内部灰棕色,质枯脆,气味减弱,并带涩味	以止血和血为主。用于崩中漏下,月经过多

(五)金老做临床调剂

1. 金老谈当归处方审核技术 当归作为补虚药中的常见中药,对其进行处方审核,要求执业药师收到处方后,首先要审核处方的前记、后记等,然后审核处方的用药名称、炮制规格及用药剂量。

在《中国药典》2015版中规定当归的用量为6~12g;炮制品有当归、酒当归、土当归、当归炭。在处方审核过程中,如有超出范围时,应及时与临床医师进行沟通。处方中,当遇到缺药的情况时,处方审核人员不应随意进行更改或将其划掉,应与临床医师进行沟通,并适当调换。

2. 金老谈当归处方应付技术 首先要确保当归的书写应规范整齐。其次要注意炮制应付,处方名为"当归""秦归""云归"时,应给付当归;处方名为"酒当归"时,应给付酒当归;处方名为"土当归"时,应给付土当归;处方名为"当归炭"时,应给付当归炭。如表44-2所示。

表44-2 当归处方应付表

处方名	给付
当归、秦归、云归	当归
酒当归	酒当归
土当归	土当归
当归炭	当归炭

3. 金老谈当归发药交代技术

(1)当归的服药方法:煎服,9~15g。或入丸散。服药时间与次数根据不同的病证治疗。

(2)当归的使用注意与禁忌:湿阻中满及大便溏泄者忌服。

4. 金老谈当归临床煎煮技术 煎药前先加水浸泡半小时,没过药物表面2cm为宜。煎煮两次合并药液,每次煎煮时间为30分钟。煎煮后药液约300ml。儿童每剂一般煎至100~300ml,成人每剂一般煎至400~600ml,每剂等量分装2份,早晚各服一次,或遵医嘱。

（六）金老析合理用药

1. 养血饮口服液

● 基本情况

【收载】《卫生部药品标准·中药成方制剂分册》

【组成】当归、黄芪、鹿角胶、阿胶、大枣。

【功效】补气养血。

【适应证】用于气血两虚。症见身倦乏力,面色不华,崩漏下血,舌淡脉细无力;以及血小板减少症。亦可用于贫血和放疗、化疗后属于气血两虚者。

【剂型规格】口服液,每支装 10ml。

【用法用量】口服,1 次 1 支,1 日 2 次。

● 古方来源

【处方来源】此方来源于经验方。

● 金老传承

【方解】

君	当归	补血养血
臣	黄芪	补气
	鹿角胶、阿胶	峻补精血,兼能止血
佐	大枣	补气健脾

● 现代应用

【注意事项】

a. 忌油腻食物。

b. 外感或实热内盛者不宜服用。

c. 孕妇慎用。

d. 本品宜饭前服用。

2. 当归养血丸

● 基本情况

【收载】《中国药典》2015 版一部

【组成】当归、白芍(炒)、地黄、炙黄芪、阿胶、牡丹皮、香附(制)、茯苓、杜仲(炒)、白术(炒)。

【功效】养血调虚。

【适应证】用于气血两虚。症见月经不调,经行后期,量少色淡,脉细等。

【剂型规格】水蜜丸,每10粒重1.5g;大蜜丸,每丸重9g。

【用法用量】口服,1次6g,1日2~3次。

● 古方来源

【处方来源】此方来源于经验方。

● 金老传承

【方解】

君	当归	补血调经
臣	阿胶、白芍、地黄	补血
	黄芪、白术、茯苓、杜仲	补气温阳
	香附	理气调经止痛
佐	牡丹皮	活血行瘀

● 现代应用

【现代研究】临床新用:广泛用于月经不调、带下、不孕等妇科病证。

【注意事项】

a. 忌食寒凉、生冷食物。

b. 月经过多者不宜服用本药。

c. 感冒时不宜服用本药。

d. 平素月经正常,突然出现月经量少,或月经错后,或阴道不规则出血者,应去医院就诊。

四十五、白芍

(一)基本情况

【来源】本品为毛茛科植物芍药 *Paeonia lactiflora* Pall. 的干燥根。

【性味归经】苦、酸,微寒。归肝、脾经。

【功能主治】养血调经,敛阴止汗,柔肝止痛,平抑肝阳。用于血虚萎黄,月经不调,自汗,盗汗,胁痛,腹痛,四肢挛痛,头痛眩晕。

(二)金老论道地药材

【历史】本品为常用的中药材。始载于《神农本草经》,列为中品。芍药有赤白之分,最早见于梁代《本草经集注》。陶弘景曰:"今出白山、蒋山、茅山最多,白而长尺许,余处亦有而多赤,赤者小利。"其后,韩保升的《蜀本草》云:"此有赤白两种,其花亦有赤白二色。"明代李时珍说:"根之赤白,随花之色也。"换句话说开白花者为白芍,开红花者为赤芍。至今仍有人有如此的认识,这是不对的。严格来讲,白芍花色实不止红白两种,其色实有由浅入深之别。殊不知同种植物,其花即有赤有白,花之赤白有时影响根皮的色泽,但不一定是分种的标准。

【产地】主产于安徽亳州市郊(十九里镇、大寺镇等),其次为涡阳、阜阳、监泉、界首、凤台;四川中江、渠县(原渠河),其次为广安、仪陇、达县、苍溪;浙江东阳(千祥镇、马宅区)、盘安(新渥镇、冷水镇、深泽镇),其次为缙云、永康、仙居、临安。此外,河南商丘、柘城、鹿邑;山东菏泽,贵州湄潭,湖南邵阳、常宁等地也有种植。其中安徽产者为"亳白芍",四川产者为"川白芍",浙江产者为"杭白芍"(因产东阳者又称"东芍"),此为白芍三大产区。其中亳白芍产量最大,占全国白芍产量的70%;杭白芍质量最优,为历史上著名的"道地药材"。

(三)金老谈性状鉴别

【形色嗅味】

1. 杭白芍 根直而长,呈圆柱形,两端切齐。长9~20cm,直径1.5~2.5cm。表皮淡棕色,未去净的栓皮部位棕褐色,呈花斑状,较粗糙,全体有纵皱及根痕,偶见横向皮孔。质坚体重,不易折断,断面粉白色,显菊花纹。气无,味微苦酸。

2. 川白芍 其根上粗下细,略呈圆锥形,有棕色下陷的根痕,长

8~15cm,中部直径0.6~1.5cm。表面粉红色,光滑无纵皱纹。质坚体重,不易折断,断面粉白色(俗称"白里映红"),细腻,角质样,中间有菊花纹。气无,味微苦。此为四川中江白芍的特征。此外,四川还有一种渠县白芍,其性状与中江白芍迥然有别。本品较中江白芍根条粗长,呈圆柱形,表面红棕色、有明显纵棱是其特征,质坚实,断面浅红棕色,较粗糙,整体不如中江白芍质量。贵州白芍表面也有纵棱,但表皮略显黄绿色,应注意鉴别。

3. 亳白芍 根呈圆柱形,稍有弯曲,长8~15cm,直径0.5~1.5cm。皮为白色或淡粉白色,不光润,略显支、须根痕。质坚体重,断面黄白色或淡粉色,显菊花纹。气无,味微苦、酸。此外,亳白芍在产地还生产一种白芍片,俗称产地片,一般多为斜片,且较厚。

【优品质量】均以根粗长、匀直、质坚实、粉性足、表面洁净者为优。

(四)金老说炮制加工

【历史沿革】汉代有切;南北朝时期有蜜水拌蒸;唐代有熬令黄;宋代有微炒、炒焦、焙制、煮制、酒炒等法;元代有酒浸、酒制、炒炭、米水浸炒等法;明清增加了酒蒸、米炒、土炒、煨制、煅炭等炮制方法。

【现代炮制】现行白芍的炮制品有白芍、酒白芍、炒白芍、土白芍、醋白芍,具体的炮制加工内容见表45-1。

表45-1 白芍的炮制加工

炮制品名称	炮制工艺	质量要求	功效
白芍	取原药材,除去杂质,大小分开,浸泡8~12小时,约七成透时,取出,闷润12~24小时,至内外湿度一致,或投入浸润罐内,加水适量,浸润约8小时,至折断面无干心,取出,晾至内外软硬适宜,切薄片,干燥,筛去碎屑	本品呈类圆形薄片。表面淡棕红色或类白色,平滑。切面类白色或微带棕红色,形成层环明显,可见稍隆起的筋脉纹呈放射状排列。气微,味微苦、酸	泻肝火,平抑肝阳,养阴除烦。用于肝阳上亢,阴虚发热,烦躁易怒

续表

炮制品名称	炮制工艺	质量要求	功效
酒白芍	取白芍片,加黄酒拌匀,闷润1~2小时,至黄酒被吸尽,置热锅内,用文火炒至微黄色,取出,晾凉,筛去碎屑。每白芍片100kg,用黄酒10kg	本品形如白芍片,表面微黄色或淡棕黄色,有的可见焦斑。微有酒香气	善于调经止血,柔肝止痛。用于肝虚血虚,胁痛腹痛,月经不调,四肢挛痛
炒白芍	取白芍片,置热锅内,用文火炒至微黄色,取出,晾凉,筛去碎屑	本品形如白芍片,表面微黄色或淡棕黄色,有的可见焦斑。气微香	长于养血和营,敛阴止汗。用于血虚萎黄,腹痛泄泻,自汗盗汗
土白芍	取灶心土细粉,置热锅内,用中火炒至灵活状态时,加入白芍片,炒至表面挂土色,取出,筛去灶心土细粉,晾凉。每100kg白芍片,用灶心土细粉30kg	本品形如白芍片,表面土黄色,微有焦土气	养血和脾,止泻作用增强。用于肝旺脾虚,腹痛泄泻
醋白芍	取白芍片,加定量米醋拌匀,稍闷润,待醋被吸尽后,置炒制容器内,用文火加热,炒干,取出晾凉。筛去碎屑。每100kg白芍片,用米醋15kg	本品形如白芍片,表面微黄色,微有醋气	引药入肝,敛血养血、疏肝解郁的作用增强。用于肝郁乳汁不通,尿血等

(五) 金老做临床调剂

1. 金老谈白芍处方审核技术 白芍作为补虚药中的常见中药,对其进行处方审核,要求执业药师收到处方后,首先要审核处方的前记、后记等,然后审核处方的用药名称、炮制规格及用药剂量。

在《中国药典》2015版中规定白芍的用量为6~15g 炮制品有白芍、酒白芍、炒白芍、土白芍、醋白芍。不宜与藜芦同用。在处方审核过程中,如有超出范围时,应及时与临床医师进行沟通。处方中,当遇到缺药的情况时,处方审核人员不应随意进行更改或将其划掉,应与临床医师进行沟通,并适当调换。

2. 金老谈白芍处方应付技术　首先要确保白芍的书写应规范整齐。其次要注意炮制应付,处方名为"白芍""杭芍""大白芍"时,均应给付白芍;处方名为"酒白芍"时,应给付酒白芍;处方名为"炒白芍"时,应给付炒白芍;处方名为"土白芍"时,应给付土白芍;处方名为"醋白芍"时,应给付醋白芍。如表 45-2 所示。

表 45-2　白芍处方应付表

处方名	给付
白芍、杭芍、大白芍	白芍
酒白芍	酒白芍
炒白芍	炒白芍
土白芍	土白芍
醋白芍	醋白芍

3. 金老谈白芍发药交代技术

(1) 白芍的服药方法:煎服,每日 1 剂,分两次服用。或遵医嘱。也可入丸散。服药时间与次数根据不同的病证治疗。

(2) 白芍的使用注意与禁忌:虚寒之证不宜单独应用。反藜芦。

4. 金老谈白芍临床煎煮技术　煎药前先加水浸泡半小时,先武火(大火)煮沸,后文火(小火)维持 40~50 分钟,二煎 25~30 分钟。儿童每剂一般煎至 100~300ml,成人每剂一般煎至 400~600ml,每剂等量分装 2 份,早晚各服一次,或遵医嘱。

(六) 金老析合理用药

健肝乐颗粒

● 基本情况

【收载】《卫生部药品标准·中药成方制剂分册》

【组成】白芍、甘草。

【功效】养血柔肝,止痛。

【适应证】用于肝血不足,两胁隐痛、黄疸等。

【剂型规格】颗粒剂,每袋装 15g。

【用法用量】开水冲服,1 次 15g,1 日 2 次,12 岁以下小儿酌减或遵医嘱。

● 古方来源

【处方来源】汉《伤寒论》芍药甘草汤

伤寒脉浮,自汗出,小便数,心烦,微恶寒,脚挛急,反与桂枝,欲攻其表,此误也。得之便厥,咽中干,烦躁,吐逆者,作甘草干姜汤与之,以复其阳。若厥愈足温者,更作芍药甘草汤与之,其脚即伸。

白芍药、甘草(各四两,炙)。右二味,以水三升,煮取一升五合,去滓,分温再服。

● 金老传承

【方解】

君	白芍	养血柔肝,缓急止痛
臣	甘草	缓和药性

● 现代应用

【注意事项】重症高血压及水肿患者慎用。

四十六、北沙参

(一)基本情况

【来源】本品为伞形科植物珊瑚菜 *Glehnia littoralis* Fr. Schmidt ex Miq. 的干燥根。

【性味归经】甘、微苦,微寒。归肺、胃经。

【功能主治】养阴清肺,益胃生津。用于肺热燥咳,劳嗽痰血,胃阴不足,热病津伤,咽干口渴。

（二）金老论道地药材

【历史】沙参古代无南北之分，明以前所用的沙参均为桔梗科沙参属植物的根，即今之南沙参。至明代，倪朱谟在《本草汇言》中始见"真北沙参"之名。蒋仪在《药镜》中首以北沙参立条。清代，张璐在《本经逢原》则谓沙参有南北之分。云："北产者质坚性寒，南产者体虚力微。"对两种沙参质地及药性作了简要的概述。

【产地】主产山东莱阳、烟台、蓬莱、崂山、文登、海阳等地，多为家种。此外，掖县以及江苏连台港、河北秦皇岛、辽宁大连等沿海沙滩上均有野生。其中以莱阳胡城村产品质量最佳，称为"道地药材"。近年来，河北安国、内蒙古赤峰牛营子产量甚丰，大量提供商品。

（三）金老谈性状鉴别

【形色嗅味】根呈细长条状圆柱形，中间较粗，两端细，单一，偶有分支。长15~40cm，直径0.2~1.6cm。表面淡黄色，略粗糙，有细皱纹或纵沟，并有棕黄色点状皮孔和须根痕。偶有残存外皮。顶端常有黄棕色根茎残基。质硬脆，易折断，断面不平整，皮部较厚，淡黄白色，与木部不分离。木部黄色，形成层呈环状，颜色较深。气特异，味微甘。

【优品质量】以枝条细长、圆柱形、均匀、质坚、味甘者为佳。

（四）金老说炮制加工

【现代炮制】北沙参的炮制品为北沙参，具体的炮制加工内容见表46-1。

表 46-1 北沙参的炮制加工

炮制品名称	炮制工艺	质量要求
北沙参	取原药材，除去杂质及残茎，洗净，闷润8~12小时，至内外湿度一致，切厚片或中段，干燥，筛去碎屑	北沙参片呈圆形、类圆形或不规则形厚片或短段。外表皮黄棕色，有棕黄色点状细根痕。切面皮部浅黄白色，木部黄色，质脆，易折断。有不规则裂隙。气特异，味微甘

（五）金老做临床调剂

1. 金老谈北沙参处方审核技术　北沙参作为补虚药的常见中药，对其进行处方审核，要求执业药师收到处方后，首先审核处方的前记、后记等，然后审核处方的用药名称、配伍禁忌及用药剂量。

在《中国药典》2015 版中规定北沙参的用量为 5~12g，不宜与藜芦同用。在处方审核过程中，如有超出范围时，应及时与临床医师进行沟通。处方中，当遇到缺药的情况时，处方审核人员不应随意进行更改或将其划掉，应与临床医师进行沟通，并适当调换。

2. 金老谈北沙参处方应付技术　首先要确保北沙参的书写应规范整齐。其次要注意处方名为"海沙参""银条参""北沙参"时，均应给付北沙参；处方名为"鲜北沙参"时，应给付鲜北沙参。见表 46-2。

表 46-2　北沙参处方应付表

处方名	给付
海沙参、银条参、北沙参	北沙参
鲜北沙参	鲜北沙参

3. 金老谈北沙参发药交代技术

（1）北沙参的服药方法：煎服，5~12g。或入丸散。服药时间与次数根据不同的病证治疗。

（2）北沙参的使用注意与禁忌：风寒作嗽及肺胃虚寒者忌服。反藜芦。

4. 金老谈北沙参临床煎煮技术　煎药前先加水浸泡半小时，先武火（大火）煮沸，后文火（小火）维持 40~50 分钟，二煎 25~30 分钟。儿童每剂一般煎至 100~300ml，成人每剂一般煎至 400~600ml，每剂等量分装 2 份，早晚各服一次，或遵医嘱。

（六）金老析合理用药

1. 养胃舒胶囊

● 基本情况

【收载】《卫生部药品标准·中药成方制剂分册》

【组成】党参、陈皮、黄精（蒸）、山药、干姜、菟丝子、白术（炒）、玄参、乌梅、山楂、北沙参。

【功效】扶正固本,滋阴养胃,行气消导。

【适应证】用于慢性萎缩性胃炎、慢性胃炎所引起的胃脘灼热胀痛,手足心热,口干口苦,纳差消瘦等症。

【剂型规格】胶囊剂,每粒装 0.4g。颗粒剂,每袋装 10g。

【用法用量】口服,胶囊剂 1 次 3 粒,颗粒剂 1 次 10g,1 日 2 次。

● 古方来源

【处方来源】此方来源于经验方。

● 金老传承

【方解】

君	党参、白术	补脾益气	共成补脾健胃,益气养阴之剂
	山药、黄精	气阴双补,补脾益气	
	干姜、菟丝子	温脾益肾	
臣	乌梅、山楂	生津消食	
	北沙参、玄参	养阴生津	
佐	陈皮	理气健脾	

● 现代应用

【现代研究】药理作用:能提高机体 T 淋巴细胞转化率和血清 IgG 水平,增强细胞免疫和体液免疫,可促进红细胞免疫黏附活性,有镇痛、抗炎和抑制肠胃蠕动的功效。

【注意事项】

a. 孕妇慎用。

b. 湿热胃痛证及重度胃痛应在医师指导下服用。

2. 滋心阴口服液

● 基本情况

【收载】《卫生部药品标准·中药成方制剂分册》

【组成】麦冬、北沙参、赤芍、三七。

【功效】滋养心阴,活血止痛。

【适应证】用于心阴不足之胸痹。症见胸痛,心悸,失眠,五心烦热,舌红苔少,脉细数。

【剂型规格】口服液,每瓶10ml。

【用法用量】口服,1次10ml,1日3次。

● 古方来源

【处方来源】此方来源于经验方。

● 金老传承

【方解】

君	麦冬	滋养心阴	滋养心阴,活血止痛
臣	北沙参	协助麦冬养心阴	
	三七、赤芍	活血止痛	

● 现代应用

【注意事项】尚不明确。

四十七、麦冬

(一)基本情况

【来源】本品为百合科植物麦冬 Ophiopogon japonicus (L.f) Ker-Gawl. 的干燥块根。

【性味归经】甘,微苦,微寒。归心、肺、胃经。

【功能主治】养阴生津,润肺清心。用于肺燥干咳,阴虚痨嗽,喉痹咽痛,津伤口渴,内热消渴,心烦失眠,肠燥便秘。

(二)金老论道地药材

【历史】本品始载于《神农本草经》,列为上品。其后历代本草均有记载,并对其形态、分布、栽培技术、产品质量、功能与主治均有记述。梁代《名医别录》云:"麦门冬,叶如韭,冬夏长生,生函谷、川谷及堤坂肥土石间久废处,二月、三月、八月、十月采根阴干。"唐代《本草拾遗》载:"出江宁(今江苏南京)者小润,出新安(今浙江淳安)者大白。其大者苗如鹿葱,小者如韭叶,大小有三四种,功用相似,其子圆碧。"宋代《本草图经》云:"所在有之,叶青似莎草,长及尺余,四季不凋,根黄白色有须,根如连珠形,四月开淡红色花,如红蓼花,实碧而圆如珠。江南出者叶大,或云吴地者尤胜。"明代《本草纲目》曰:"麦须曰门,此草根似麦而有须,其叶如韭,凌冬不凋,故谓之麦门冬。"又云:"古人唯用野生者,后世所用多是栽莳而成。"并云:"浙中来者甚良。其叶如韭,多纵纹且坚韧为异。"《增订伪药条辨》称:"麦冬,出杭州笕桥者为最优。"

从上所述,自古麦冬不止一种,且有栽培与野生之分。本草所述来自浙中,叶如韭的麦冬,与今天《中国药典》2015版收载的品种相似,说明浙江麦冬栽培历史悠久,为著名的浙江省"道地药材"之一。

川麦冬的栽培历史早在明弘治三年(1502年)《本草品汇精要》中有记载。据清同治十一年(1873年)《绵州志》记载:"绵州城内外皆产,大者长寸许为拣冬,中者色白力较薄,小者为米冬,长三四分,中有油润,功效最大。"《三台县志》记载:"清嘉庆十九年(1814年),已在园河(今花园乡)、白衣淹(光明乡)广为种植。"此种麦冬至今仍为著名的川产"道地药材"之一。

【产地】麦冬虽种植、野生兼有,但作为药用是以种植为主。种植麦冬主要分为浙麦冬与川麦冬两类。

1. 浙麦冬 浙麦冬又称"杭麦冬",原产杭州的笕桥,余姚的坎墩,现均移植到宁波专区的慈溪县。

2. 川麦冬 川麦冬主产四川绵阳、三合。此外,四川南部射洪等地也有少量栽培。

(三)金老谈性状鉴别

【形色嗅味】

1. 杭麦冬 块根呈纺锤形,略扁稍弯曲。长1~3cm,直径3~6mm。表面黄白色或淡黄色,半透明状,有不规则的纵皱纹及须根痕。未干透时,质较柔韧,干后质坚硬。断面黄白色,角质状。中柱细已木质化,湿润后可以抽出。气微香,味甜,嚼之发黏。

2. 川麦冬 块根较瘦,中部不很肥满。表面多呈灰白色。新产者质柔韧,干后不甚坚。香气小,味甜较淡,嚼之不发黏,油性较杭麦冬小。

【优品质量】均以个大、肥壮、半透明、质柔、色黄白、有香气、嚼之发黏、干燥无须根者为优。

(四) 金老说炮制加工

【现代炮制】麦冬的炮制品为麦冬,具体的炮制加工内容见表47-1。

表47-1 麦冬的炮制加工

炮制品名称	炮制工艺	质量要求
麦冬	取原药材,除去杂质	与原药材性状一致

(五) 金老做临床调剂

1. 金老谈麦冬处方审核技术 麦冬作为补虚药中的常见中药,对其进行处方审核,要求执业药师收到处方后,首先要审核处方的前记、后记等,然后审核处方的用药名称、炮制规格及用药剂量。

在《中国药典》2015版中规定麦冬的用量为6~12g。在处方审核过程中,如有超出范围时,应及时与临床医师进行沟通。处方中,当遇到缺药的情况时,处方审核人员不应随意进行更改或将其划掉,应与临床医师进行沟通,并适当调换。

2. 金老谈麦冬处方应付技术

首先要确保麦冬的书写应规范整齐。其次要注意处方名为"麦冬""麦门冬"时,均应给付麦冬。如表47-2所示。

表47-2 麦冬处方应付表

处方名	给付
麦冬、麦门冬	麦冬

3. 金老谈麦冬发药交代技术

（1）麦冬的服药方法：煎服，6~12g。或入丸散。服药时间与次数根据不同的病证治疗。

（2）麦冬的使用注意与禁忌：胃虚寒泄泻，胃有痰饮湿浊及外感风寒咳嗽者均忌服。

4. 金老谈麦冬临床煎煮技术 煎药前先加水浸泡半小时，先武火（大火）煮沸，后文火（小火）维持40~50分钟，二煎25~30分钟。儿童每剂一般煎至100~300ml，成人每剂一般煎至400~600ml，每剂等量分装2份，早晚各服一次，或遵医嘱。

（六）金老析合理用药

二冬膏

● 基本情况

【收载】《中国药典》2015版一部

【组成】麦冬、天冬。

【功效】滋阴清热，润肺止咳。

【适应证】阴虚肺热之咳嗽。症见咳嗽痰少，口舌干燥，咽痛音哑。

【剂型规格】煎膏剂，每瓶50g。

【用法用量】口服，1次9~15g，1日2次。

● 古方来源

【处方来源】清《张氏医通》二冬膏

治肺胃燥热。痰涩咳嗽。麦门冬（去心）、天门冬（去心等分），上二味。熬膏。炼白蜜收。不时噙热咽之。

● 金老传承

【方解】

| 君 | 麦冬、天冬 | 性味俱甘寒，皆有清热滋阴，生津润燥，润肺止咳之功，两药合用，其功益彰 |

【药性发挥】湿盛痰多之咳嗽忌服,脾虚便溏者不宜服用。

● 现代应用

【现代研究】

a. 药理作用:主要有抗菌、降血糖等作用。

b. 临床新用:可用于治疗慢性支气管炎、支气管扩张、肺结核、慢性咽炎等症属阴虚内热津伤者。

【注意事项】

a. 忌烟、酒及辛辣、生冷、油腻等食物。

b. 支气管扩张、肺脓疡、肺心病、肺结核患者出现咳嗽时,应去医院就诊。

c. 糖尿病患者及高血压、心脏病、肝病、肾病等慢性病严重者,应在医师指导下服用。

四十八、枸杞子

(一)基本情况

【来源】本品为茄科植物宁夏枸杞 *Lycium barbarum* L. 的干燥成熟果实。

【性味归经】甘,平。归肝、肾经。

【功能主治】补肝肾,益精明目。用于虚劳精亏,腰膝酸痛,眩晕耳鸣,阳痿遗精,内热消渴,血虚萎黄,目昏不明。

(二)金老论道地药材

【历史】本品始载于《神农本草经》,列为上品。《本草纲目》云:"枸杞,树名,此物棘如枸之刺,茎如杞之条,故兼名之。"又谓:"后世唯取陕西者良,而又以甘州者为绝品。"此甘州者,即指宁夏枸杞而言。明代《弘治宁复新志》有枸杞作为"贡品"的记载。说明当时宁夏枸杞数量多,质量好,闻名全国。清代《中卫县志》中有"枸杞宁安一带家种杞园,各省入药甘枸杞皆宁产者也。""宁安"(原名宁安堡)即今宁夏中宁县,表明当地群众种植枸杞已形成专业性的"杞园"。现今全国枸杞药材仍以宁夏枸杞为佳。

【产地】主产于宁夏中宁、中卫。该地区栽培枸杞历史悠久,品质优良,畅销国内外,为"道地药材"。现扩种到宁夏银川、固原、平罗、惠农;内蒙古乌拉特前旗、土默特左旗、托克托旗,以及巴彦淖尔盟的磴口;新疆精河;陕西靖边;甘肃庄浪等地。

(三)金老谈性状鉴别

【形色嗅味】果实呈长卵形或类纺锤形,略扁,长6~10mm,直径3~8mm。中部略膨大,表面鲜红色(陈久则变黑),具不规则皱纹,略带光泽。顶端有凸起的花柱痕,基部有稍小凹的白色果梗痕。横切面类圆形,可见果皮柔韧,果肉柔软滋润。中间由横隔分成两室,中轴胎座,着生扁肾形种子20~50粒。种子长1.2~2mm,宽0.4~0.7mm,黄色,有细微凹点,凹侧有明显的种脐。无臭,味甜微酸。

【优品质量】以粒大、肉厚、子少、色红、质柔润、味甜者为佳。

(四)金老说炮制加工

【现代炮制】枸杞子的炮制品为枸杞子,具体的炮制加工内容见表48-1。

表48-1 枸杞子的炮制加工

炮制品名称	炮制工艺	质量要求
枸杞子	取原药材,除去杂质及残留的果梗	与原药材性状一致

(五)金老做临床调剂

1. 金老谈枸杞子处方审核技术 枸杞子作为补虚药的常见中药,对其进行处方审核,要求执业药师收到处方后,首先审核处方的前记、后记等,然后审核处方的用药名称及用药剂量。

在《中国药典》2015版中规定枸杞子的用量为6~12g。在处方审核过程中,如有超出范围时,应及时与临床医师进行沟通。处方中,当遇到缺药的情况时,处方审核人员不应随意进行更改或将其划掉,应与临床医师进行沟通,并适当调换。

2. 金老谈枸杞子处方应付技术　首先要确保枸杞子的书写应规范整齐。其次要注意处方名为"枸杞子""甘杞子""枸杞"时,均应给付枸杞子。见表48-2。

表48-2　枸杞处方应付表

处方名	给付
枸杞、枸杞子、甘杞子	枸杞子

3. 金老谈枸杞子发药交代技术

（1）枸杞子的服药方法:煎汤,内服,6~12g。不宜久煎。或入丸散。或直接嚼服,早晚各一次。服药时间与次数根据不同的病证治疗。

（2）枸杞子的使用注意与禁忌:外邪实热,脾虚有湿热泄泻者忌服。

4. 金老谈枸杞子临床煎煮技术　直接煎服,不宜久煎。儿童每剂一般煎至100~300ml,成人每剂一般煎至400~600ml,每剂等量分装2份,早晚各服一次,或遵医嘱。

（六）金老析合理用药

1. 安神宝颗粒

● 基本情况

【收载】《中国药典》2015版一部、《卫生部药品标准·中药成方制剂分册》

【组成】枸杞子、炒酸枣仁、藤合欢。

【功效】补肾益精,养心安神。

【适应证】用于失眠健忘,眩晕耳鸣,腰膝酸软等症。

【剂型规格】颗粒剂:（1）每袋装14g;（2）每袋装10g,无蔗糖。

【用法用量】口服,1次1~2袋,1日3次。

● 古方来源

【处方来源】此方来源于经验方。

● 金老传承

【方解】

君	枸杞子	滋补肝肾之阴	补肾益精,养心安神
臣	酸枣仁、合欢花	解郁安神	

● 现代应用

【注意事项】

a. 本品宜餐后服。

b. 对本品过敏者禁用,过敏体质者慎用。

c. 儿童必须在成人监护下使用。

2. 五子衍宗丸(片)

● 基本情况

【收载】《中国药典》2015版一部

【组成】枸杞子、菟丝子(炒)、五味子(蒸)、覆盆子、盐车前子。

【功效】滋肾助阳,固精止遗。

【适应证】用于肾阴不足,阴损及阳。症见阳痿早泄,遗精,精冷,久不生育,小便后余沥不尽。

【剂型规格】丸剂,大蜜丸每丸重9g,水蜜丸每瓶装60g,小蜜丸每袋装9g。片剂,糖衣片每片重0.3g。

【用法用量】蜜丸:口服,水蜜丸1次6g,小蜜丸1次9g,大蜜丸1次1丸,1日2次。片剂:口服,1次6片,1日3次。

● 古方来源

【处方来源】明《证治准绳》五子衍宗丸

男服此药,添精补髓,疏利肾气,不问下焦虚实寒热,服之自能平秘。

旧称古今第一种子方,有人世服此药,子孙蕃,遂成村落之说。嘉靖丁亥,于广信郑中丞宅得之,张神仙四世孙子及数人用之殊验。

甘州枸杞子、菟丝子(酒蒸捣成饼,各八两),辽五味子(一两),覆盆子(四两,酒洗去目),车前子(炒,二两)。上五品,俱择道地精新者,焙晒干,共为细末,炼蜜丸如桐子大。每服空心九十丸,上床时五十丸,白沸汤或盐汤送下,冬月用温酒送下。修合日,春取丙丁己午,夏取戊己辰戌丑未,秋取壬癸亥子,冬取甲乙寅卯,忌师尼鳏寡之人及鸡犬六畜见之。

● 金老传承

【方解】

君	枸杞子	补肾益精	补肾固精
臣	菟丝子	益阴兼能扶阳,温而不燥,补而不滞	
	覆盆子、五味子	固肾涩精,助阳止遗	
佐	车前子	泻肾经虚火	

● 现代应用

【注意事项】

a. 忌不易消化食物。

b. 治疗期间,宜节制房事。

c. 感冒发热患者不宜服用。

d. 有高血压、心脏病、肝病、糖尿病、肾病等慢性病严重者,应在医师指导下服用。

● 相关临床常用中成药的合理鉴别与应用

五子衍宗丸、桂附地黄丸(胶囊)、右归丸(胶囊)、济生肾气丸(片)、青蛾丸均为临床常用的助阳剂,具体鉴别见表48-3。

表48-3 临床合理用药的鉴别

常用中成药	相同点	不同点
五子衍宗丸	均有温肾之功,主治肾阳虚证,腰膝冷疼痛,阳痿宫冷,夜尿频多等症	补泻结合,尤善温肾固涩止遗,治阳虚遗滑
桂附地黄丸(胶囊)		阴中求阳,阴阳兼顾,补泻兼施,补而不腻不燥。是补肾助阳的温和之剂
右归丸(胶囊)		填补精血之力稍强,阴中求阳,兼能固精止遗
济生肾气丸(片)		温通利水力强,善治阳虚水饮内停
青蛾丸		温肾,尤善健骨强腰,善治肾虚腰痛,膝软无力

四十九、五味子

(一) 基本情况

【来源】本品为木兰科植物五味子 Schisandra chinensis (Turcz.) Baill. 的干燥成熟果实。南五味子为木兰科植物华中五味子 Schisandra sphenanthera Rehd. et Wils. 的干燥成熟果实。

【性味归经】酸、甘,温。归肺、心、肾经。

【功能主治】收敛固涩,益气生津,补肾宁心。用于久嗽虚喘,梦遗滑精,遗尿尿频,久泻不止,自汗盗汗,津伤口渴,内热消渴,心悸失眠。

(二) 金老论道地药材

【历史】本品始载于《神农本草经》,列为上品。历代本草均有记载。南北朝时期《本草经集注》载:"今第一出高丽,多肉而酸甜。次出青州、冀州(今山东、河北境内),味过酸,其核并似猪肾。"唐代《新修本草》载:"其叶似杏而大,蔓生木上,子作房如落葵,大如樱子。一出蒲州(今山西永济县)及蓝田(今陕西蓝田县)山中。"宋代《本草图经》云:"今河东、陕西州郡尤多,而杭越间亦有七月成实,如豌豆许大,生青熟红紫。"依据上述植物形态、药物滋味及《本草图经》所附的越州五味子图可以确认为木兰科五味子属植物。其中分布于青州、冀州、高丽者,为"北五味子";分布于蒲州、蓝田、河东、杭越者,为"南五味子"。明代《本草纲目》云:"五味子今有南北之分,南产者色红,北产者色黑,入滋补药必用北产者乃良。"这说明药材质量和疗效与产地的关系。北五味子为北京地区历史上喜用品种。

【产地】

1. 五味子(北五味子) 主产东北三省,各省山区均有分布,如长白山、完达山、张广才岭、老爷岭、大小兴安岭等均为野生。近年来东北三省都有引种,并已引种成功,如辽宁凤城、本溪、桓仁、宽甸等地;吉林蛟河、通化、临江等地;黑龙江五常、依兰、伊春等地;其他如内蒙古牙克石、莫力达瓦、扎兰屯等地；河北围场、承德、平泉、宽城等地也有野生，北京地区的怀柔、密云、平谷、延庆、门头沟、房山等深山区都有少数野生，但产量甚少，未形成商品。近年在怀柔区汤河口乡北部山区有近千亩五味子栽培，且长势甚好。

2. 华中五味子（南五味子、西五味子、山五味子） 主要分布于陕西丹凤、山阳、商南、安康、紫阳、旬阳、留坝、佛坪、渭南、华阴，河南西峡、栾川、南召、林县、修武，湖北恩施、利川、鹤峰、建始，重庆巫溪、巫山、城口、南川、武隆，四川北川、青川、平武，湖南龙山、武冈、新宁、永顺。此外，云南、贵州、安徽、浙江等地广大山区均有野生，以陕西、湖北、河南产量大。

（三）金老谈性状鉴别

【形色嗅味】

1. 北五味子 果实呈不规则球形，直径5~8mm。表面红色、紫红色或暗红色，皱缩，显油润，有时可见"白霜"。果肉柔软，内含种子1~2粒。种子肾形，长4~5mm，宽3mm；表面黄棕色，有光泽；种皮坚硬而脆，内有淡黄色胚乳，富油性。果肉气微，味酸。种子破碎后有香气，味辛，微苦。

2. 南五味子（华中五味子） 果实较小，直径4~8mm。表面红棕色至暗棕色，干瘪皱缩，果肉较薄，有时有白色粉霜，果肉常紧贴种子上。果肉微酸，略带微涩。种子较北五味子略小，直径3~4mm。表面黄棕色，微粗糙，种背部有疣状突起。

【优品质量】以粒大肉厚、色紫红、有油性者为优。北京地区一向习用北五味子，南五味子不用。

（四）金老说炮制加工

【历史沿革】汉代有打碎法；唐代以后多沿用此法；隋唐时期有蜜蒸、炒等法；宋代有去梗、酒浸等法；元代有炮法；明代有糯米炒、焙、麸炒等法；清代有酒拌蒸、盐水拌蒸、盐水浸炒、蒸、蜜酒拌蒸等方法。

【现代炮制】现行五味子的炮制品有五味子、醋五味子、酒五味子、蜜五味子，具体的炮制加工内容见表49-1。

表 49-1　五味子的炮制加工

炮制品名称	炮制工艺	质量要求	功效
五味子	取原药材,除去杂质,用时捣碎	与原药材性状一致	长于敛肺止咳止汗。用于咳喘,自汗盗汗,口干作渴
醋五味子	取原药材,除去杂质,迅速洗净,加米醋拌匀,闷润3~4小时,置适宜容器内,蒸18~24小时,至乌黑色有油润光泽时,取出,干燥。五味子每100kg,用米醋20kg	本品形如五味子,表面乌黑色,油润,稍有光泽,有醋香气	涩精止泻作用增强,用于遗精,泄泻
酒五味子	取净五味子,加酒拌匀,稍闷,置蒸制容器内蒸至酒被吸尽,表面转黑色,取出,干燥。每100kg净五味子,用黄酒20kg	本品形如五味子,表面棕黑色或黑褐色,油润,稍有光泽,有酒香气	益肾固精作用增强,用于肾虚遗精
蜜五味子	取熟蜜用适量沸水稀释后,加入净五味子,拌匀,闷透,置锅内,用文火加热,炒至不黏手时,取出,放凉。每100kg净五味子,用熟蜜10kg	本品形如五味子,色泽加深,稍有光泽,味酸,兼有甘味	补益肺肾作用增强,用于久咳虚喘

（五）金老做临床调剂

1. 金老谈五味子处方审核技术　五味子作为收涩药的常见中药,对其进行处方审核,要求执业药师收到处方后,首先要审核处方的前记、后记等,然后审核处方的用药名称、炮制规格及用药剂量。

在《中国药典》2015版中规定五味子的用量为2~6g,炮制品有五味子、醋五味子、酒五味子、蜜五味子。在处方审核过程中,如有超出范围时,应及时与临床医师进行沟通。处方中,当遇到缺药的情况时,处方审核人员不应随意进行更改或将其划掉,应与临床医师进行沟通,并适当调换。

2. 金老谈五味子处方应付技术 首先要确保五味子的书写应规范整齐。其次要注意炮制应付,处方名为"五味子""山花椒"时,均应给付五味子;处方名为"醋五味子"时,应给付醋五味子;处方名为"酒五味子"时,应给付酒五味子;处方名为"蜜五味子"时,应给付蜜五味子。如表49-2所示。

表49-2 五味子处方应付表

处方名	给付
五味子、山花椒	五味子
醋五味子	醋五味子
酒五味子	酒五味子
蜜五味子	蜜五味子

3. 金老谈五味子发药交代技术

(1)五味子的服药方法:煎汤温服,2~6g。或入丸散。服药时间与次数根据不同的病证治疗。

(2)五味子的使用注意与禁忌:外有表邪,内有实热,或咳嗽初起、痧疹初发者忌服。

4. 金老谈五味子临床煎煮技术 煎药前先加水浸泡半小时,先武火(大火)煮沸,后文火(小火)维持30分钟,每剂煎2次。儿童每剂一般煎至100~300ml,成人每剂一般煎至400~600ml,每剂等量分装2份,早晚各服一次,或遵医嘱。

(六)金老析合理用药

1. 参芪五味子片(胶囊)

● 基本情况

【收载】《中国药典》2015版一部

【组成】南五味子、党参、黄芪、炒酸枣仁。

【功效】益气安神。

【适应证】用于疲劳过度,神经衰弱,健忘,失眠等。

【剂型规格】片剂,素片每片重0.25g。胶囊剂:(1)每粒装0.2g;(2)每粒装0.21g;(3)每粒装0.25g。

【用法用量】片剂:口服,1次3~5片,1日3次。胶囊剂:口服,1次3~5粒,1日3次。

● 古方来源

【处方来源】此方来源于经验方。

● 金老传承

【方解】

君	党参、黄芪	补心气
臣	酸枣仁	宁心安神
	五味子	收敛心气

● 现代应用

【注意事项】

a. 忌不易消化食物。

b. 感冒发热患者不宜服用。

c. 有高血压、心脏病、糖尿病、肝病、肾病等慢性病严重者,应在医师指导下服用。

2. 五味子颗粒

● 基本情况

【收载】《中国药典》2015版一部

【组成】五味子。

【功效】益气生津,补肾宁心。

【适应证】用于心肾不足所致的失眠、多梦、头晕;神经衰弱症者。

【剂型规格】颗粒剂,每袋10g。

【用法用量】开水口服,1次1袋,1日3次。

● 古方来源

【处方来源】此方来源于经验方。

- 金老传承

【方解】

| 君 | 五味子 | 益气生津,补肾宁心 |

- 现代应用

【注意事项】

a. 外感发热者忌服。

b. 糖尿病患者慎用。

c. 宜餐后服。

五十、山茱萸

(一)基本情况

【来源】本品为山茱萸科植物山茱萸 Cornus officinalis Sieb. et Zucc. 的干燥成熟果肉。

【性味归经】酸、涩,微温。归肝、肾经。

【功能主治】补益肝肾,收涩固脱。用于眩晕耳鸣,腰膝酸痛,阳痿遗精,遗尿尿频,崩漏带下,大汗虚脱,内热消渴。

(二)金老论道地药材

【历史】本品始载于《神农本草经》,列为中品。《本草经集注》称:"出近道诸山中,大树,子初熟未干赤色,如胡颓子,亦可咽。既干,皮甚薄。"《本草图经》载:"今海州、兖州亦有之,木高丈余,叶似榆,花白。"《本草图经》《本草纲目》及《植物名实图考》所附图文与今用之山茱萸相吻合。

【产地】主产于浙江天目山的淳安、桐庐、临安、建德,河南伏牛山的西峡、内乡、南召、嵩县、栾川、淅川、桐柏,陕西秦岭南坡的佛坪、洋县,商洛地区的商南、丹凤、山阳,安徽石台、歙县、岳西。此外,山西、山东亦有少量出产。以浙江产品个大、肉厚、色红,品质为优,为浙江的著名"道地药材"之一；以河南产量最大，尤以西峡的二郎坪、栗平、桑平、太平镇等产量甚丰，质量也很好，如近年培育的石滚枣、大红袍、珍珠红品质颇佳。

（三）金老谈性状鉴别

【形色嗅味】山茱萸果肉呈不规则的片状或囊状，长 1~1.5cm，宽 0.5~1cm，新鲜品多紫红色，陈旧者则近紫黑色。皱缩，有光泽，顶端有圆形宿萼痕，基部有果梗痕。质柔软。气微，味酸涩。

【优品质量】以身干、无核、皮肉肥厚、色红油润（俗称"枣皮"）者为佳，本品含果梗、果核不得超过 3%。在炮制时必须将核去净，因果核具有滑精作用。

（四）金老说炮制加工

【历史沿革】隋唐时期有酒润法；唐代多打碎用；宋代有酒浸、麸炒、炒、炮等法；元代有微烧、酒浸蒸等法；明代有酒浸、蒸、酒制、慢火炒等炮制方法；清代又有酒洗、羊油炙、盐炒、酒蒸等方法。

【现代炮制】现行山茱萸的炮制品有山茱萸、酒山茱萸、蒸山茱萸，具体的炮制加工内容见表 50-1。

表 50-1　山茱萸的炮制加工

炮制品名称	炮制工艺	质量要求	功效
山茱萸	取原药材，除去杂质和残留果核	与原药材性状一致	敛阴止汗力强，多用于自汗，盗汗，遗精，遗尿
酒山茱萸	取原药材，除去杂质，加黄酒拌匀，洗净，闷润 3~4 小时，置适宜容器内，加水适量，密封，蒸 18~24 小时，至紫色有油亮光泽时，取出，晾干。每 100kg 净山茱萸，用黄酒 30kg	本品形如山萸肉，表面紫黑色或黑色，质滋润柔软。微有酒香气	借酒力温通，助药势，滋补作用强。多用于头目眩晕，腰部冷痛，阳痿早泄，尿频遗尿

续表

炮制品名称	炮制工艺	质量要求	功效
蒸山茱萸	取山萸肉,置适宜蒸制容器内,先用武火待,"圆汽"改用文火蒸至外皮呈紫黑色,熄火后闷过夜,取出,干燥	本品形如山萸肉,表面紫黑色,质滋润柔软	补肾涩精,固精缩尿力胜

(五) 金老做临床调剂

1. 金老谈山茱萸处方审核技术 山茱萸作为收涩药的常见中药,对其进行处方审核,要求执业药师收到处方后,首先审核处方的前记、后记等,然后审核处方的用药名称、炮制规格及用药剂量。

在《中国药典》2015 版中规定山茱萸的用量为 6~12g;炮制品有山茱萸、酒山茱萸、蒸山茱萸。在处方审核过程中,如有超出范围时,应及时与临床医师进行沟通。处方中,应区分炮制品。当遇到缺药的情况时,处方审核人员不应随意进行更改或将其划掉,应与临床医师进行沟通,并适当调换。

2. 金老谈山茱萸处方应付技术 首先要确保山茱萸的书写应规范整齐。其次要注意炮制应付,处方名为"山茱萸""山萸肉"时,均应给付山茱萸;处方名为"酒山茱萸"时,应给付酒山茱萸;处方名为"蒸山茱萸"时,应给付蒸山茱萸。如表 50-2 所示。

表 50-2 山茱萸处方应付表

处方名	给付
山茱萸、山萸肉	山茱萸
酒山茱萸	酒山茱萸
蒸山茱萸	蒸山茱萸

3. 金老谈山茱萸发药交代技术

(1) 山茱萸的服药方法:煎汤温服,6~12g。或入丸散。服药时间与次数根据不同的病证治疗。

（2）山茱萸的使用注意与禁忌：凡命门火炽，强阳不痿，素有湿热，小便淋涩者忌服。

4. 金老谈山茱萸临床煎煮技术 煎药前先加水浸泡半小时，没过药物表面2cm为宜。先武火（大火）煮沸，后文火（小火）维持30分钟，每剂煎2次，合并药液。儿童每剂一般煎至100~300ml，成人每剂一般煎至400~600ml，每剂等量分装2份，早晚各服一次，或遵医嘱。

（六）金老析合理用药

萃仙丸

● 基本情况

【收载】《卫生部药品标准·中药成方制剂分册》

【组成】莲须、续断、韭菜子（盐炒）、沙苑子（炒）、五味子、覆盆子（盐炒）、制何首乌、补骨脂（盐炒）、核桃仁、茯苓、鱼鳔（制）、人参、枸杞子、莲子（炒）、牡蛎（煅）、鹿茸、芡实（炒）、山药、金樱子。

【功效】补肾固精，益气健脾。

【适应证】用于肾虚精亏，阳痿早泄，体弱乏力，腰酸膝软。

【剂型规格】浓缩水丸，每100粒重3g。

【用法用量】口服，1次100粒，1日3次。

● 古方来源

【处方来源】清《张氏医通》经进萃仙丸加味

沙苑、蒺藜（八两。淘净，隔纸微焙，取细末四两入药，留粗末四两同金樱子熬膏），山茱萸（酒蒸去核。取净四两），芡实（四两。同枸杞捣），白莲蕊（四两。酒洗曝干。如无，莲须代之），枸杞子（四两），菟丝子（酒浸，蒸烂，捣焙。二两），川续断（去芦，酒浸。二两），覆盆子（去蒂，酒浸，九蒸九晒。取净二两），金樱子（去净毛子。二两）。上八味：共为细末。以所留蒺藜粗末同金樱子熬膏。入前细末拌匀。再加炼白蜜为丸。如梧子大。每服八十丸。渐加至百丸。空腹淡盐汤送下。

● 金老传承

【方解】

君	续断、韭菜子(盐炒)、沙苑子(炒)、补骨脂(盐炒)、核桃仁、鹿茸	补肾助阳,生精益血,强筋健骨	诸药合用,共奏补肾益精,益气养血之功
臣	制何首乌、枸杞子	补肾益精养血	
	五味子、覆盆子(盐炒)、金樱子、鱼鳔(制)、煅牡蛎、莲须、芡实(炒)、莲子(炒)	补肾固精,补脾止泻,收涩止带,涩精止遗	
佐使	茯苓、人参、山药	益气健脾	

● 现代应用

【注意事项】尚不明确。

主要参考文献

[1] 金世元.介绍中药调剂基本操作[J].中国药学杂志,1963(6):270-272.

[2] 金世元.中药处方常用名称[J].中国药学杂志,1966(5):227-229.

[3] 金世元.浅论治疗中风之中成药的合理使用[J].北京中医,1983(3):48-49,52.

[4] 金世元.中成药要符合中医治疗的特点[J].中成药研究,1984(2):40-41.

[5] 金世元.医药结合是提高临床疗效和节约药材的重要途径[J].中国药学杂志,1985(7):390-393.

[6] 金世元.道地药材的含义及内容[J].中国药学杂志,1990(6):323-326.

[7] 金世元.中药材传统经验鉴别经验[M].北京:中国中医药出版社,2010.

[8] 金世元.药道致诚:我的中药情结七十年[M].北京:中国中医药出版社,2010.

[9] 肖永庆,李丽.中华医学百科全书(中医药学中药炮制学)[M].北京:中国协和医科大学出版社,2016.

[10] 梁万玲.中药炮制对临床疗效的影响[J].中国卫生标准管理,2018,9(14):96-97.

[11] 翟胜利,金世元.北京地区几种常用中药的炮制与处方付药[J].中国医药学报,1994(03):18.

[12] 翟华强,王燕平,王永炎.中医临床药学的现状与未来[J].中国中

药杂志,2013,38(3):459-461.

[13] 翟华强,王燕平,黄璐琦,等.寒凉类中药材"形、色、嗅、味"特征初步分析[J].中国中药杂志,2013,38(7):1091-1094.

[14] 翟华强,王燕平,黄璐琦,等.温热类中药材"形、色、嗅、味"特征初步分析[J].中国中药杂志,2013,38(8):1255-1257.

[15] 翟华强,王燕平,金世元,等.高等院校培养中药调剂人才的传承与创新[J].中医杂志,2013,54(15):1349-1350.

[16] 翟华强,王燕平,金世元,等.中药调剂关键技术体系构建思考[J].中国中药杂志,2012,37(16):2487-2489.

[17] 翟华强,王燕平,金世元,等.中药处方脚注的继承与发展[J].中国中药杂志,2012,37(15):2327-2329.

[18] 翟华强,王燕平,翟胜利.国医大师金世元中药调剂学讲稿[M].北京:人民卫生出版社,2016.

[19] 翟华强,王燕平,商洪才,等.国医大师金世元中成药学讲稿[M].北京:人民卫生出版社,2018.

跋

  系统继承中医药的宝贵知识和经验是中医药发展创新的源泉和基础。国医大师金世元教授是我国当代著名的中医药学家、主任中药师、首都国医名师,从事中医药工作七十余年,在中药调剂、中药鉴别、中药炮制及中成药合理使用等领域形成了较为完整的学术思想体系,传承金世元教授学术思想具有迫切的现实意义和学术价值。

  2012年3月17日,我们有幸参加了金世元、王永炎"医药圆融"联合收徒拜师会,光荣地成为"医药圆融"一份子。会上两位老师表达了中医药发展道路任重道远,并对我们九名弟子寄予了厚望。在跟师学习中,金老师给我们拟定了详尽的教学计划和明确的学习目标。在授课学习中,金老师始终强调,中药以治病救人为目的,无论采收、产地加工、炮制等一系列过程,最终都要服务于临床医疗。金老师一直倡导"医靠药治、药为医用,医药结合、形成合力",将中医药理论融为一体,形成了"医药圆融"的学术特色。

  金老师丰富而曲折的学习及工作经历铸就了深厚的理论功底与实践基础,"精药通医"的知识结构更为金老师从事中医药工作提供了全新视角。老师始终不忘治病救人、提高临床疗效是中医药生存与发展的根本。正是在这一思想指导下,金老师在中药调剂、鉴别、炮制、中成药使用等领域,多有"医药融合"的独到见解。不仅对中药生产加工环节的每一个步骤了如指掌,更能站在临床治疗的角度,分析这些步骤有益于临证使用的实际意义。既深谙古人药性炮制理论,又契合当今组方配伍用药旨意。

  九如之颂,松柏长青。金老师七十年悬壶济世,半世纪教学育人,风

跋

高学硕。目前虽九十多高龄,仍不辞劳倦、辛勤育才,认真培养学生与徒弟。金老师同许多医药界前辈一样,与中华人民共和国的医药事业同前进、共辉煌,为后学树立了光辉的榜样。敬祝恩师身体健康、寿逾期颐!

中国工程院院士
中国中医科学院院长
黄璐琦